Actualización en endocarditis infecciosa

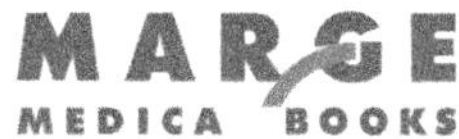

La edición de este libro se ha podido realizar por la colaboración de Novartis España, S.A. Los editores y la totalidad de los autores de los capítulos del sumario declaran que esta empresa no ha ejercido ninguna influencia sobre su contenido científico. Asimismo, el libro ha obtenido el aval científico de diferentes sociedades y redes de investigación cooperativa, sin implicar en ningún caso que la opinión de los autores sea considerada como oficial y representativa de cualquiera de dichas organizaciones.

Actualización en endocarditis infecciosa

Coordinadores:
Dr. Benito Almirante Gragera
Dra. Pilar Tornos Mas

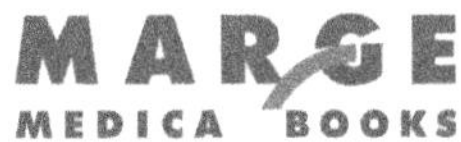

Actualización en endocarditis infecciosa
Coordinadores: Dr. Benito Almirante Gragera, Dra. Pilar Tornos Mas

1.ª edición 2011

© de esta edición, incluido el diseño de la cubierta, ICG Marge, SL

Edita: Marge Médica Books - València, 558, ático 2.ª - 08026 Barcelona (España)
www.marge.es - Tel. +34-932 449 130 - Fax +34-932 310 865

Director editorial: Hèctor Soler
Gestión editorial: Ana Soto, Laura Matos, Anna Palacios
Edición: Gema Moraleda, David Soler
Colaboración técnica: Manuel Casals, Carmen Company
Compaginación: Mercedes Lara
Impresión: Novoprint

ISBN: 978-84-15340-04-1
Depósito Legal: B-xxxxx-2011

Índice

Autores

Arístides de Alarcón González y el Grupo para el Estudio de las Infecciones Cardiovasculares de la Sociedad Andaluza de Enfermedades Infecciosas (SAEI)
Servicio de Enfermedades Infecciosas
Hospital Universitario Virgen del Rocío
Sevilla

Benito Almirante Gragera
Servei de Malalties Infeccioses
Hospital Universitari Vall d'Hebron
Universitat Autònoma de Barcelona
Barcelona

Manuel Anguita Sánchez
Servicio de Cardiología
Hospital Universitario Reina Sofía
Córdoba

Rafael Cantón Moreno
Servicio de Microbiología y CIBER en
Epidemiología y Salud Pública (CIBERESP)
Instituto Ramón y Cajal de Investigación
Sanitaria (IRYCIS)
Hospital Universitario Ramón y Cajal
Madrid

Berta Caralt Ramisa
Servei de Medicina Intensiva
Hospital Universitari Vall d'Hebron.
Universitat Autònoma de Barcelona
Barcelona

Francisco Castillo Bernal
Servicio de Cardiología
Hospital Universitario Reina Sofía
Córdoba

Juan Carlos Castillo Domínguez
Servicio de Cardiología
Hospital Universitario Reina Sofía
Córdoba

Arturo Evangelista Masip
Servei de Cardiologia
Àrea del Cor
Hospital Universitari Vall d'Hebron
Barcelona

Manuel L. Fernández Guerrero
Jefe Servicio de Medicina Interna
Profesor Titular de Medicina
Fundación Jiménez Díaz
Universidad Autónoma de Madrid
Madrid

Nuria Fernández-Hidalgo
Servei de Malalties Infeccioses
Hospital Universitari Vall d'Hebron
Universitat Autònoma de Barcelona
Barcelona

Manuel Galiñanes Hernández
Servei de Cirurgia Cardíaca
Àrea del Cor
Hospital Universitari Vall d'Hebron
Barcelona

Paula Gámez Melero
Clínica Dental Damasco
Córdoba

Cristina García de la Mària
Servei de Malalties Infeccioses
Hospital Clínic-IDIBAPS
Universitat de Barcelona
Barcelona

Joan Gavaldà i Santapau
Servei de Malalties Infeccioses
Hospital Universitari Vall d'Hebron
Universitat Autònoma de Barcelona
Barcelona

M.ª Teresa González Alujas
Servei de Cardiologia
Hospital Universitari Vall d'Hebron
Barcelona

Javier López Díaz
Servicio de Cardiología
Hospital Clínico Universitario
Valladolid

Elena Loza Fernández de Bobadilla
Servicio de Microbiología y CIBER en
Epidemiología y Salud Pública (CIBERESP)
Instituto Ramón y Cajal de Investigación
Sanitaria (IRYCIS)
Hospital Universitario Ramón y Cajal
Madrid

José M.ª Miró Meda
Servei de Malalties Infeccioses
Hospital Clínic-IDIBAPS
Universitat de Barcelona
Barcelona

María Isabel Morosini Reilly
Servicio de Microbiología y CIBER en
Epidemiología y Salud Pública (CIBERESP)
Instituto Ramón y Cajal de Investigación
Sanitaria (IRYCIS)
Hospital Universitario Ramón y Cajal
Madrid

Albert Pahissa Berga
Servei de Malalties Infeccioses
Hospital Universitari Vall d'Hebron
Universitat Autònoma de Barcelona
Barcelona

Eduardo Pozo Osinalde
Servicio de Cardiología
Hospital Universitario San Carlos
Madrid

Jordi Rello Condomines
Servei de Medicina Intensiva
Hospital Universitari Vall d'Hebron.
Universitat Autònoma de Barcelona
Barcelona

Francisco Roma García-Campomames
Unitat Postoperatòria de Cirurgia Cardíaca
Hospital Universitari Vall d'Hebron.
Universitat Autònoma de Barcelona
Barcelona

Martín Ruiz Ortiz
Servicio de Cardiología
Hospital Universitario Reina Sofía
Córdoba

José Alberto San Román Calvar
Servicio de Cardiología
Hospital Clínico Universitario
Valladolid

Cristina Sarriá Cepeda
Servicio de Medicina Interna-Infecciosas
Hospital de la Princesa
Madrid

Joaquim Serra Vich
Servei de Medicina Intensiva
Hospital Universitari Vall d'Hebron.
Universitat Autònoma de Barcelona
Barcelona

Pilar Tornos Mas
Servei de Cardiologia
Àrea del Cor
Hospital Universitari Vall d'Hebron
Barcelona

Isidro Vilacosta
Servicio de Cardiología
Hospital Universitario San Carlos
Madrid

Prólogo

La endocarditis infecciosa (EI) es una enfermedad infrecuente, pero grave, que a pesar de todos los esfuerzos de investigación y los avances terapéuticos mantiene esencialmente inalterados desde hace décadas tanto su incidencia como su pronóstico. Esta descripción, con la que pocos estarían en desacuerdo, puede ser, sin embargo, engañosa en varios aspectos. En primer lugar, aunque su incidencia es baja, la EI no es una enfermedad rara y casi todos los médicos que atienden pacientes con cardiopatías o enfermedades infecciosas, incluyendo los que se dedican a la atención primaria no especializada, tienen contacto a lo largo de su vida profesional con pacientes que la presentan. Los hospitales terciarios atienden todos los años a estos pacientes y, en algunos centros, como en el nuestro, en cualquier momento suele haber más de un paciente ingresado con EI. Si consideramos su alta mortalidad, puede verse fácilmente que su impacto sanitario es considerable. Por otra parte, el incremento continuo de las opciones diagnósticas y terapéuticas en la medicina moderna hace que cada vez un mayor número de pacientes con o sin cardiopatías sea sometido a procedimientos invasivos que constituyen una posible puerta de entrada de agentes patógenos. Finalmente, aunque su incidencia y su mortalidad han cambiado poco, la etiología y las formas de presentación de la EI no han permanecido invariables, como tampoco lo han hecho los métodos de diagnóstico y tratamiento.

La EI ocupa un lugar especial entre las enfermedades cardíacas e infecciosas. Algunos de sus aspectos característicos contribuyen de forma destacada a su mal pronóstico y a la dificultad de mejorarlo. Su baja incidencia y su presentación, a menudo insidiosa, hacen que el diagnóstico se realice demasiadas veces de forma tardía, cuando el estado del paciente se ha deteriorado y las oportunidades de tratamiento eficaz han disminuido considerablemente.

La multiplicidad de microorganismos patógenos, de lesiones cardíacas y de comorbilidad da lugar a una gran variedad de formas clínicas y evolutivas; cada paciente es diferente de los demás, y ello, unido a la baja incidencia, hace que la sistematización y el establecimiento de recomendaciones clínicas de uso general sea en especial difícil. Por otra parte, la EI es un ejemplo destacado de situación compleja que involucra a múltiples especialidades médicas y quirúrgicas, diagnóstico por imagen y laboratorios, y en la cual la enfermería tiene un papel destacado. Es fácil comprender que una enfermedad con estos rasgos constituye un reto formidable, desde el punto de vista no sólo asistencial sino también de la investigación traslacional y de la docencia.

En nuestro centro tenemos la fortuna de contar con una trayectoria de más de dos décadas de colaboración estrecha y continuada entre los servicios de cardiología, cirugía cardíaca y enfermedades infecciosas, que ha permitido recoger y analizar la experiencia clínica proporcionada por muchos cientos de pacientes con EI, comunicarla en una larga serie de importantes artículos de investigación a la comunidad científica, elaborar esquemas cada vez más refinados de diagnóstico y tratamiento de la enfermedad, y desarrollar un sólido programa de investigación traslacional sobre ella. La culminación de este proceso ha sido la creación de la Unidad Multidisciplinar de Endocarditis Infecciosa del Hospital Unversitari Vall d'Hebron, cuyo núcleo es el mismo equipo de médicos que lleva tantos años atendiendo a los pacientes con EI. La esencia de esta unidad es el trabajo en equipo sobre cada paciente concreto, pero sus objetivos incluyen un ambicioso programa de investigación y docencia.

Vivimos un período apasionante de la evolución de la medicina, cuando coexisten la rápida generación de conocimientos fisiopatológicos y moleculares con la sofisticación tecnológica; y los requerimientos de equidad, accesibilidad, eficacia y seguridad con los de sostenibilidad. Un período en que la creciente complejidad lleva a la superespecialización y favorece la fragmentación de la asistencia, y se hace imprescindible la creación de nuevas unidades que garanticen un enfoque integral, multidisciplinario, transversal y centrado en el paciente en situaciones complejas. La Unidad de Endocarditis del Hospital Universitari Vall d'Hebron es un ejemplo de esta nueva forma de organizar la atención a tales pacientes.

Este libro es el resultado de todos estos años de trabajo multidisciplinario y quizá su mejor expresión. Está escrito, pues, por un equipo de médicos con una gran experiencia personal y una sólida trayectoria científica sobre la enfermedad. Abarca desde los aspectos epidemiológicos hasta el tratamiento quirúrgico, desde los estudios preclínicos hasta la prevención. Constituye por todo ello una herramienta útil, potente y fiable para aproximarse a esta enfermedad compleja, pero curable; rara, pero de gran impacto; cambiante, pero siempre grave. Para mí, es un verdadero privilegio presentar esta obra que, estoy convencido, alcanzará el más alto objetivo de cualquier publicación médica: ayudar a evitar el sufrimiento y la muerte, en este caso, de las personas con EI, nuestros pacientes.

Dr. David García-Dorado
Director Clínico
Àrea del Cor
Hospital Universitari Vall d'Hebron
Barcelona

Actualización en endocarditis infecciosa

Capítulo 1

Epidemiología actual de la endocarditis infecciosa

N. Fernández-Hidalgo, A. Pahissa

Servei de Malalties Infeccioses
Hospital Universitari Vall d'Hebron
Universitat Autònoma de Barcelona
Barcelona

Correspondencia:
Nuria Fernández-Hidalgo
nufernan@gmail.com

El perfil epidemiológico de la endocarditis infecciosa (EI) ha cambiado drásticamente desde la segunda mitad del siglo xx. Lo que una vez fue una enfermedad que afectaba a adultos jóvenes con una valvulopatía reumática conocida, ahora es una enfermedad de pacientes de edad avanzada, muchos de ellos no conocedores de una valvulopatía previa y que, en la mayoría de las ocasiones, desarrollan la infección como consecuencia de procedimientos relacionados con la atención sanitaria.

Recientemente la EI se ha clasificado en cuatro categorías: endocarditis sobre válvula nativa, endocarditis sobre válvula protésica, endocarditis en pacientes adictos a drogas por vía parenteral y endocarditis nosocomial. Sin embargo, debido a que esta enfermedad está en constante evolución y a la creación de grupos de estudio, el conocimiento sobre ella cada vez es más amplio y dicha clasificación ya no es útil a la hora de describir la enfermedad.

El objetivo de este capítulo es ofrecer una visión contemporánea de la EI en los pacientes adultos de los países industrializados. Aunque se centrará en la epidemiología local de la endocarditis, también se hará referencia a estudios de otros países con características similares.

1 Endocarditis infecciosa. Una enfermedad en constante evolución

La primera descripción de la EI data de 1554 y se halla en el libro *Medicina* del matemático, astrónomo y médico francés Jean François Fernel.[1] En 1885, sir William Osler sintetizó en tres conferencias el trabajo publicado por otros autores en revistas de ginecología y cirugía.[2-4] La mayoría de los 209 pacientes con EI revisados en esos tres artículos encajaban en el prototipo de varón joven con una enfermedad valvular cardíaca de origen reumático. El posterior desarrollo de la microbiología permitió conocer el origen fundamentalmente estreptocócico de la infección.

Desde entonces, el estudio de la EI ha estado en constante proceso de evolución. En efecto, hasta el mismo nombre ha cambiado, pues se abandonó el término *endocarditis bacteriana* una vez constatado el hecho de que la infección del endocardio podía estar causada por microorganismos diferentes de las bacterias.

El cambio en la epidemiología de la EI a lo largo del siglo XX y hasta nuestros días es un reflejo de la propia evolución de la medicina y ha sido objeto de reflexión desde la década de 1960 en todo el mundo, incluyendo nuestro país.[5-9] En primer lugar, el desarrollo de los antibióticos alteró el espectro de la enfermedad. El uso generalizado de la penicilina disminuyó la incidencia de la fiebre reumática y, por tanto, de la endocarditis estreptocócica posreumática. Posteriormente, su abuso dio lugar a la aparición de microorganismos difíciles de tratar, como *Staphylococcus aureus* resistente a la cloxacilina.

En segundo lugar, el desarrollo de la circulación extracorpórea en la década de 1960 permitió el recambio valvular y, con ello, alargar la supervivencia de los pacientes con EI y de aquellos con valvulopatías congénitas o adquiridas. Sin embargo, el progreso médico no estuvo exento de efectos indeseados, puesto que dio lugar a la aparición de la endocarditis temprana sobre válvula protésica, causada fundamentalmente por estafilococos, con una elevada mortalidad.

En tercer lugar, como consecuencia del incremento de la esperanza de vida en los países industrializados, se constató un aumento en el número de valvulopatías degenerativas y de válvulas protésicas, que desplazaron de forma considerable a las valvulopatías reumáticas.[10] Además, también se ha objetivado un aumento del porcentaje de endocarditis enterocócicas, ya que las enfermedades genitourinarias y del aparato digestivo son más frecuentes en los ancianos.

En cuarto lugar, en la actualidad hay muchos pacientes sometidos a procedimientos invasivos (p. ej., inserción de catéteres venosos para diferentes usos, sondajes urinarios e intervenciones quirúrgicas diversas), por lo que el porcentaje de los que adquieren la infección en relación con la atención sanitaria cada vez es más alto y, por tanto, la etiología más frecuente en el momento actual es la estafilocócica.[11-13] Una consecuencia de ello es la variación que han sufrido las recomendaciones de profilaxis de la EI.[14]

Incluso la endocarditis relacionada con la adicción a drogas por vía parenteral ha sufrido un cambio epidemiológico importante, relacionado con la evolución de los hábitos de consumo de drogas en la población general de Europa occidental. Así, en los años 1980 y 1990 era un problema relativamente frecuente, mientras que hoy representan una minoría del total de casos.

Finalmente, aunque a lo largo del siglo XX se han constatado cambios relevantes en la epidemiología de esta enfermedad y se han producido avances importantes tanto en su diagnóstico como en su tratamiento médico y quirúrgico[10] (en frecuencia y calidad), lo único que no ha variado en la EI es la mortalidad: en estudios generales, la mortalidad intrahospitalaria se sitúa entre el 15 y el 20 %, y cercana al 40 % al año de seguimiento.[12,15]

Autor, año de publicación (ref.)	Localización del estudio	Periodo de estudio	Población estudiada (millones de habitantes)	Incidencia cruda (episodios por 100.000 habitantes y año)	Incidencia en subgrupos (episodios por 100.000 habitantes y año)
Hoen *et al.*, 2002[15]	Seis regiones de Francia	1999	16	3,1 (excepto Nueva Caledonia)	16,1 Nueva Caledonia (global) 14,5 hombres entre 70 y 80 años de edad
Sy *et al.*, 2010[17]	Nueva Gales del Sur (Australia)	2000-2006	6,6	4,7	25,2 hombres entre 80 y 84 años de edad 14,5 mujeres entre 80 y 84 años de edad
De Sa *et al.*, 2010[16]	Condado de Olmsted, Minnesota (EE.UU.)	2001-2006 (subgrupo)	–	7,9	9,1 hombres 6,7 mujeres

Tabla 1. Incidencia de la EI en diferentes estudios poblacionales.

2 Incidencia de la endocarditis infecciosa

2.1 Una enfermedad poco frecuente

Es difícil establecer la incidencia real de la EI, debido tanto a las diferencias geográficas de esta enfermedad (en las que influyen, entre otros factores, la prevalencia de enfermedad reumática y la de adictos a drogas por vía parenteral) como a las diferencias metodológicas a la hora de establecer criterios diagnósticos y describir los resultados.

Por desgracia, no se dispone de estudios poblacionales españoles sobre la incidencia de la EI. En la tabla 1 se resumen los hallazgos más relevantes de tres estudios poblacionales recientes realizados en regiones de Francia,[15] Estados Unidos[16] y Australia.[17] Como puede comprobarse, la incidencia cruda varía poco entre países: entre 3,1 y 7,9 episodios por 100.000 habitantes/año, con la excepción de Nueva Caledonia, donde la incidencia es de 16,1 episodios por 100.000 habitantes/año (esta región francesa, situada en Oceanía, presenta una mayor incidencia de fiebre reumática asociada a un marco socioeconómico diferente del europeo). Además de las variaciones esperables por las diferencias geográficas y sociales, cabe destacar el incremento de la incidencia con la edad, como reflejan los estudios francés y australiano.[15,16]

2.2 ¿Una incidencia creciente?

Aunque algunos autores afirman que en los últimos años no ha habido cambios significativos en la incidencia de la EI,[15,18] un estudio poblacional retrospectivo realizado en Reino

Unido demostró un aumento progresivo de la incidencia de la EI entre enero de 2004 y septiembre de 2009.[19]

A principios de 2011 se publicó en *British Medical Journal* una carta[20] en la cual, a partir de datos subjetivos, se teorizaba sobre un posible incremento en la incidencia de endocarditis en los hospitales de Reino Unido, justificado por las nuevas recomendaciones acerca de la profilaxis antibiótica para la EI del National Institute for Health and Clinical Excellence (NICE).[21]

La falta de evidencia de la efectividad de la administración de antibióticos en procedimientos dentales para prevenir la EI[14] tuvo como consecuencia la modificación de las guías de prevención de la endocarditis de la American Heart Association,[22] de la British Society for Antimicrobial Chemotherapy[23] y posteriormente de la European Society of Cardiology.[24] En respuesta a este cambio de mentalidad, durante el primer semestre de 2008 el NICE recomendó el cese de la administración indiscriminada de profilaxis antibiótica para prevenir la EI en los pacientes sometidos a intervenciones dentales y otros procedimientos invasivos.[21]

El estudio de Dayer[19] demostró una disminución del 78 % de las prescripciones de profilaxis antibiótica a partir de las recomendaciones del NICE. A pesar de ello, la tendencia creciente de la incidencia de la EI no se modificó por esta actitud, lo que apoya el mantenimiento de una actitud restrictiva en la prescripción de antimicrobianos.

3   Los sesgos de selección y de referencia

Es extremadamente difícil tener una visión global y exacta de la epidemiología de la EI, ya sea en España o en cualquier otro lugar del mundo. La razón se halla en la escasez de estudios poblacionales publicados, y los pocos que hay están centrados en áreas geográficas muy concretas.[16,17,25] Así, la falta de estudios multinacionales ha impedido una comprensión global de la enfermedad y, en especial, de cómo las diferencias geográficas en las formas de presentación y en la atención médica de la endocarditis afectan al pronóstico de estos enfermos.

Por este motivo se creó la Colaboración Internacional sobre Endocarditis (ICE, por sus siglas en inglés), que ha aportado, entre otros muchos trabajos, el único estudio multinacional publicado sobre la epidemiología actual de la EI.[12] Este estudio prospectivo incluyó 2.781 pacientes adultos con criterios definitivos de endocarditis.[26] La mediana de edad fue de 57,9 años, en aproximadamente una cuarta parte de los casos la adquisición de la infección estuvo relacionada con la atención sanitaria y, por tanto, *S. aureus* fue el microorganismo aislado con más frecuencia. El 32,3 % presentó insuficiencia cardíaca, el 48,2 % fue sometido a cirugía y la mortalidad hospitalaria fue del 17,7 %. En este estudio, la infección sobre válvulas protésicas, la edad avanzada, el edema pulmonar, la infección estafilocócica, la afectación mitral y las complicaciones paravalvulares se asociaron con un mayor riesgo de mortalidad intrahospitalaria, mientras que la infección por estreptococos del grupo *viridans* y la cirugía se asociaron con un menor riesgo. Sin embargo, este estudio no está exento de sesgos, puesto que sólo están representados centros de referencia para cirugía cardíaca que participan en él de forma voluntaria. Por tanto, es probable que la visión que este artículo ofrece de la endocarditis esté parcialmente distorsionada.

La EI es una enfermedad poco frecuente y muy grave, por lo que los pacientes tienden a acumularse en los hospitales de referencia. Como consecuencia, estos hospitales de tercer nivel suelen generar la mayor parte de los artículos originales publicados. En estos centros el sesgo es, al menos, doble. Por un lado, los hospitales de referencia atienden pacientes más complejos y realizan más procedimientos invasivos, por lo que es esperable hallar un alto porcentaje de endocarditis relacionadas con la atención sanitaria. Por el otro, reciben pacientes derivados desde otros centros con el diagnóstico de endocarditis para ser intervenidos. No es frecuente que se derive a pacientes sin ningún tipo de complicación, ni a aquellos que están en un estado terminal y no son tributarios de medidas agresivas, lo que pone de manifiesto un claro sesgo de referencia. Además, la endocarditis es una enfermedad camaleónica que precisa un alto índice de sospecha para su diagnóstico, por lo que es probable que queden pacientes sin diagnosticar en centros con escasa experiencia clínica.[27] Así, las series publicadas por los hospitales de referencia no tienen por qué reflejar exactamente el verdadero espectro de esta enfermedad.[27,28]

Steckelberg *et al.*,[29] en 1990, publicaron un estudio en el cual comparaban las características de una cohorte poblacional de casos incidentes de endocarditis en un condado de Minnesota con las de los pacientes referidos a la Clínica Mayo, y pusieron de manifiesto la influencia del sesgo de referencia en el espectro clínico de la enfermedad. Veinte años más tarde, se utilizó la cohorte de la ICE para reevaluar el sesgo de referencia. En este estudio, con 2.760 pacientes analizados, 1.164 (42,2 %) habían sido trasladados desde centros sin cirugía cardíaca. En comparación con los pacientes diagnosticados en el hospital de tercer nivel, los trasladados fueron sometidos con más frecuencia a cirugía (*odds ratio* [OR] = 2,5; intervalo de confianza [IC] del 95 %: 1,9-3,2) y era más probable que presentaran accidentes vasculares cerebrales (OR = 1,5; IC del 95 %: 1,3-1,9) o insuficiencia cardíaca (OR = 2,4; IC del 95 %: 1,1-3,6). Sin embargo, la mortalidad fue similar en ambos grupos (17 %).[28] En nuestro centro se realizó un estudio similar,[27] que objetivó que 114 (34 %) de 337 episodios de endocarditis izquierda correspondían a pacientes trasladados desde hospitales de segundo nivel. En comparación con los pacientes diagnosticados y tratados en nuestro centro, los derivados desde otros hospitales habían adquirido la infección en relación con la atención sanitaria con menos frecuencia (17 % frente a 38 %), presentaban más complicaciones (95 % frente a 79 %) y eran operados con más frecuencia (69 % frente a 22 %), sin diferencias significativas en la mortalidad (23 % frente a 31 %; p = 0,1). No obstante, lo más importante es que únicamente 52 de los 114 (46 %) pacientes trasladados estaban recibiendo un tratamiento antibiótico correcto en el momento de la derivación. Este hecho –la ausencia de un tratamiento antibiótico adecuado–, una vez ajustado por insuficiencia cardíaca e infección estafilocócica, resultó ser un factor de riesgo independiente de mortalidad intrahospitalaria (OR = 3,3; IC del 95 %: 1,3-1,9). Probablemente el tratamiento incorrecto sea la punta del iceberg de la atención de estos pacientes, y este estudio lo que hace es poner de manifiesto las dificultades en la toma de decisiones y las implicaciones que pueden tener en el pronóstico.

Al margen de estas consideraciones, en España se dispone de algunas series que incluyen, de forma prospectiva, pacientes consecutivamente diagnosticados en hospitales sin cirugía cardíaca. Una de ellas es la cohorte andaluza, que incluye los pacientes de cinco hospitales de referencia y de dos hospitales comunitarios, lo que aproxima a una visión global de esta enfermedad.[30] Otra serie destacable es la de López-Dupla *et al.*,[31] en el cual destacan dos aportaciones de interés. En primer lugar, se describen las características clínicas de una cohorte de 120 pacientes atendidos en un hospital universitario sin servicio de cirugía cardíaca entre 1990 y 2004, un grupo de pacientes poco representado en el resto de los estudios. La edad media fue de 51 años y el 68 % eran hombres, el 25 % adictos a drogas por vía parenteral, el 20 % de las infecciones eran de origen nosocomial, *S. aureus* fue el microorganismo detectado con más frecuencia, el 83 % presentó algún tipo de complicación y la mortalidad intrahospitalaria fue del 19 %. La insuficiencia renal aguda y el absceso paravalvular fueron factores de riesgo independientes de mortalidad. En segundo lugar, este estudio demostró que la creación de un equipo multidisciplinario, que incluía un cirujano cardíaco como consultor, aumentó el porcentaje de pacientes derivados a hospitales de referencia para cirugía (del 14,5 al 34,5 %) y disminuyó globalmente la mortalidad (del 20,9 al 13,8 %). Esta disminución de la mortalidad ha sido avalada por experiencias similares en hospitales de tercer nivel, como la del Hospital de Marsella, donde la instauración de un equipo multidisciplinario disminuyó de manera significativa la mortalidad intrahospitalaria (del 18,5 al 8,2 %).[31] Por todos los motivos expuestos, parece razonable pensar que esta enfermedad, tan poco frecuente y tan grave, debe ser abordada por equipos multidisciplinarios con una amplia experiencia clínica.[27]

4   Endocarditis relacionada con la atención sanitaria

En la primera década del siglo XXI, diversas publicaciones se han centrado en un grupo especial de pacientes con EI: los que adquieren la infección como consecuencia de un contacto estrecho con el sistema sanitario. Sin embargo, este hecho ya fue descrito por sir William Osler, puesto que, en su revisión de casos, 37 de los 209 pacientes habían sido diagnosticados durante un ingreso hospitalario por traumatismo o durante el puerperio.[4]

En 1984 se publicaron dos interesantes estudios sobre la endocarditis nosocomial. En el primero de ellos se comparaban episodios comunitarios y nosocomiales de endocarditis por *S. aureus*. Los pacientes con infección nosocomial presentaban una mortalidad más elevada, debido a una mayor comorbilidad.[33] El segundo, de carácter más general, demostró que en los pacientes con endocarditis nosocomial la edad era superior, había un mayor porcentaje de mujeres y las valvulopatías previas eran más frecuentes, así como las infecciones por estafilococos y enterococos. De forma llamativa, se afirmaba que hasta un 50 % de los casos podían haberse prevenido.[34]

El primer estudio español sobre la endocarditis nosocomial fue publicado en 1995.[35] Desde entonces, nuestros hospitales han generado un buen número de trabajos al respecto, la mayoría estudios retrospectivos y centrados en la adquisición de la infección durante el ingreso hospitalario, considerando distintas subpoblaciones.[36-39] Sin embargo, la aportación más importante en los tres últimos años ha sido la toma de conciencia del hecho de que la endocarditis puede adquirirse tanto como consecuencia de un ingreso hospitalario como de las manipulaciones diagnósticas o terapéuticas que se realizan de forma ambulatoria.[40-42]

Los estudios recientes y prospectivos sobre la endocarditis relacionada con la atención sanitaria (ampliando la clásica definición de endocarditis nosocomial, es decir, aquella adquirida durante el ingreso hospitalario) ha permitido una comprensión mejor y más amplia del problema global.[40,42] Pese a ello, tal y como puede apreciarse en la tabla 2, los

Autor y año de publicación (ref.)	Definición de infección relacionada con la atención sanitaria	Porcentaje respecto al total de casos	Origenes más comunes de la infección	Mortalidad
Fernández-Hidalgo *et al.*, 2008[40]	Nosocomial: aparición de síntomas > 48 horas tras el ingreso hospitalario o bien durante los primeros 6 meses tras el alta. Nosohusial: manipulaciones invasivas diagnósticas o terapéuticas durante los 6 meses previos al inicio de los síntomas.	28,4 %	39,8 % bacteriemia de catéter 24,1 % ingreso previo 12 % cirugía cardíaca 9,6 % hemodiálisis 6,0 % manipulación urológica	45,8 % durante el ingreso 59,5 % al año
Benito *et al.*, 2009[41]	Nosocomial: aparición de síntomas > 48 horas tras el ingreso hospitalario. No nosocomial: diagnosticada durante las primeras 48 horas del ingreso si los síntomas se iniciaron antes del ingreso en pacientes con un contacto muy estrecho con el sistema sanitario: – Tratamiento intravenoso, cura de heridas u otros cuidados especializados por parte de enfermería durante los 30 días previos al inicio de los síntomas. – Hemodiálisis o quimioterapia intravenosa durante los 30 días previos al inicio de los síntomas. – Hospitalización durante más de 2 días durante los 90 días previos al inicio de los síntomas. – Domicilio habitual en un centro sociosanitario.	34,3 %	Difícil de determinar (se presume que la presencia de un catéter endovenoso fue la causa del 48,7 % de los casos)	24,8 % durante el ingreso
Lomas *et al.*, 2010[42]	Aparición de síntomas > 48 horas tras el ingreso o en relación con un proceso invasivo realizado durante los 6 meses previos al diagnóstico: – Nosocomial: durante la estancia hospitalaria. – No nosocomial: procedimientos ambulatorios.	16 %	63 % manipulación vascular 15 % manipulación digestiva 14,2 % manipulación urológica	44,9 % durante el ingreso

Tabla 2. Estudios recientes sobre endocarditis relacionada con la atención sanitaria.

trabajos son difícilmente comparables entre sí debido a las distintas definiciones de caso, lo que se traduce en una diferente proporción de infecciones clasificadas como de adquisición en relación con la atención sanitaria. También hay divergencias en la forma de clasificar las fuentes de infección. Aun así, a pesar de que el diseño del estudio de Benito *et al.*[41] no permite afirmar de forma inequívoca que el 48,7 % de los pacientes con endocarditis relacionadas con la atención sanitaria adquirieron la infección en relación con un catéter vascular; estos datos son coherentes con los de Fernández-Hidalgo *et al.*[40] y Lomas *et al.*[42], y demuestran que la bacteriemia por catéter vascular es la primera causa de este tipo de endocarditis.

Pese a la heterogeneidad de los estudios, todos coinciden en una serie de características destacables. En comparación con los pacientes que adquieren la enfermedad en la comunidad, aquellos con endocarditis relacionada con la atención sanitaria tienen una media de edad entre 5 y 8 años mayor, presentan más comorbilidad, medida tanto por el índice de Charlson como por el porcentaje individual de determinadas afecciones (diabetes mellitus, hemodiálisis, neoplasias e inmunosupresión), presentan más infecciones estafilocócicas (hasta un 60 %, y con una mayor proporción de *S. aureus* resistente a la cloxacilina) y enterocócicas (alrededor del 20 %), y una mortalidad intrahospitalaria claramente superior. Más importante aún es que la adquisición de la infección en relación con la atención sanitaria fue un factor de riesgo independiente de mortalidad intrahospitalaria y después del primer año de seguimiento.[40-42]

5   Endocarditis en grupos especiales de población

Con los cambios epidemiológicos observados en los últimos años, y reconociendo el hecho de que en los países industrializados la EI es en gran parte consecuencia del progreso médico,[12,13] en la actualidad la atención se está centrando en la enfermedad que afecta a grupos especiales de pacientes, bien debido a su fragilidad, bien porque presenten unas características diferenciadas del resto de los enfermos.

5.1   Endocarditis en los ancianos

La incidencia de la EI aumenta con la edad[15] y, a su vez, la edad media de los pacientes con endocarditis se ha ido incrementando con el paso del tiempo.[17] Las razones para este riesgo aumentado de adquirir la infección en los pacientes de edad avanzada se hallan en la alta prevalencia de enfermedad valvular degenerativa y de válvulas protésicas, en la mayor prevalencia de patología gastrointestinal y, en parte como consecuencia, en el gran uso de técnicas diagnósticas y terapéuticas invasivas.

En la EI, con la edad aumenta la proporción de mujeres,[43,44] la adquisición de la enfermedad en relación con la atención sanitaria,[39] la prevalencia de cardiopatías predisponentes y las enfermedades de base como la diabetes mellitus y las neoplasias.[43,45] El estudio de Durante-Mangoni *et al.*,[45] realizado en la cohorte de la ICE y el más extenso publicado hasta la fecha, halló que el microorganismo aislado con más frecuencia en los mayores de 65 años fue *S. aureus,* con una proporción creciente de resistencia a la cloxacilina en relación con la edad. En segundo lugar se encontraban las infecciones enterocócicas y por *Streptococcus bovis.* Estos mismos hallazgos fueron corroborados por un estudio multicéntrico español publicado en 2010.[43] Los dos estudios coinciden en describir que los pacientes de mayor edad presentaban con menos frecuencia embolias, fenómenos inmunitarios y complicaciones sépticas, así como menos vegetaciones y más complicaciones paravalvulares. De esto último se deduce que, ante la sospecha de EI en este grupo de población, el rendimiento de realizar un ecocardiograma transesofágico es mayor que en los pacientes más jóvenes. La proporción de pacientes sometidos a cirugía varía según las series y son poco comparables, debido a los diferentes protocolos y criterios internos.

No hay consenso respecto a si la edad es un factor independiente de mortalidad intrahospitalaria, ya que los diversos estudios muestran resultados dispares.[43,45] El estudio de Durante-Mangoni *et al.*[45] demostró que la edad mayor de 65 años era un factor independiente de mortalidad intrahospitalaria.[5] El estudio español[43] objetivó una tendencia creciente en la mortalidad intrahospitalaria con la edad. Sin embargo, y de forma más interesante, demostró que las diferencias se hallaban fundamentalmente en un incremento en la mortalidad postoperatoria, ya que la mortalidad en los pacientes no sometidos a cirugía se mantuvo estable en los diferentes grupos de edad.

5.2 Endocarditis en cirróticos

La prevalencia de cirrosis hepática en los pacientes con EI en España se estima que se sitúa alrededor del 10 %,[46,47] si bien la prevalencia de cualquier tipo y grado de hepatopatía en este grupo de pacientes es de aproximadamente el 20 %.[30,48]

La cirrosis hepática predispone al desarrollo de infecciones bacterianas, ya sea por la propia inmunodepresión asociada a la hepatopatía, como por la realización de procedimientos invasivos. De hecho, en diversas series, alrededor de un 40 % de los pacientes cirróticos adquirieron la endocarditis en relación con la atención sanitaria, frente a menos del 20 % en el resto de los enfermos.[46,49] La edad media de los pacientes cirróticos fue más de 10 años inferior a la de los demás pacientes. El microorganismo aislado con más frecuencia fue *S. aureus* (alrededor del 25 %), seguido de los estreptococos beta hemolíticos (alrededor del 20 %). No se objetivaron diferencias significativas entre pacientes cirróticos y no cirróticos en cuanto a complicaciones, como insuficiencia cardíaca o émbolos isquémicos cerebrales, aunque la insuficiencia renal fue más frecuente en los cirróticos. Se realizó cirugía de recambio valvular en menos de un 50 % de los pacientes con indicación teórica, debido a la constatación de un riesgo no asumible. En un estudio de Fernández-Guerrero *et al.,*[46] la mortalidad cruda fue del 51 %, con una variación entre el 17 % para la hepatopatía de grado Child A y aproximadamente el 75 % para las de los grados Child B y C.

Si bien son pocos los estudios publicados sobre la epidemiología de esta enfermedad, aún es más escasa la información en cuanto al pronóstico quirúrgico de estos pacientes. En la experiencia del Hospital Clínic de Barcelona,[47] de los 44 pacientes con cirrosis hepática de una serie de 495 pacientes con EI, 20 fueron intervenidos quirúrgicamente. En estos, el EuroSCORE no permitió una estratificación de los pacientes, puesto que la mediana del riesgo a priori fue del 28 % y la mortalidad global fue del 60 % (50 % en categoría Child A, 56 % en categoría Child B y 75 % en categoría Child C). Las causas predominantes de muerte fueron la sepsis y el fallo multiorgánico. A la luz de estos resultados, los autores concluyen que la cirugía tiene que indicarse de forma muy cuidadosa en estos pacientes, y probablemente no ser recomendada en caso de enfermedad hepática avanzada (Child C).

5.3 *Endocarditis en los pacientes sometidos a hemodiálisis*

Dentro del grupo de endocarditis relacionadas con la atención sanitaria, un subgrupo especial son los pacientes en tratamiento sustitutivo con hemodiálisis, que han sido estudiados de forma individualizada.

Los factores predisponentes para EI en los pacientes en hemodiálisis incluyen el deterioro inmunitario inherente a la enfermedad renal, la calcificación valvular por alteración del metabolismo fosfocálcico y, fundamentalmente, la presencia de un acceso intravascular en continuo uso (sea a través de una fístula arteriovenosa, un catéter provisional o un catéter tunelizado permanente). A propósito de este último factor de riesgo, se estima que el riesgo relativo de bacteriemia en los pacientes en hemodiálisis es de 7,6 para los portadores de catéteres, frente a 1,3 en los portadores de fístulas.[50]

Es difícil establecer la incidencia real de endocarditis en esta población, ya que, como se ha comentado, las bacteriemias relacionadas con el catéter son frecuentes, no se practican ecocardiogramas de forma sistemática ante cada episodio de bacteriemia e incluso, aunque se realizaran, las calcificaciones valvulares pueden hacer muy difícil interpretar las imágenes obtenidas. Pese a todas estas dificultades, en la década de 1990 se estimó que la incidencia de EI en los pacientes en hemodiálisis en Estados Unidos era de 308 episodios por 100.000 pacientes y año (unas 50 veces la incidencia en la población general en aquel momento).[51] En Francia, la incidencia de EI en dicha población durante el año 1999 se estimó en 200 episodios por 100.000 personas y año, 60 veces la incidencia general.[15] Es importante señalar que esta incidencia tan alta puede llegar incluso a ser tres veces superior en caso de infección del acceso venoso.[15,50]

Aunque no se dispone de datos acerca de la incidencia de la endocarditis en los pacientes en hemodiálisis en España, en series recientes[30,40] éstos representan entre un 3 y un 6 % de los enfermos con EI. Tales cifras son comparables con las de los pacientes europeos incluidos en la cohorte prospectiva de la ICE (4 %), pero difieren totalmente del porcentaje de enfermos en hemodiálisis del total de los pacientes norteamericanos incluidos en la misma cohorte (21 %), lo que demuestra un claro sesgo de selección que hay que tener en cuenta a la hora de interpretar este estudio.[12] Concretamente, en la Universidad de Duke, entre los años 1993 y 1999 se objetivó un incremento en el porcentaje de pacientes con EI que estaban en tratamiento sustitutivo con hemodiálisis, desde un 7 hasta más de un 20 %, que se asoció claramente a un aumento de las infecciones estafilocócicas.[52]

A partir de diversos estudios retrospectivos se sabe que, a pesar de que en esta población el principal factor de riesgo es la presencia de un catéter vascular o de una fístula arteriovenosa, la mayoría de las infecciones no se localizan en el lado derecho del corazón sino en las válvulas mitral y aórtica, en este orden. *S. aureus* es el microorganismo aislado con más frecuencia y la causa de un 40 a un 80 % de los episodios. Finalmente, los pacientes en hemodiálisis tienen peor pronóstico, con una mortalidad intrahospitalaria del 25 al 50 %, significativamente superior a la de la población general.[50,53-56]

5.4 *Endocarditis sobre válvulas derechas*

La EI relacionada con la adicción a drogas por vía parenteral ha presentado un cambio epidemiológico importante, relacionado con la evolución de los hábitos en el consumo de drogas en la población general del oeste de Europa.

La endocarditis en los adictos a drogas por vía parenteral fue frecuente en España durante las décadas de 1980 y 1990, hasta el punto de adquirir identidad propia. Como consecuencia hubo un gran número de publicaciones e incluso dos ensayos clínicos, que establecieron el tratamiento corto, de 14 días, para la endocarditis derecha por *S. aureus* sin complicaciones.[57,58] Posteriormente, y en cierta relación con las endocarditis en los adictos a drogas por vía parenteral, se describió la epidemiología de la endocarditis en los pacientes con infección por el virus de la inmunodeficiencia humana.[57,59,60] Sin embargo, hoy por hoy, este tipo de endocarditis representa una mínima parte de los casos totales y es poco descrita en las series generales contemporáneas.

Una vez prácticamente superada la etapa de las endocarditis derechas como consecuencia de la adicción a drogas por vía parenteral, se ha empezado a desplazar el foco de atención hacia las endocarditis sobre válvulas derechas en no adictos. Aunque todavía es un campo poco explorado, un estudio multicéntrico publicado en 2008 describió las características clínicas y el pronóstico de esta enfermedad en una cohorte contemporánea de pacientes con EI.[61] En este estudio, 93 (16 %) de 583 episodios de EI correspondían a endocarditis derechas: 44 sobre marcapasos, 32 en adictos y 17 en no adictos. En estos últimos 17 pacientes, un catéter vascular fue la puerta de entrada más frecuente (35 %), *S. aureus* fue el microorganismo aislado con más frecuencia y la complicación más habitual fue la embolia pulmonar, que a su vez fue la principal causa de cirugía. Sólo fallecieron dos pacientes durante el ingreso, ambos por desarrollo de *shock* séptico.

Según la experiencia acumulada en nuestro centro entre 2000 y 2010, 48 (10,7 %) de los 448 episodios de EI tratados correspondían a infecciones sobre válvulas derechas. La mayoría de los pacientes presentaban algún factor predisponente: 19 eran portadores de un dispositivo intracavitario cardíaco, 14 eran adictos a drogas por vía parenteral, 9 habían presentado una bacteriemia relacionada con un catéter venoso, 5 tenían una cardiopatía congénita con comunicación intracardíaca y 2 eran portadores de una válvula protésica. Únicamente en dos pacientes no se pudo identificar ningún factor de riesgo. En 12 casos (25 %) se consideró que la adquisición de la infección estaba relacionada con la atención sanitaria. Igual que en el estudio antes descrito,[61] el infarto pulmonar fue la complicación más frecuente (41,7 %). Veintiún pacientes (43,8 %) fueron intervenidos durante la fase activa de la enfermedad, en la mayoría de los casos para retirar el dispositivo intracardíaco, decisión que se tomó siempre que la infección estaba relacionada con éste. Sólo un paciente falleció a causa de la endocarditis durante el ingreso.

5.5 *Endocarditis en las mujeres*

Diferentes series publicadas muestran que la EI es más frecuente en los hombres que en las mujeres, con una razón de aproximadamente 2:1.[12,30,31,62] Para explicar esta diferencia, se ha sugerido que los estrógenos pueden tener un papel protector frente al daño endotelial.[63]

En general, las enfermedades cardiovasculares aparecen más tarde en las mujeres, y por tanto se acompañan con más frecuencia de comorbilidad que en los varones, sobre todo si tenemos en cuenta que la diabetes mellitus y la insuficiencia renal son más frecuentes en el sexo femenino.

Hay escasos estudios que describan las diferencias en la clínica y el pronóstico de la EI en función del sexo. En ellos, en comparación con los hombres, las mujeres tenían una edad media superior (unos 6 años), padecían diabetes mellitus y recibían tratamiento inmunosupresor con más frecuencia, presentaron más a menudo afectación valvular mitral y se indicó cirugía en menos ocasiones. En contraposición, los hombres presentaron afectación valvular aórtica más grave y con más frecuencia. Sin embargo, no hubo diferencias significativas en el porcentaje ni en el tipo de complicaciones entre ambos grupos.[62,64,65]

Los datos crudos indican que el pronóstico de la endocarditis en las mujeres es peor que en los hombres, con una mortalidad intrahospitalaria del 22,5 al 30 % en las mujeres y del 12,7 al 19 % en los hombres.[62,64] Algunos autores justifican este peor pronóstico en las mujeres por un sesgo de tratamiento, ya que son intervenidas con menos frecuencia que los hombres.[62] Sin embargo, un análisis pormenorizado de las series demuestra que el exceso de riesgo de mortalidad intrahospitalaria en las mujeres no se debe al sexo en sí, sino a la comorbilidad que presentan y, como consecuencia, a la adquisición nosocomial de la infección.[62,64,65] De hecho, un estudio prospectivo de una cohorte contemporánea de pacientes adultos con EI demostró que la preponderancia del sexo masculino en las infecciones adquiridas en la comunidad (73 %) se veía totalmente anulada en aquellos episodios relacionados con la atención sanitaria (47 %).[40]

Bibliografía

1. Millar BC, Moore JE. Emerging issues in infective endocarditis. Emerg Infect Dis. 2004; 10: 1110-6.
2. Osler W. The Gulstonian Lectures, on Malignant Endocarditis. BMJ. 1885; 1: 467-70.
3. Osler W. The Gulstonian Lectures, on Malignant Endocarditis. BMJ. 1885; 1: 522-6.
4. Osler W. The Gulstonian Lectures, on Malignant Endocarditis. BMJ. 1885; 1: 577-9.
5. Cecchi E, Imazio M, Trinchero R. The changing face of infective endocarditis. Heart. 2006; 92: 1365-6.
6. Changing face of infective endocarditis. BMJ. 1967; 2: 389-90.
7. Prendergast BD. The changing face of infective endocarditis. Heart. 2006; 92: 879-85.
8. Thuny F, Avierinos JF, Habib G. Changing patterns in epidemiological profiles and prevention strategies in infective endocarditis: from teeth to healthcare-related infection. Eur Heart J. 2010; 31: 1826-7.
9. Alonso-Valle H, Fariñas-Álvarez C, Bernal-Marco JM, García-Palomo JD, Gutiérrez-Díez F, Martín-Durán R, et al. The changing face of prosthetic valve endocarditis at a tertiary-care hospital: 1986-2005. Rev Esp Cardiol. 2010; 63: 28-35.
10. Tleyjeh IM, Abdel-Latif A, Rahbi H, Scott CG, Bailey KR, Steckelberg JM, et al. A systematic review of population-based studies of infective endocarditis. Chest. 2007; 132: 1025-35.
11. Hoen B. What has changed in the profile of infective endocarditis? Presse Med. 2010; 39: 701-3.

12. Murdoch DR, Corey GR, Hoen B, Miro JM, Fowler VG Jr, Bayer AS, *et al*. Clinical presentation, etiology, and outcome of infective endocarditis in the 21st century: the International Collaboration on Endocarditis-Prospective Cohort Study. Arch Intern Med. 2009; 169: 463-73.

13. Fowler VG, Jr., Miro JM, Hoen B, Cabell CH, Abrutyn E, Rubinstein E, *et al*. *Staphylococcus aureus* endocarditis: a consequence of medical progress. JAMA. 2005; 293: 3012-21.

14. Duval X, Leport C. Prophylaxis of infective endocarditis: current tendencies, continuing controversies. Lancet Infect Dis. 2008; 8: 225-32.

15. Hoen B, Alla F, Selton-Suty C, Beguinot I, Bouvet A, Briancon S, *et al*. Changing profile of infective endocarditis: results of a 1-year survey in France. JAMA. 2002; 288: 75-81.

16. De Sa DD, Tleyjeh IM, Anavekar NS, Schultz JC, Thomas JM, Lahr BD, *et al*. Epidemiological trends of infective endocarditis: a population-based study in Olmsted County, Minnesota. Mayo Clin Proc. 2010; 85: 422-6.

17. Sy RW, Kritharides L. Health care exposure and age in infective endocarditis: results of a contemporary population-based profile of 1536 patients in Australia. Eur Heart J. 2010; 31: 1890-7.

18. Hoen B. Epidemiology and antibiotic treatment of infective endocarditis: an update. Heart. 2006; 92: 1694-700.

19. Dayer MJ. No significant increase in the incidence of infective endocarditis following the cessation of antibiotic prophylaxis. European Society of Cardiology Congress. Estocolmo, 2010. Comunicación P2898.

20. Stern SR. Infective endocarditis. Time to monitor incidence after NICE guidance. BMJ. 2011; 342: d121.

21. Richey R, Wray D, Stokes T. Prophylaxis against infective endocarditis: summary of NICE guidance. BMJ. 2008; 336: 770-1.

22. Wilson W, Taubert KA, Gewitz M, Lockhart PB, Baddour LM, Levison M, *et al*. Prevention of infective endocarditis: guidelines from the American Heart Association: a guideline from the American Heart Association Rheumatic Fever, Endocarditis, and Kawasaki Disease Committee, Council on Cardiovascular Disease in the Young, and the Council on Clinical Cardiology, Council on Cardiovascular Surgery and Anesthesia, and the Quality of Care and Outcomes Research Interdisciplinary Working Group. Circulation. 2007; 116: 1736-54.

23. Gould FK, Elliott TS, Foweraker J, Fulford M, Perry JD, Roberts GJ, *et al*. Guidelines for the prevention of endocarditis: report of the Working Party of the British Society for Antimicrobial Chemotherapy. J Antimicrob Chemother. 2006; 57: 1035-42.

24. Habib G, Hoen B, Tornos P, Thuny F, Prendergast B, Vilacosta I, *et al*. Guidelines on the prevention, diagnosis, and treatment of infective endocarditis (new version 2009): the Task Force on the Prevention, Diagnosis, and Treatment of Infective Endocarditis of the European Society of Cardiology (ESC). Endorsed by the European Society of Clinical Microbiology and Infectious Diseases (ESCMID) and the International Society of Chemotherapy (ISC) for Infection and Cancer. Eur Heart J. 2009; 30: 2369-413.

25. Variations of the profile of infective endocarditis in France. Results of an epidemiologic survey carried out during a year. Arch Mal Coeur Vaiss. 2003; 96: 111-20.

26. Li JS, Sexton DJ, Mick N, Nettles R, Fowler VG, Jr., Ryan T, *et al*. Proposed modifications to the Duke criteria for the diagnosis of infective endocarditis. Clin Infect Dis. 2000; 30: 633-8.

27. Fernández-Hidalgo N, Almirante B, Tornos P, González-Alujas MT, Planes AM, Larrosa MN, *et al*. Prognosis of left-sided infective endocarditis in patients transferred to a tertiary-care hospital - prospective analysis of referral bias and influence of inadequate antimicrobial treatment. Clin Microbiol Infect. 2010 Jul 15. [Epub ahead of print].

28. Kanafani ZA, Kanj SS, Cabell CH, Cecchi E, de Oliveira RA, Lejko-Zupanc T, *et al*. Revisiting the effect of referral bias on the clinical spectrum of infective endocarditis in adults. Eur J Clin Microbiol Infect Dis. 2010; 29: 1203-10.

29. Steckelberg JM, Melton LJ, III, Ilstrup DM, Rouse MS, Wilson WR. Influence of referral bias on the apparent clinical spectrum of infective endocarditis. Am J Med. 1990; 88: 582-8.

30. Gálvez-Acebal J, Rodríguez-Bano J, Martínez-Marcos FJ, Reguera JM, Plata A, Ruiz J, *et al*. Prognostic factors in left-sided endocarditis: results from the Andalusian multicenter cohort. BMC Infect Dis. 2010; 10: 17.

31. López-Dupla M, Hernández S, Olona M, Merce J, Lorenzo A, Tapiol J, *et al*. Caracteristicas clínicas y evolución de la endocarditis infecciosa en una población general no seleccionada, atendida en un hospital docente que no dispone de cirugía cardíaca. Estudio de 120 casos. Rev Esp Cardiol. 2006; 59: 1131-9.

32. Botelho-Nevers E, Thuny F, Casalta JP, Richet H, Gouriet F, Collart F, *et al*. Dramatic reduction in infective endocarditis-related mortality with a management-based approach. Arch Intern Med. 2009; 169: 1290-8.

33. Finkelstein R, Sobel JD, Nagler A, Merzbach D. *Staphylococcus aureus* bacteremia and endocarditis: comparison of nosocomial and community-acquired infection. J Med. 1984; 15: 193-211.

34. Friedland G, von Reyn CF, Levy B, Arbeit R, Dasse P, Crumpacker C. Nosocomial endocarditis. Infect Control. 1984; 5: 284-8.

35. Fernández-Guerrero ML, Verdejo C, Azofra J, de Górgolas GM. Hospital-acquired infectious endocarditis not associated with cardiac surgery: an emerging problem. Clin Infect Dis. 1995; 20: 16-23.

36. Fernández-Guerrero ML, Herrero L, Bellver M, Gadea I, Roblas RF, De Górgolas GM. Nosocomial enterococcal endocarditis: a serious hazard for hospitalized patients with enterococcal bacteraemia. J Intern Med. 2002; 252: 510-5.

37. Rivas P, Alonso J, Moya J, de Górgolas GM, Martinell J, Fernández Guerrero ML. The impact of hospital-acquired infections on the microbial etiology and prognosis of late-onset prosthetic valve endocarditis. Chest. 2005; 128: 764-71.

38. Martín-Dávila P, Fortún J, Navas E, Cobo J, Jiménez-Mena M, Moya JL, *et al.* Nosocomial endocarditis in a tertiary hospital: an increasing trend in native valve cases. Chest. 2005; 128: 772-9.

39. Fernández Guerrero ML, Goyenechea A, Verdejo C, Roblas RF, de Górgolas GM. Enterococcal endocarditis on native and prosthetic valves: a review of clinical and prognostic factors with emphasis on hospital-acquired infections as a major determinant of outcome. Medicine (Balt.). 2007; 86: 363-77.

40. Fernández-Hidalgo N, Almirante B, Tornos P, Pigrau C, Sambola A, Igual A, *et al.* Contemporary epidemiology and prognosis of health care-associated infective endocarditis. Clin Infect Dis. 2008; 47: 1287-97.

41. Benito N, Miro JM, de Lazzari E, Cabell CH, del Río A, Altclas J, *et al.* Health care-associated native valve endocarditis: importance of non-nosocomial acquisition. Ann Intern Med. 2009; 150: 586-94.

42. Lomas JM, Martínez-Marcos FJ, Plata A, Ivanova R, Gálvez J, Ruiz J, *et al.* Healthcare-associated infective endocarditis: an undesirable effect of healthcare universalization. Clin Microbiol Infect. 2010; 16: 1683-90.

43. López J, Revilla A, Vilacosta I, Sevilla T, Villacorta E, Sarria C, *et al.* Age-dependent profile of left-sided infective endocarditis: a 3-center experience. Circulation. 2010; 121: 892-7.

44. Peled N, Pitlik S, Livni G, Ashkenazi S, Bishara J. Impact of age on clinical features and outcome of infective endocarditis. Eur J Clin Microbiol Infect Dis. 2006; 25: 473-5.

45. Durante-Mangoni E, Bradley S, Selton-Suty C, Tripodi MF, Barsic B, Bouza E, *et al.* Current features of infective endocarditis in elderly patients: results of the International Collaboration on Endocarditis Prospective Cohort Study. Arch Intern Med. 2008; 168: 2095-103.

46. Fernández Guerrero ML, González LJ, Górgolas M. Infectious endocarditis in patients with cirrhosis of the liver: a model of infection in the frail patient. Eur J Clin Microbiol Infect Dis. 2010; 29: 1271-5.

47. Mestres C. Surgery of infective endocarditis in patients with liver cirrhosis: a difficult decision-making process. 10th ISCVID. Nápoles; 2009. Abstract 104.

48. Pérez DI, Zamorano JL, Almería C, Rodrigo JL, Piedra I, Aubele A, *et al.* Endocarditis infecciosa en pacientes con hepatopatía crónica: valoración clínica y pronóstica. Rev Esp Cardiol. 2003; 56: 794-800.

49. Miguelena J. Infective endocarditis in patients with chronic liver disease. 10th ISCVID. Nápoles; 2009. Abstract 53.

50. Doulton T, Sabharwal N, Cairns HS, Schelenz S, Eykyn S, O'Donnell P, *et al.* Infective endocarditis in dialysis patients: new challenges and old. Kidney Int. 2003; 64: 720-7.

51. Abbott KC, Agodoa LY. Hospitalizations for bacterial endocarditis after initiation of chronic dialysis in the United States. Nephron. 2002; 91: 203-9.

52. Cabell CH, Jollis JG, Peterson GE, Corey GR, Anderson DJ, Sexton DJ, *et al.* Changing patient characteristics and the effect on mortality in endocarditis. Arch Intern Med. 2002; 162: 90-4.

53. Abbott KC, Agodoa LY. Hospitalizations for bacterial endocarditis after initiation of chronic dialysis in the United States. Nephron. 2002; 91: 203-9.

54. McCarthy JT, Steckelberg JM. Infective endocarditis in patients receiving long-term hemodialysis. Mayo Clin Proc. 2000; 75: 1008-14.

55. Maraj S, Jacobs LE, Kung SC, Raja R, Krishnasamy P, Maraj R, *et al.* Epidemiology and outcome of infective endocarditis in hemodialysis patients. Am J Med Sci. 2002; 324: 254-60.

56. Rekik S, Trabelsi I, Hentati M, Hammami A, Jemaa MB, Hachicha J, *et al.* Infective endocarditis in hemodialysis patients: clinical features, echocardiographic data and outcome: a 10-year descriptive analysis. Clin Exp Nephrol. 2009; 13: 350-4.

57. Ribera E, Miró JM, Cortés E, Cruceta A, Merce J, Marco F, *et al.* Influence of human immunodefi-

ciency virus 1 infection and degree of immunosuppression in the clinical characteristics and outcome of infective endocarditis in intravenous drug users. Arch Intern Med. 1998; 158: 2043-50.

58. Fortún J, Navas E, Martínez-Beltrán J, Pérez-Molina J, Martín-Dávila P, Guerrero A, *et al.* Short-course therapy for right-side endocarditis due to *Staphylococcus aureus* in drug abusers: cloxacillin versus glycopeptides in combination with gentamicin. Clin Infect Dis. 2001; 33: 120-5.

59. Valencia E, Miró J. Endocarditis in the setting of HIV infection. AIDS Rev. 2004; 6: 97-106.

60. Miró JM, Del Río A, Mestres CA. Infective endocarditis and cardiac surgery in intravenous drug abusers and HIV-1 infected patients. Cardiol Clin. 2003; 21: 167-84, v-vi.

61. Revilla A, López J, Villacorta E, Gómez I, Sevilla T, del Pozo MA, *et al.* Isolated right-sided valvular endocarditis in non-intravenous drug users. Rev Esp Cardiol. 2008; 61: 1253-9.

62. Sambola A, Fernández-Hidalgo N, Almirante B, Roca I, González-Alujas T, Serra B, *et al.* Sex differences in native-valve infective endocarditis in a single tertiary-care hospital. Am J Cardiol. 2010; 106: 92-8.

63. Bakir S, Mori T, Durand J, Chen YF, Thompson JA, Oparil S. Estrogen-induced vasoprotection is estrogen receptor dependent: evidence from the balloon-injured rat carotid artery model. Circulation. 2000; 101: 2342-4.

64. Aksoy O, Meyer LT, Cabell CH, Kourany WM, Pappas PA, Sexton DJ. Gender differences in infective endocarditis: pre- and co-morbid conditions lead to different management and outcomes in female patients. Scand J Infect Dis. 2007; 39: 101-7.

65. Sevilla T, Revilla A, López J, Vilacosta I, Sarria C, Gomez I, *et al.* Influence of sex on left-sided infective endocarditis. Rev Esp Cardiol. 2010; 63: 1497-500.

Capítulo 2

Diagnóstico de la endocarditis infecciosa

M.ª T. González, A. Evangelista

Servei de Cardiologia
Hospital Universitari Vall d'Hebron
Barcelona

Correspondencia:
Mª Teresa González Alujas
mtegonzalez@vhebron.net

1   Introducción

La endocarditis infecciosa (EI) es una enfermedad relativamente poco frecuente, pero con una morbilidad y una mortalidad asociadas elevadas. La incidencia anual es de 3 a 10 casos por 100.000 habitantes.[1] Algunos grupos de pacientes muestran una mayor predisposición a desarrollar esta enfermedad, como los afectos de cardiopatías congénitas o de enfermedad reumática valvular, los portadores de prótesis valvulares o los consumidores de drogas por vía intravenosa. A pesar de haber utilizado las nuevas tecnologías, modificado los protocolos diagnósticos y potenciado el tratamiento quirúrgico temprano, en los registros internacionales recientes se ha descrito una mortalidad hospitalaria superior al 20 %. La alta mortalidad se ha relacionado con factores propios del paciente o con la agresividad de algunos patógenos, pero también con el retraso en el diagnóstico y en el tratamiento, aspectos que pueden favorecer la extensión de la infección y dar lugar a destrucción en el tejido valvular y perivalvular. Por tanto, el diagnóstico precoz es fundamental para mejorar el pronóstico de esta enfermedad. No obstante, la marcada variabilidad en la presentación clínica, que puede imitar otras situaciones infecciosas, inflamatorias o tumores malignos, y el hecho de que los síntomas pueden estar enmascarados en los ancianos, contribuyen a retrasar el diagnóstico. En las últimas décadas se han evidenciado cambios profundos en la epidemiología, la clínica y la evolución de la EI. Los microorganismos causantes también se han modificado y la enfermedad se diagnostica antes, sin dar tiempo a que se manifiesten los síntomas y signos propios de la afección crónica.

El diagnóstico de EI ha sido clásicamente un reto para los clínicos y se basa en: 1) la anamnesis y una serie de hallazgos clínicos que se obtienen de la exploración física exhaustiva, del estudio

Criterios mayores
1. Evidencia de afectación endocárdica: ecocardiografía positiva para endocarditis infecciosa (vegetación, absceso, dehiscencia protésica o regurgitación valvular nueva)

2. Hemocultivos positivos:
  – Microorganismo típico de endocarditis infecciosa en 2 hemocultivos separados
  – Microorganismo compatible con endocarditis infecciosa en hemocultivos persistentemente positivos
  – Un sólo hemocultivo positivo para *Coxiella burnetii* o anticuerpos IgG >1/800

Criterios menores
1. Fiebre
2. Cardiopatía predisponente, o uso de fármacos o drogas por vía parenteral
3. Fenómenos vasculares, embolia arterial mayor, infarto pulmonar séptico, aneurisma micótico, hemorragia intracraneal, hemorragia conjuntival, lesiones de Janeway
4. Fenómenos inmunitarios: glomerulonefritis, nódulos de Osler, manchas de Roth y factor reumatoide
5. Evidencia microbiológica: hemocultivo positivo sin cumplir un criterio mayor, o serología positiva de infección activa

Tabla 1. Criterios de Duke modificados para el diagnóstico de endocarditis infecciosa.

electrocardiográfico y de la radiografía de tórax; 2) el resultado de los hemocultivos y de determinadas pruebas de laboratorio, y 3) los hallazgos ecocardiográficos. Para estructurar el diagnóstico se elaboraron unos criterios, que se han modificado en los últimos años, y en la actualidad se utilizan los criterios de Duke publicados por Li *et al.* en el año 2000[2] (véase la tabla 1).

2 Datos clínicos y exploraciones complementarias básicas

Entre un 20 y un 30 % de los pacientes con EI no tienen ningún factor de riesgo predisponente, aunque el 70 % restante tienen antecedentes de enfermedad valvular cardíaca, cardiopatía congénita, prótesis valvular cardíaca o antecedente de adicción a drogas por vía parenteral[1]. La válvula aórtica bicúspide es una anomalía congénita presente en un tercio de todos los casos de endocarditis aórtica (véase la figura 1). Entre las cardiopatías congénitas de más riesgo están el ductus arterioso persistente y la comunicación interventricular, mientras que el desarrollo de EI en presencia de una comunicación interauricular es rara. La infección del lado derecho del corazón no se asocia de forma tan frecuente a una enfermedad de base; sólo lo hace en un 25 % de los casos, aunque sí tiene una relación clara con el consumo de drogas por vía parenteral (véase la tabla 2).

La anamnesis puede ayudar a sospechar una EI, especialmente en caso de episodios febriles, síndrome constitucional, diagnóstico previo de enfermedad cardíaca estructural, antecedentes de manipulación con catéteres, dispositivos intravasculares e intervenciones odontológicas. Se ha de distinguir entre infecciones adquiridas en la comunidad e infecciones hospitalarias o nosocomiales; estas últimas se definen como aquellas cuyos síntomas aparecen más allá de las primeras 48 horas tras la hospitalización del paciente. En la actualidad, las endocarditis que se diagnostican en pacientes con antecedentes de determinadas actividades ligadas al sistema de salud, como los

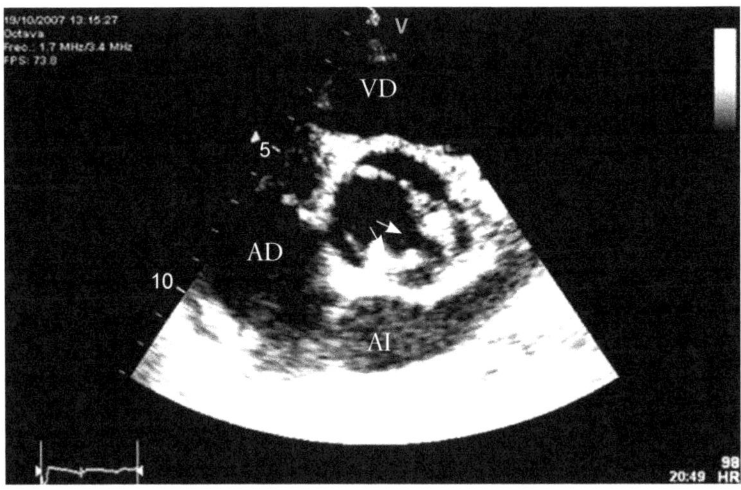

Figura 1. Endocarditis aórtica sobre válvula bicúspide. Ecocardiograma transtorácico: plano transversal de grandes vasos. Las flechas señalan las vegetaciones que asientan en el borde libre de la válvula aórtica bicúspide. VD: ventrículo derecho; AD: aurícula derecha; AI: aurícula izquierda.

portadores de catéteres vasculares crónicos, en hemodiálisis o con hospitalizaciones frecuentes en los meses previos, entre otras, se consideran relacionadas con el sistema sanitario, aunque se diagnostiquen al ingresar el paciente en el hospital (endocarditis nosohusiales).[3]

La fiebre es uno de los síntomas más comunes y se observa en el 85 al 90 % de los pacientes; puede estar ausente en los ancianos, en los enfermos que han recibido tratamiento antibiótico o inmunosupresor, en los afectos de insuficiencia cardíaca o renal, y en caso de infecciones causadas por microorganismos con escasa virulencia o atípicos. La persistencia de la fiebre más de una semana después de iniciar el tratamiento antibiótico ha de hacer sospechar un absceso perianular, una complicación metastásica (la más frecuente en el abdomen), una infección

− Fiebre: asociada a otro factor de esta lista sugiere el diagnóstico	− Situación de inmunosupresión o adicción a drogas por vía parenteral
− Antecedente de prótesis valvular o dispositivo intracardíaco	− Trastorno eléctrico de la conducción *de novo*
− Valvulopatía conocida o cardiopatía congénita o antecedentes de endocarditis infecciosa	− Hallazgo en la exploración física de manchas de Roth, hemorragias conjuntivales, lesiones de Janeway o nódulos de Osler
− Embolia reciente	− Embolia pulmonar séptica
− Soplo no conocido previamente	− Absceso periférico de causa no filiada
− Sepsis por un microorganismo típico	− Insuficiencia cardíaca
− Hemocultivos positivos para microorganismo típico o serología positiva para *Coxiella burnetii*	− Clínica neurológica inespecífica

Tabla 2. Factores que sugieren el diagnóstico de endocarditis infecciosa.

nosocomial sobreañadida a la EI o que la fiebre pueda ser secundaria a los propios antibióticos (en especial si el tratamiento consiste en la administración de altas dosis de betalactámicos).

A menudo, el diagnóstico de EI se plantea a partir de la manifestación clínica de una complicación en lugar de por las manifestaciones que reflejen la infección cardíaca. Los síntomas neurológicos son habituales y afectan al 30 a 50 % de los pacientes. El accidente vascular cerebral de origen embólico es una de las manifestaciones más frecuentes. La hemorragia intracraneal es menos frecuente y puede ocurrir por rotura de los vasos arteriales, rotura de un aneurisma micótico o por sangrado de un AVC tromboembólico. Los aneurismas micóticos pueden ser la causa de más del 15 % de las complicaciones neurológicas, y se producen por la embolización séptica de una arteria intraluminal o de los *vasa vasorum* de las arterias cerebrales. Las zonas más comúnmente afectadas son las bifurcaciones de los vasos. La clínica resultante varía de forma considerable, según se trate de una pequeña rotura que pueda producir una ligera cefalea o una hemorragia intracraneal con déficit neurológicos mayores.[4] El absceso cerebral es poco frecuente, pero pueden diagnosticarse microabscesos secundarios a microorganismos muy virulentos, como *Staphylococcus aureus*. Las embolias en los vasos periféricos de los miembros son infrecuentes. La embolia esplénica es asintomática en muchos casos, pero si el tamaño del infarto secundario es lo suficientemente grande puede confundirse con otros procesos, como un infarto renal izquierdo. Uno de los síntomas con peores implicaciones pronósticas es la disnea progresiva, ya que acostumbra a ser expresión de una regurgitación aguda y grave, con mala tolerancia hemodinámica[5] (véase la tabla 2).

La exploración física ha de incluir una meticulosa valoración cardíaca, con búsqueda de nuevos soplos de regurgitación o de evidencia de insuficiencia cardíaca congestiva. En un 80 a 85 % de los casos de EI se ausculta un soplo; sin embargo, debido a la caída en el gradiente diastólico, en ocasiones puede ser difícil auscultar un soplo de regurgitación aórtica grave y aguda. El soplo de insuficiencia tricuspíde también puede ser difícil de auscultar. Un dato exploratorio a valorar es la esplenomegalia, que está presente en el 30 a 50 % de los pacientes.

La búsqueda de signos de EI ha de incluir la valoración de posibles fenómenos embólicos, con una valoración detallada del fondo de ojo, la conjuntiva, la cavidad bucal, la piel y los dedos. En los pacientes con EI suelen observarse hemorragias subungueales en astilla y petequias, pero son poco específicas y se han excluido de los nuevos criterios diagnósticos de Durack *et al.*[6] Las lesiones de Janeway, los nódulos de Osler y las manchas de Roth son más específicas y sí están incluidas en los criterios menores (véase la tabla 2).

Los nódulos de Osler son induraciones eritematosas y dolorosas que aparecen en las yemas de los dedos de las manos y de los pies, en la eminencia tenar, en los laterales de los dedos y en la piel del antebrazo.[7] En ocasiones tienen un tono rosado con un centro ligeramente opaco. Su diámetro medio es de 1-1,5 mm y normalmente se resuelven en horas o días.[8] Aunque ha habido cierto debate respecto a la patogenia de estas lesiones, parece claro que se trata de pequeños émbolos sépticos procedentes de las vegetaciones cardíacas. Algunos investigadores consideran que la tumefacción endotelial y la perivasculitis típica de estas lesiones es un tipo de reacción del huésped provocada por la microembolia séptica.[9] La EI es la causa que se asocia con más frecuencia a los nódulos de Osler. En la era preantibiótica, estaban presentes en un 4 a 90 % de las endocarditis, mientras que desde la década de 1980 sólo se encuentran en un 10 a 25% de los casos de EI. Si los hemocultivos son negativos, se aconseja aspirar o biopsiar estas lesiones para poder enviar una muestra para cultivo microbiológico.

Las lesiones de Janeway son máculas de color rojo violáceo e indoloras, que corresponden a alteraciones hemorrágicas que aparecen en las palmas de las manos y las plantas de los pies. La patogenia de estas lesiones es la misma que la de los nódulos de Osler. Histológicamente, son microabscesos neutrofílicos en la dermis con trombosis de pequeños vasos.[10]

Las manchas de Roth son exudados algodonosos que aparecen en la retina, con forma de un husillo blanquecino que en ocasiones puede estar rodeado de edema y un pequeño halo hemorrágico. Las manchas de Roth se han agrupado dentro de los fenómenos inmunitarios de los criterios de Duke *et al.*,[2] y por tanto son un criterio menor de EI.

En ocasiones, el estudio electrocardiográfico también aporta información diagnóstica de interés. La presencia de cambios compatibles con isquemia o infarto pueden sugerir una embolia coronaria. Es posible que las alteraciones en la conducción estén relacionadas con la extensión de la infección al anillo valvular o al miocardio adyacente. En una serie de 51 endocarditis, de las cuales 24 presentaron absceso paravalvular, el único dato clínico significativo para predecir esta complicación fue la aparición de un bloqueo auriculoventricular o de un bloqueo de rama previamente no detectados.[11]

La radiografía de tórax puede revelar embolias pulmonares sépticas, como consecuencia de una endocarditis tricuspídea, o cardiomegalia o signos de redistribución vascular, en caso de insuficiencia cardíaca secundaria a la repercusión hemodinámica por la destrucción valvular en la endocarditis de las válvulas izquierdas.

3 Evolución de los criterios diagnósticos de la endocarditis infecciosa

Inicialmente la EI se definió como una infección de las valvas y de las cuerdas dentro de las cámaras cardíacas, pero esta definición se amplió posteriormente a cualquier estructura cardíaca, prótesis valvular o dispositivo implantado. En 1981, Von Reyn *et al.*[12] sugirieron una clasificación, según la cual el diagnóstico era rechazado, posible, probable o definitivo, que mejoraba la sensibilidad y la especificidad, sin incluir la información aportada por la ecocardiografía. Para sistematizar y mejorar el diagnóstico de la enfermedad, en 1994 Durack *et al.*[6] propusieron una serie de criterios diagnósticos de EI, que actualmente se conocen como «criterios de Duke». Los primeros criterios de Duke tenían algunas deficiencias. Por ejemplo, la categoría de «posible» implicaba hallazgos concordantes con endocarditis que no alcanzaban los criterios de «definitiva» ni reunían los de «rechazada»; esto englobaba a demasiados pacientes. Todos los síntomas, signos y hallazgos, por técnicas que se utilizan para diagnosticar la EI, actualmente se recogen en los «criterios modificados de Duke» publicados en el año 2000 por Li *et al.*[2] (véase la tabla 1). Con el objeto de aumentar la especificidad sin disminuir la sensibilidad, los criterios modificados consideran endocarditis posible cuando concurren un criterio mayor y otro menor, o tres criterios menores. Por otra parte, los hallazgos ecocardiográficos considerados como criterio menor se han eliminado, pues en la práctica apenas se utilizaban si se realizaba una ecocardiografía transesofágica (ETE). Otro cambio fue considerar como criterio mayor la bacteriemia por *S. aureus*, con independencia de si era o no extrahospitalaria. También se consideró como criterio mayor un único cultivo positivo para *Coxiella burnetii* o una serología positiva y significativa para dicho patógeno causante de la denominada fiebre Q (título de anticuerpos de tipo IgG de fase I > 1:800).

Definitivo	– Evidencia histológica de endocarditis infecciosa activa – Tinción de Gram positiva o cultivos positivos de muestras obtenidas durante la cirugía o en la autopsia – Dos criterios mayores – Un criterio mayor y tres menores – Cinco criterios menores
Negativo	– Evidencia de un diagnóstico alternativo claro – Se resuelve el cuadro clínico sospechoso de EI con tratamiento antibiótico en ≤ 4 días – No hay evidencia de afectación endocárdica en los hallazgos de la cirugía o la autopsia con un tratamiento antibiótico ≤ 4 días
Posible	– Un criterio mayor y un criterio menor – Tres criterios menores
Negativo	– Ninguno de los anteriores

Tabla 3. Diagnóstico de endocarditis infecciosa.

Los nuevos criterios de Duke modifican en parte la utilización de la ecocardiografía para el diagnóstico de EI, y aconsejan la ETE como prueba de elección en los pacientes portadores de válvulas protésicas, en aquellos con sospecha de complicaciones y en los que reúnan los criterios clínicos de Duke.[2] En los demás pacientes, se aconseja realizar como prueba inicial una ecocardiografía transtorácica (ETT). Desde el punto de vista de nuestra práctica clínica en Europa, la ETT debe preceder siempre a la ETE, ya que ayuda a orientar y localizar la enfermedad que se pretende valorar.

Como puede observarse en la tabla 1, la ecocardiografía y los hemocultivos desempeñan un papel crucial para el diagnóstico de la EI. La utilización de estos criterios aporta una sensibilidad diagnóstica del 80 %, con una especificidad superior al 90 %. La ETE puede tener un lugar relevante, sobre todo en las endocarditis con hemocultivos negativos (pacientes sometidos a tratamiento antibiótico previo o endocarditis causadas por microorganismos sin crecimiento habitual en los hemocultivos) que no cumplen los criterios diagnósticos. Así, los criterios modificados de Duke han solucionado y ordenado esta laguna diagnóstica.

El diagnóstico definitivo de EI, según los mencionados criterios, requiere que se cumpla alguno de los siguientes:

a) Lesiones patológicas: vegetación o absceso intracardíacos, confirmados por histología, en los cuales se documenta una endocarditis activa.

b) Microorganismos demostrados por cultivo o examen histológico de muestras obtenidas de la cirugía o la autopsia (absceso, vegetación, vegetación que ha embolizado o prótesis).

c) Dos criterios mayores.

d) Un criterio mayor y tres menores.

e) Cinco criterios menores.

Se considera un diagnóstico negativo de EI cuando hay evidencia de un diagnóstico alternativo claro, si se resuelve el cuadro clínico sospechoso de la infección con tratamiento antibiótico en un período ≤ 4 días o si no hay evidencia de afectación endocardítica en los hallazgos de la cirugía o la autopsia después de un tratamiento antibiótico de una duración ≤ 4 días. Se concluye diagnóstico dudoso cuando hay sospecha de la enfermedad, no se cumplen los criterios definitivos de endocarditis, pero sí un criterio mayor y uno menor o tres criterios menores[2] (véase tabla 3).

3.1 Definición de los criterios mayores para el diagnóstico de endocarditis infecciosa

El hemocultivo es fundamental en la evaluación y el tratamiento de los pacientes con sospecha de EI. El momento de la recogida de muestras y los cultivos dependen de la gravedad de la enfermedad. La óptima indicación de los antibióticos depende tanto de la identificación del microorganismo como de las pruebas de sensibilidad a los antimicrobianos. Si la enfermedad es subaguda de larga evolución, es razonable esperar a tener los resultados de los hemocultivos y el resto de las pruebas diagnósticas antes de iniciar el tratamiento antibiótico. No obstante, si se trata de un caso agudo, de rápida evolución, deberán extraerse dos o tres muestras para hemocultivo, con punciones en diferentes abordajes venosos en un intervalo de una hora, y comenzar un tratamiento antibiótico empírico.

El resultado de los hemocultivos se considera un criterio diagnóstico mayor (véase tabla 1) si se evidencia crecimiento de:

- Un microorganismo habitual como agente causal de EI en al menos dos hemocultivos realizados sobre muestras de sangre separadas en el tiempo, del tipo de estreptococos del grupo *viridans, Streptococcus bovis*, bacilos gramnegativos del grupo HACEK (*Haemophilus [Aggregatibacter] aphrophilus, Agregatibacter actinomycetemcomitans, Cardiobacterium hominis, Eikenella corrodens* y *Kingella* spp.), *S. aureus* o *Enterococcus* spp. adquirido en la comunidad, en ausencia de foco primario de bacteriemia.

- Un microorganismo compatible con EI (no incluidos en el apartado anterior) en hemocultivos persistentemente positivos, definidos como al menos dos hemocultivos positivos en muestras obtenidas con un intervalo de más de 12 horas, tres hemocultivos o la mayoría de cuatro o más hemocultivos separados entre sí al menos una hora entre el primero y el último.

- Un sólo hemocultivo positivo para *C. burnetii* (título de anticuerpos de tipo IgG de fase I > 1:800).

Cualquier microorganismo puede causar endocarditis, pero la mayoría de los más habituales tienen dos atributos muy similares: la posibilidad de producir bacteriemia y la capacidad de adherirse a las válvulas cardíacas o a la superficie de un trombo. Los microorganismos típicos son los estreptococos del grupo *viridans, S. bovis, S. aureus*, enterococos y el grupo HACEK.[13]

Cada vez con mayor frecuencia se han observado infecciones nosocomiales por estafilococos coagulasa negativos en pacientes sometidos a cirugía, portadores de dispositivos o con accesos vasculares permanentes.[14] No obstante, hay que tener en cuenta que los estafilococos coagulasa negativos, y entre ellos *Staphylococcus epidermidis*, no se consideran microorga-

Hallazgo	Ecocardiografía
Vegetación	Masas móviles, con movilidad caótica, de ecodensidad variable, implantadas en el endocardio valvular o mural en la trayectoria de un chorro de insuficiencia, o implantadas en material protésico en ausencia de otra alternativa diagnóstica
Absceso	Área de engrosamiento intramiocárdico o perianular, ecodensa o ecolucente, sin flujo en su interior por Doppler color, ni comunicación con la luz vascular
Seudoaneurisma	Cavidad libre de ecos, pulsátil, con flujo en su interior por Doppler color y comunicación con la cavidad cardiovascular
Aneurisma valvular	Dilatación sacular del tejido valvular en una zona de impacto del chorro
Perforación	Solución de continuidad en el cuerpo de los velos valvulares, con evidencia de flujo a su través
Fístula	Conexión no anatómica entre dos cámaras cardíacas, con flujo a su través
Dehiscencia periprotésica	Movimiento de «cabeceo» protésico, con movimiento de > 15° en al menos una dirección, así como flujo regurgitante paravalvular

Tabla 4. Lesiones secundarias a endocarditis infecciosa.

nismos típicos y, aunque constituyen la causa más frecuente de infección en los pacientes con válvula protésica, a menudo son contaminantes de los hemocultivos.[15] Por tanto, las bacteriemias por este microorganismo han de cursar con mayor número de hemocultivos positivos, tal como se describe en la tabla 1, para considerarlas un criterio mayor de EI. Algunos estudios han demostrado que la bacteriemia por estafilococos en pacientes con válvulas nativas se asocia a endocarditis en un 25 % de los casos. El riesgo de desarrollar endocarditis en los pacientes con bacteriemia por *S. aureus* y válvulas protésicas no está bien definido, pero podría ser de hasta un 50 %.[16] Por otra parte, los estafilococos son los microorganismos asociados con más frecuencia a complicaciones perianulares, episodios embólicos y *shock* séptico en los pacientes con EI.[17] El retraso en el diagnóstico puede llevar a un tratamiento subóptimo y a posibles consecuencias catastróficas.

Está bien establecido que la realización de más de tres a cinco hemocultivos aporta pocas ventajas.[18] Los resultados de los distintos hemocultivos seriados son más específicos si todos son positivos para el mismo microorganismo. Sólo un 5 a 7 % de los pacientes diagnosticados de EI según los criterios de Duke que no han recibido recientemente tratamiento antibiótico tienen hemocultivos negativos.[15,19,20] En este caso, tiene que plantearse la posibilidad de que se trate de patógenos, como *C. burnetii*, *Brucella* spp., *Mycoplasma* spp., *Chlamydia* spp., *Legionella* spp. o *Bartonella* spp., que requieren estudios serológicos o incubaciones más largas y medios de cultivo especiales para favorecer su crecimiento y poder identificarlos.[21]

Finalmente, las técnicas de biología molecular, como la reacción en cadena de la polimerasa, no forman parte de los criterios de Duke, pero podrían aumentar la tasa de detección del agente etiológico de la EI al detectar ADN recombinante de bacterias y hongos en muestras de tejido.

El segundo criterio mayor para el diagnóstico de una EI se basa en la evidencia de afectación endocárdica. Las lesiones que se consideran diagnósticas son las vegetaciones, el absceso perivalvular y una nueva dehiscencia periprotésica. Aunque los hallazgos de la cirugía o la necropsia permiten el adecuado diagnóstico, en la práctica clínica la ecocardiografía ofrece la mayor rentabilidad diagnóstica (véase la tabla 4).

Las lesiones endocárdicas compatibles con EI son:

a) *Vegetación:* se trata de agregados trombóticos de fibrina y plaquetas que aparecen en el lugar donde hay lesión endotelial; el trombo resultante puede infectarse durante la bacteriemia y dar lugar al desarrollo de las vegetaciones típicas de la EI. Por lo tanto, una vegetación es un agregado de bacterias, glóbulos blancos, fibrina y plaquetas. En la ecocardiografía, las vegetaciones se observan como masas de ecogenicidad baja o intermedia, morfología variable con aspecto desflecado y con movimiento de alta frecuencia, independiente de las estructuras que las sustentan, aunque esta característica no es obligada, ya que la movilidad puede ser variable. Se localizan en el lado auricular de las válvulas auriculoventriculares y en el ventricular de las sigmoideas, en el trayecto marcado por la regurgitación, donde el chorro de alta velocidad impacta en la válvula, o en el endocardio. Las vegetaciones también pueden asentar en los velos de las prótesis valvulares biológicas, en el anillo de las prótesis valvulares mecánicas (véase la figura 2) y en estructuras intravasculares no valvulares, tales como los electrodos de un electroestimulador intracavitario cardíaco o un catéter venoso central. El diagnóstico de vegetaciones activas por ecocardiografía es poco específico si no se tiene en cuenta el marco clínico en que se realiza el estudio, y ha de realizarse el diagnóstico diferencial con la rotura de las cuerdas, la presencia de un trombo, la esclerosis valvular, la degeneración mixoide y la existencia de una vegetación antigua no activa. La imagen de masa que proporcionan las vegetaciones también puede verse en otras enfermedades como el lupus eritematoso sistémico (denominada endocarditis de Libman-Sacks), en la endocarditis marántica y en tumoraciones cardíacas. Algunas variantes de la normalidad, tales como

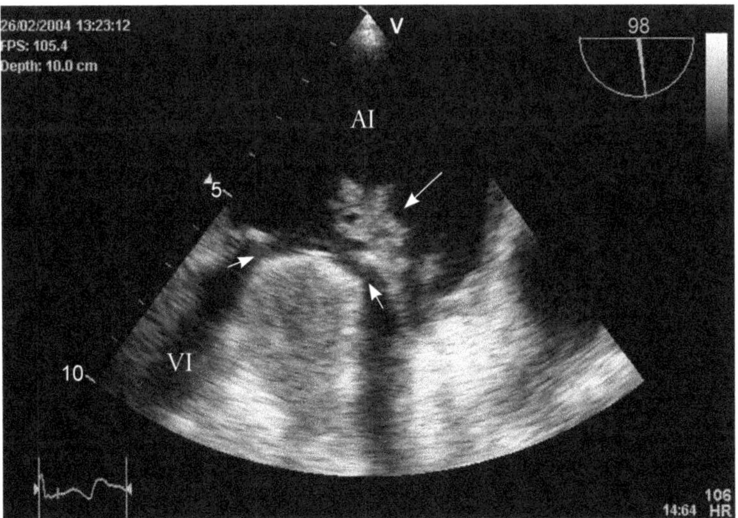

Figura 2. Endocarditis sobre válvula mitral protésica. Flecha superior: gran vegetación en el anillo protésico. Puntas de flecha: apertura de la prótesis y los dos hemidiscos. AI: aurícula izquierda; VI: ventrículo izquierdo.

las excrecencias de Lambl (pequeñas imágenes filiformes en el extremo del borde libre de los velos aórticos), una red de Chiari hipermóvil o prominente, o la válvula de Eustaquio, también pueden generar dudas en el diagnóstico de vegetaciones. Las que aparecen sobre material protésico son especialmente difíciles de diagnosticar por ETT, y por ello es obligado realizar una ETE. Para la evaluación de las estructuras cardíacas, en presencia de bacteriemia por *S. aureus*, la práctica de una ETE adquiere especial importancia.[22]

Las vegetaciones que persisten después de un tratamiento efectivo no tienen que interpretarse como una recidiva clínica de la enfermedad, a menos que la clínica y las pruebas bacteriológicas así lo sugieran. En la endocarditis curada, las vegetaciones pueden persistir como masas más ecodensas y menos móviles que en la endocarditis en fase activa.

b) *Absceso perivalvular:* es la segunda lesión que aporta evidencia de afectación endocárdica. Estos abscesos se visualizan como áreas de baja ecodensidad o cavidades ecolucentes que, al no estar en contacto con la circulación, no tienen flujo en su interior (véase la figura 3). Se evidencian en cerca del 30 % de los casos, y son más frecuentes en la EI sobre válvula protésica y cuando está implicada la válvula aórtica. Su evolución natural es a drenar al torrente circulatorio, y dan lugar a cavidades que pueden llegar a ser asépticas, llamadas seudoaneurismas, o condicionar trayectos fistulosos. Su extensión al tabique interventricular puede afectar al sistema de conducción y provocar un bloqueo auriculoventricular. Aunque en algún caso la ETT puede proporcionar el diagnóstico, siempre que se sospeche esta complicación debe realizarse una ETE.

c) *Seudoaneurisma:* se forma cuando el absceso se abre y entra en contacto con la luz vascular. Se manifiesta como una cavidad ecolucente, con flujo en su interior, pulsátil

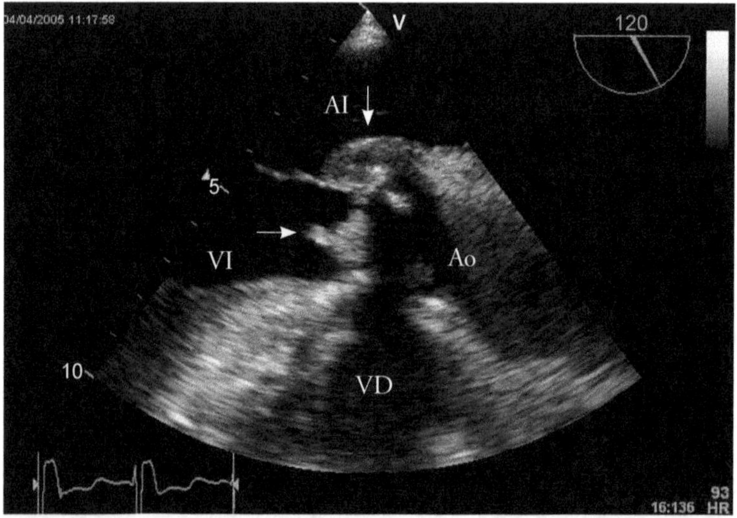

Figura 3. Endocarditis sobre prótesis mecánica aórtica. Flecha superior: absceso perianular. Flecha inferior: vegetación que prolapsa en el tracto de salida del ventrículo izquierdo. AI: aurícula izquierda; VI: ventrículo izquierdo; Ao: aorta ascendente; VD: ventrículo derecho.

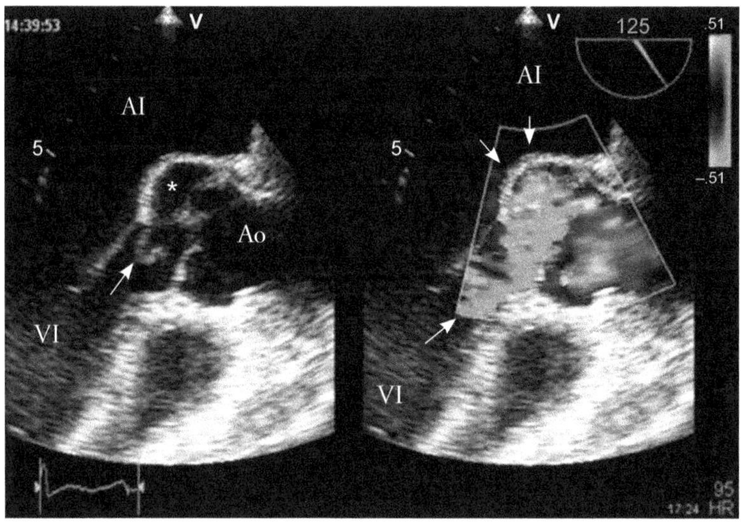

Figura 4. Endocarditis aórtica. Ecocardiograma transesofágico. Imagen izquierda: la flecha señala la rotura parcial de una sigmoidea aórtica; el asterisco indica una cavidad perianular compatible con un seudoaneurisma aórtico. Imagen derecha: en la misma posición se comprueba que la cavidad perianular presenta flujo en su interior (Doppler color, señalado por flechas cortas), así como un chorro de regurgitación aórtica (flecha larga). AI: aurícula izquierda; VI: ventrículo izquierdo; Ao: aorta ascendente.

y que muestra una característica expansión en sístole. El diagnóstico diferencial entre absceso y seudoaneurisma puede realizarse mediante una ecografia Doppler color, ya que en el seudoaneurisma se registra flujo en su interior (véase la figura 4). En caso de duda puede administrarse contraste ecocardiográfico, que permite constatar su ausencia o su presencia en la cavidad.

La endocarditis aórtica puede afectar, por extensión, a la interfibrosa mitroaórtica y la valva anterior mitral (estructuras subaórticas). La afectación secundaria de estas estructuras tiene lugar como resultado del impacto del chorro de insuficiencia aórtica dirigido a la cara ventricular del velo anterior mitral o de la interfibrosa mitroaórtica. Los abscesos de la interfibrosa pueden producir perforaciones que darán lugar a una nueva comunicación entre el tracto de salida del ventrículo izquierdo y la aurícula izquierda.[23]

d) *Dehiscencia parcial en una válvula protésica:* es un criterio diagnóstico mayor, aunque es importante tener en cuenta que, en ausencia de infección, el 10 a 15 % de los pacientes con prótesis tiene una insuficiencia valvular protésica de grado leve. Por tanto, es de primordial interés documentar que la dehiscencia sea de nueva aparición.

e) *Insuficiencia valvular de nueva aparición:* la detección de un nuevo soplo de insuficiencia valvular refleja la existencia de una lesión endocárdica. Es importante que el soplo sea de regurgitación y de reciente presentación. No hay duda de que, en la actualidad, la ecocardiografía aporta una información definitiva para el diagnóstico de esta complicación.

3.2 Definición de los criterios menores para el diagnóstico de endocarditis infecciosa

Los criterios menores se centran en la detección de epifenómenos que forman parte de las manifestaciones de la endocarditis. Dentro de ellos se incluyen algunos ya comentados previamente, como la fiebre, los factores predisponentes, los fenómenos vasculares, las manifestaciones inmunitarias y los hemocultivos o evidencias serológicas que no cumplen criterios mayores de infección activa secundaria a los típicos microorganismos causantes de EI.

La EI aguda puede evolucionar y desarrollar fenómenos vasculares embólicos e inmunitarios; estos últimos son más frecuentes en la EI subaguda. La EI del lado derecho del corazón no suele asociarse con embolias periféricas ni fenómenos inmunitarios, aunque sí puede hacerlo con embolias sépticas pulmonares. Es importante tener en cuenta que a medida que los pacientes se presentan de forma más temprana en el curso de la enfermedad, muchos de los signos clínicos asociados pueden estar ausentes.[13] El intervalo entre la bacteriemia y el inicio de los síntomas se estima en menos de 15 días en el 80 % de los pacientes con EI sobre válvula nativa, mientras que en algunos con endocarditis sobre válvula protésica se han observado periodos de incubación más prolongados, de 2 a 5 meses.[24]

En la EI se produce disfunción renal por tres mecanismos: 1) embolización que da lugar a un infarto renal; 2) glomerulonefritis aguda por depósitos de inmunocomplejos, y 3) nefritis intersticial aguda frecuentemente asociada a toxicidad por antibióticos.[25]

4 La ecocardiografía en el diagnóstico de la EI

La ETT y la ETE son fundamentales en el diagnóstico de la endocarditis y de sus complicaciones. Las indicaciones para realizar estas técnicas ante la sospecha clínica de endocarditis han sido establecidas tanto por la European Society of Cardiology (ESC) como por el American College of Cardiology y la American Heart Association (ACC/AHA), como se muestra en la tabla 5.[5,26,28] La ecocardiografía ha de realizarse rápidamente, tan pronto como se sospeche la EI. La utilidad de ambas técnicas se ve disminuida cuando se aplican de manera indiscriminada; sin embargo, su realización adecuada considerando simples criterios clínicos mejora su rentabilidad.[27] Una excepción es el paciente con bacteriemia por *S. aureus*, en quien se justifica la ecocardiografía sistemática por la frecuencia de EI y la virulencia de este microorganismo, cuyos efectos son devastadores una vez que la infección intracardíaca está establecida (véase la figura 5).[28]

Hay que tener en cuenta que tres hallazgos ecocardiográficos son criterios mayores en el diagnóstico de la endocarditis: la vegetación, el absceso y la nueva dehiscencia de una prótesis valvular (véase la tabla 4).

Las recomendaciones publicadas por la American Society of Echocardiography son similares a las europeas, aunque en las americanas queda clara la indicación directa de la ETE en caso de bacteriemia por *S. aureus* o fungemia.[29] Se consideran indicaciones, al menos de la ETT, la alta sospecha de EI (sobre válvulas nativas o protésicas) con hemocultivo positivo o nuevo soplo, y la evaluación de seguimiento de una EI en pacientes con un microorganismo virulento, lesión hemodinámica valvular grave, participación de la aorta, persistencia de la bacteriemia, cambio en la situación clínica o deterioro sintomático. Las indicaciones de la ETE

Diagnóstico

– ETT: técnica inicial de elección en caso de sospecha de endocarditis infecciosa
– ETE: técnica de elección si la sospecha de endocarditis infecciosa es alta y la ETT es negativa
– Repetir la ETE a los 7-10 días cuando la primera haya resultado negativa y persista la sospecha de endocarditis infecciosa
– ETE: en pacientes con ETT positiva, para mejorar el diagnóstico de complicaciones, cuando el microorganismo sea especialmente virulento (estafilococo, gramnegativos…) y en endocarditis sobre válvula protésica
– Una ETT negativa con sospecha de baja probabilidad es suficiente para descartar el diagnóstico de endocarditis infecciosa

Tratamiento médico y seguimiento

Realizar una segunda ETE cuando se produzca un cambio clínico (fiebre persistente, bloqueo auriculoventricular, nuevo soplo o incremento de uno previo, aparición de insuficiencia cardíaca…) o cuando la ETE inicial haya mostrado grandes vegetaciones (para comprobar su involución)

Seguimiento al finalizar el tratamiento

Se recomienda realizar una ETT antes del alta en caso de endocarditis infecciosa con buena evolución tras finalizar el tratamiento antibiótico

*Tabla 5. Indicaciones de la ecocardiografía transtorácica (ETT) y transesofágica (ETE)
en la endocarditis infecciosa.*

en la EI incluyen el diagnóstico de endocarditis con una probabilidad previa moderada o alta (p. ej., presencia de bacteriemia, especialmente por *S. aureus* o fungemia) y la evaluación de la persistencia de la fiebre en un paciente con un dispositivo intracardíaco.

Un estudio reciente ha revelado que la indicación inadecuada más frecuente para descartar una EI mediante ETE fue la fiebre transitoria, pero sin evidencia de bacteriemia ni nuevo soplo,[30] en la evaluación de válvulas tanto nativas como protésicas.

4.1 Ecocardiografía transtorácica

Es la técnica de elección inicial en la mayoría de los pacientes con EI, con la excepción de aquellos con válvulas cardíacas protésicas y la bacteriemia por *S. aureus*. La tasa de detección global de vegetaciones por ETT en pacientes con sospecha clínica intermedia de endocarditis es del 40 al 63 %, según algunas series, y la especificidad es de aproximadamente un 98 %.[31] La detección de la vegetación está influida por varios factores, como el tamaño, la localización, la presencia de enfermedad valvular previa y la técnica de imagen utilizada. Las infecciones de las estructuras de las cavidades cardíacas derechas son más fáciles de diagnosticar con ETT, debido a su proximidad con la pared torácica. El tamaño de la vegetación también afecta a la sensibilidad de la ETT, ya que sólo se diagnostican el 25 % de las vegetaciones < 5 mm y el 70 % de las que tienen un tamaño entre 6 y 10 mm.[32] La ecocardiografía en modo M, por su alta resolución temporal, puede proporcionar información que resulte un

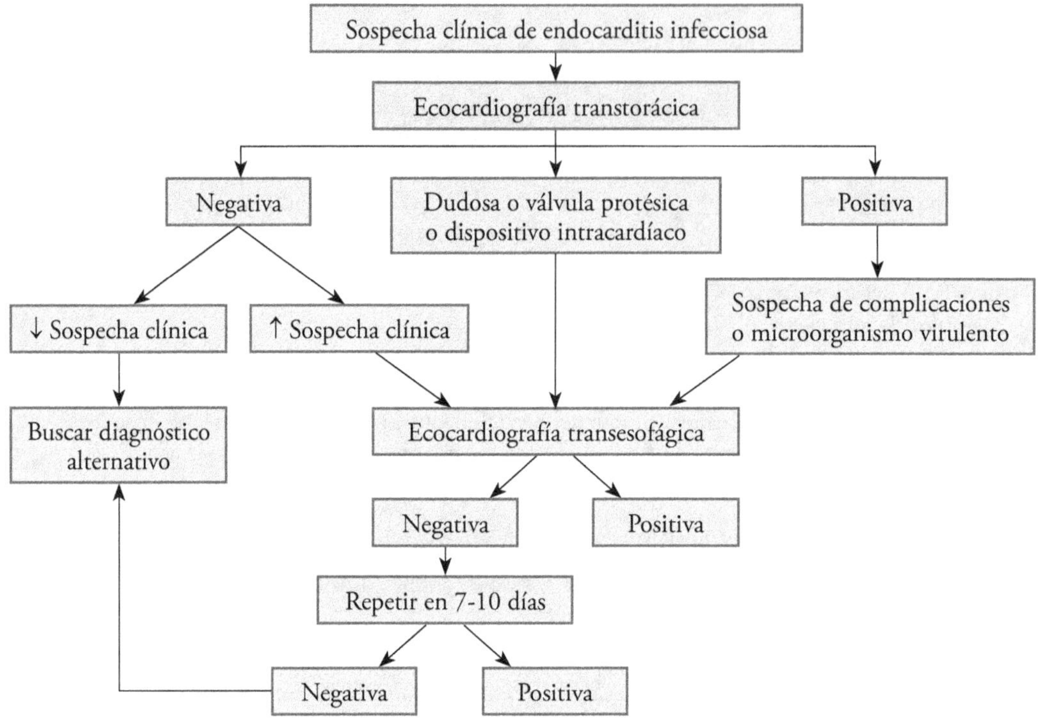

Figura 5. Esquema de manejo en el diagnóstico de EI.

complemento útil a la ecocardiografía bidimensional (2D). No obstante, la ecocardiografía se ha sobreutilizado para el diagnóstico de endocarditis. Hay estudios[33] que demuestran que un 53 % de los ecocardiogramas realizados por esta sospecha diagnóstica podrían haberse ahorrado utilizando un simple algoritmo diagnóstico de baja probabilidad previa, como el publicado por Greaves et al,[34] quienes analizaron 500 pacientes de forma retrospectiva y pudieron identificar cinco predictores de EI: vasculitis/fenómenos embólicos, antecedentes recientes de adicción a drogas por vía intravenosa, presencia de un acceso venoso central, prótesis valvular y hemocultivo positivo; cuando estos cinco predictores estaban ausentes, la probabilidad de diagnosticar una EI por ecocardiografía era nula.

Los pacientes con baja sospecha clínica de EI son candidatos a una ETT. En este grupo de pacientes, una ETT negativa debe dirigir la evaluación hacia otras causas.

Las lesiones sospechosas de vegetación por ecocardiografía tienen las siguientes características: son masas móviles, ecodensas (de textura similar a la ecodensidad del miocardio), implantadas en el endocardio valvular o mural en la trayectoria de un chorro de insuficiencia, o sobre material protésico, con ausencia de explicación anatómica alternativa.[35,36] Aproximadamente en un 10 % de los casos no se encuentran vegetaciones, pero el hallazgo de lesiones asociadas, como una nueva insuficiencia valvular, alteración en el aparato valvular (véanse las figuras 6 y 7) o derrame pericárdico, aumenta la sospecha de EI. Hay una relación directa entre la especificidad de la ecocardiografía y la adecuada indicación clínica, según el tipo de población estudiada. La técnica no permite diferenciar entre vegetaciones sépticas

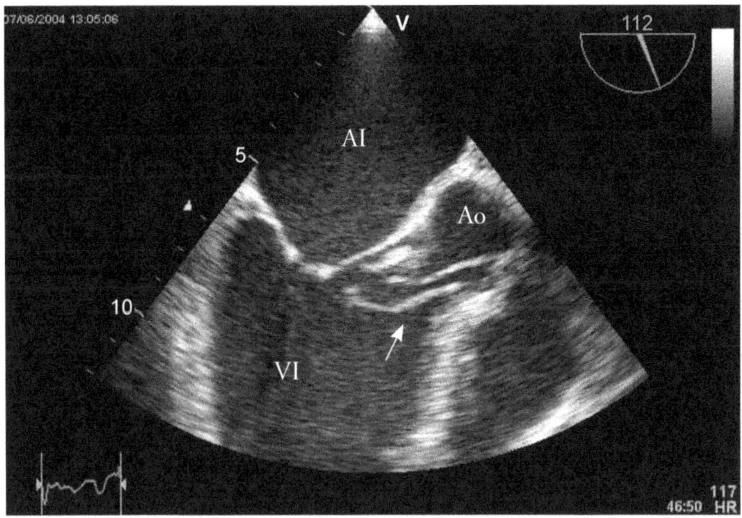

Figura 6. Endocarditis sobre válvula aórtica nativa. Se observan vegetaciones, así como una sigmoidea aórtica rota que prolapsa en el tracto de salida del ventrículo izquierdo. AI: aurícula izquierda; Ao: aorta ascendente; VI: ventrículo izquierdo.

y asépticas, de manera que otras afecciones, como las vegetaciones de Libman-Sacks en el lupus eritematoso sistémico, las vegetaciones por síndrome de anticuerpos antifosfolípido, la fiebre reumática aguda, el mixoma, el síndrome carcinoide y la endocarditis marántica, pueden ofrecer imágenes indistinguibles de las vegetaciones de la EI.

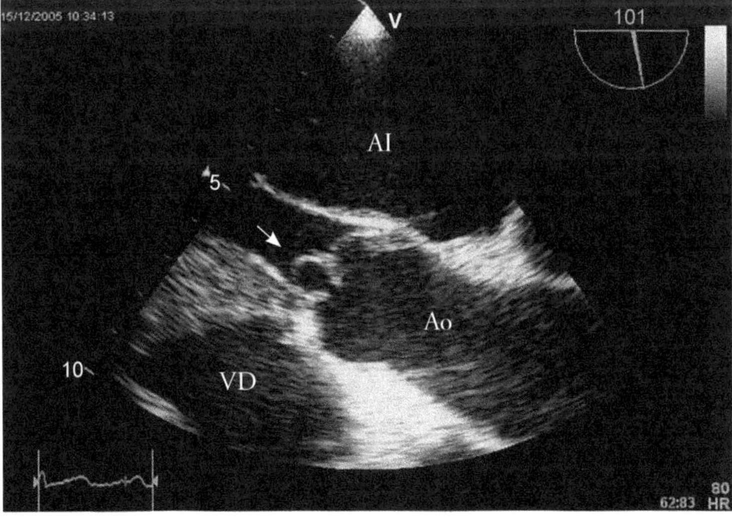

Figura 7. Endocarditis sobre válvula aórtica. Ecocardiograma transesofágico. La flecha señala un aneurisma que afecta al velo coronario derecho. AI: aurícula izquierda; Ao: aorta ascendente; VD: ventrículo derecho.

4.2 Ecocardiografía transesofágica

La imagen mediante la técnica transtorácica es insuficiente en un 20 a 40 % de los pacientes.[37] La obesidad, la enfermedad pulmonar y las deformidades de la pared torácica pueden interferir con la calidad de la imagen.[13] Es importante tener en cuenta la reducción de la sensibilidad en los pacientes de edad avanzada, en quienes la ventana acústica suele ser peor o pueden tener válvulas con cambios degenerativos. En general, se realizará una ETE siempre que el grado de sospecha sea alto y la ETT negativa. La ETE está indicada en los portadores de válvulas protésicas o de dispositivos intracardíacos (electroestimuladores endocavitarios). Cuando la endocarditis afecta a la válvula aórtica, en especial si está producida por patógenos de gran virulencia o la respuesta al tratamiento no es adecuada, la ETE puede ser de gran utilidad para el diagnóstico de complicaciones perianulares. Por el contrario, puede no tener mayor sensibilidad que la ETT en el diagnóstico de la endocarditis tricuspídea.[38]

La práctica de una ETE mejora la sensibilidad de los criterios de Duke en el diagnóstico definitivo de EI siempre que la sospecha clínica sea alta, y sobre todo es útil en la evaluación de los pacientes con válvulas protésicas.[39] La sensibilidad de la ETE es cercana al 100 % para las válvulas nativas, y puede diagnosticar lesiones tan pequeñas como de 1 mm. Una ETE negativa para EI tiene un valor predictivo negativo alto, del 86 al 97 %. Aunque en los pacientes con válvulas nativas una ETE negativa prácticamente descarta el diagnóstico de EI, en el estudio de Sochowski *et al*[40] cinco de 65 pacientes (7,6 %) con una ETE negativa fueron finalmente diagnosticados de EI; en tres de ellos se repitió la ETE al cabo de 1-2 semanas y se demostró la presencia de vegetaciones. Este estudio subraya la necesidad de conocer la fase de la enfermedad en que se realiza el estudio, ya que si se encuentra en una fase precoz puede que las vegetaciones no sean lo bastante grandes como para ser visualizadas.

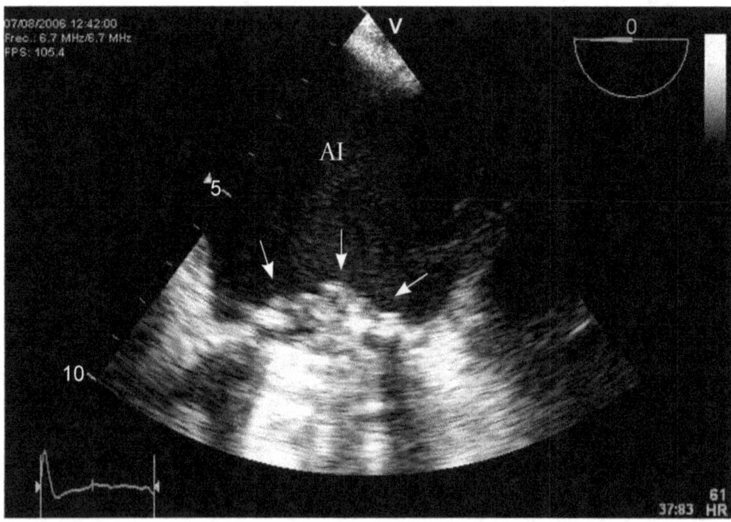

Figura 8. Endocarditis sobre válvula mitral protésica por un bacilo gramnegativo. Ecocardiograma transesofágico. Las flechas señalan las vegetaciones localizadas en la cara auricular de la prótesis, que dan lugar a una trombosis protésica. AI: aurícula izquierda.

Es preciso tener también en cuenta, entre las causas de falsos negativos, los resultantes de la embolización previa de material infectado. Por lo tanto, si la sospecha clínica es alta, ha de considerarse realizar una segunda ETE a los 7-10 días de la primera; de esta manera, la probabilidad de que la ETE condicione un falso negativo de EI baja a un 5 a 10 %.[41]

Algunos estudios sugieren la utilidad de la tomografía computarizada multicorte cardíaca cuando la sospecha clínica es alta y la ETE sea negativa o no concluyente. Además, la evaluación anatómica integral del absceso perivalvular/seudoaneurisma y la relación con las estructuras adyacentes puede ser de interés para la planificación quirúrgica.[42] Los intentos de identificar vegetaciones y abscesos mediante técnicas de captación con gammagrafía de leucocitos marcados con galio-67 o indio-111 no han mostrado una sensibilidad suficiente para recomendar su utilización habitual en la práctica clínica.[43] Recientemente se ha descrito la utilidad de la tomografía por emisión de positrones en el diagnóstico de EI. Esta técnica tendría especial indicación en caso de sospecha de que la infección se localiza en *stents* vasculares o prótesis percutáneas, dada la mayor limitación de la ETE para detectar vegetaciones en estas circunstancias.[44,45]

4.3 Papel de la ecocardiografía en situaciones especiales

4.3.1 Endocarditis sobre válvula protésica

El valor diagnóstico de la ETE en las grandes series publicadas muestra una sensibilidad del 86 al 94 % y una especificidad del 88 al 100 %, claramente superiores a las de la ETT, que tiene una sensibilidad del 36 al 69 %.[46]

Las vegetaciones sobre válvulas protésicas son más difíciles de detectar por ETT que las de las válvulas nativas, y por ello está especialmente indicada la ETE. Debe utilizarse siempre que se sospeche una EI. En la ETT, la estructura del anillo protésico produce ecos reverberantes sobre la aurícula y dificulta la detección de vegetaciones en la cara auricular de la prótesis. Es importante tener en cuenta que a menudo no es posible el diagnóstico diferencial entre trombo y vegetación, ya que ambos tienen una apariencia similar (véase la figura 8). También es importante el diagnóstico diferencial entre las hebras de fibrina y las verdaderas vegetaciones. La hebras de fibrina son unas formaciones milimétricas (2-3 mm), longilíneas y móviles, que pueden observarse en los primeros meses del postoperatorio de la cirugía de recambio valvular en el anillo protésico, especialmente en posición mitral.[47]

La especificidad de la ETE también puede verse influida por la presencia de engrosamiento valvular, calcificaciones o rotura de las cuerdas tendinosas de la válvula mitral, nódulos de Lambl, fibroelastomas o incluso una red de Chiari. Todas estas anomalías pueden ser causa de un diagnóstico falso positivo de vegetaciones.

4.3.2 Endocarditis en cavidades cardíacas derechas y en electrodos de electroestimuladores intracavitarios

La ETT permite un fácil y correcto diagnóstico de la endocarditis sobre la válvula tricúspide, y los resultados obtenidos no son mejorados por la ETE, probablemente porque la mayoría de los pacientes son jóvenes, a menudo consumidores de drogas por vía parenteral, y con una excelente ventana ecográfica. Las vegetaciones tricuspídeas suelen ser grandes y localizarse en la cara auricular de la válvula y en el trayecto donde impacta el chorro de insuficiencia.[38] A pesar del pequeño número de casos descritos, la ETE parece ser más sensible que la ETT en el diagnóstico de endocarditis de la válvula pulmonar.

La endocarditis que se asocia con los electrodos de electroestimulación intracavitaria es de difícil diagnóstico, ya que las reverberaciones producidas por el propio dispositivo pueden enmascarar y dificultar la detección de las vegetaciones. En esta situación clínica, la ETE es claramente superior a la ETT en el diagnóstico de EI, con una sensibilidad del 94 % (frente a sólo el 23 % con la ETT).

4.3.3   *Endocarditis con hemocultivo negativo*

En estos casos la ecocardiografía es una herramienta crucial en el diagnóstico de la EI. Las dos causas principales de que el resultado del hemocultivo sea negativo, como ya se ha indicado, son el tratamiento antibiótico previo y la presencia de microorganismos de lento o difícil crecimiento en los medios de cultivo convencionales. Los criterios de Duke han demostrado una sensibilidad del 100 % y una especificidad del 80 %, sustancialmente mayores que los criterios antiguos. Es importante considerar el interés de utilizar algunas técnicas serológicas, pero hay que tener cautela porque un único título elevado de anticuerpos puede indicar meramente la exposición al microorganismo en cuestión, y no ser éste la causa de la infección. El aumento del título de anticuerpos podría ser más específico.[48] La ETE tiene un valor predictivo negativo significativamente mayor que la ETT, y muestra una rentabilidad diagnóstica del 95 %. Sin embargo, cabe recordar que pueden producirse falsos positivos debidos a otros procesos que pueden mostrar imágenes similares, como el fibroelastoma, los corpúsculos de Lambl o la rotura de cuerdas mitrales. Dentro del diagnóstico diferencial ha de considerarse la endocarditis marántica o endocarditis trombótica abacteriana, que se caracteriza por vegetaciones formadas por agregados de trombo y plaquetas que aparecen en el curso de procesos neoplásicos, sobre todo afectando a la válvula mitral o la aórtica, aunque puede asentar en cualquier válvula, con más frecuencia en relación con un adenocarcinoma de pulmón, un adenocarcinoma de páncreas o un linfoma. Alrededor de una cuarta parte de los pacientes con este tipo de masas presentan embolización. Se aconseja realizar un ecocardiograma y determinar el dímero D en plasma a todos los pacientes con procesos neoplásicos que hayan sufrido un episodio embólico de causa no aclarada.[49]

BIBLIOGRAFÍA

1. Hoen B, Alla F, Selton-Suty C, Beguinot I, Bouvet A, Briancon S, *et al.* Changing profile of infective endocarditis: results of a 1-year survey in France. JAMA. 2002; 288: 75-81.

2. Li JS, Sexton DJ, Mick N, Nettles R, Fowler VG Jr, Ryan T, *et al.* Proposed modifications to the Duke criteria for the diagnosis of infective endocarditis. Clin Infect Dis. 2000; 30: 633-8.

3. Fernández-Hidalgo N, Almirante B, Tornos P, Pigrau C, Sambola A, Igual A, *et al.* Contemporary epidemiology and prognosis of health care-associated infective endocarditis. Clin Infect Dis. 2008; 47: 1287-97.

4. Mylonakis E, Calderwood SB. Infective endocarditis in adults. N Engl J Med. 2001; 345: 1318-30.

5. Habib G, Hoen B, Tornos P, Thuny F, Prendergast B, Vilacosta I, *et al.* Guidelines on the prevention, diagnosis, and treatment of infective endocarditis (new version 2009): the Task Force on the Prevention, Diagnosis, and Treatment of Infective Endocarditis of the European Society of Cardiology (ESC). Eur Heart J. 2009; 30: 2369-413.

6. Durack DT, Lukes AS, Bright DK. New criteria for diagnosis of infective endocarditis: utilization of specific echocardiographic findings. Duke Endocarditis Service. Am J Med. 1994; 96: 200-9.

7. Osler W. Chronic infectious endocarditis. Q J Med. 1908-1909; 2: 219-20.

8. Yee J, McAllister C. Osler's nodes and the recognition of infective endocarditis: a lesion of diagnostic importance. South Med J. 1987; 80: 753-57.

9. Alpert JS, Krous HF, Dalen JE, O'Rourke RA, Bloor CM. Pathogenesis of Osler's nodes. Ann Intern Med. 1976; 85: 471-473.

10. Botella R, Ballester JE, Pedro F, Aliaga A. Janeway lesions: differential diagnosis with Osler's nodes. Int J Dermatol. 1993; 32: 673-4.

11. Blumberg EA, Karalis DA, Chandrasekaran K, Wahl JM, Vilaro J, Covalesky VA, *et al.* Endocarditis-associated paravalvular abscesses. Do clinical parameters predict the presence of abscess? Chest. 1995; 107: 898-903.

12. Von Reyn CF, Levy BS, Arbeit RD, Friedland G, Crumpacker CS. Infective endocarditis: an analysis based on strict case definitions. Ann Intern Med. 1981; 94: 505-18.

13. Murdoch DR, Corey GR, Hoen B, Miró JM, Fowler VG Jr, Bayer AS, *et al.* Clinical presentation, etiology, and outcome of infective endocarditis in the 21st century: the International Collaboration on Endocarditis-Prospective Cohort Study. Arch Intern Med. 2009; 169: 463-73.

14. Benito N, Miró JM, De Lazzari E, Cabell CH, Del Río A, Altclas J, *et al.* Health care-associated native valve endocarditis: importance of non-nosocomial acquisition. Ann Intern Med. 2009; 150: 586-94.

15. Fowler VG, Li J, Corey GR, Boley J, Marr KA, Gopal AK, *et al.* Role of echocardiography in evaluation of patients with *Staphylococcus aureus* bacteremia: experience in 103 patients. J Am Coll Cardiol. 1997; 30: 1072-8.

16. El-Ahdab F, Benjamin DK Jr, Wang A, Cabell CH, Chu VH, Stryjewski ME, *et al.* Risk of endocarditis among patients with prosthetic valves and *Staphylococcus aureus* bacteremia. Am J Med. 2005; 18: 225-9.

17. Kang N, Wan S, Ng CS, Underwood MJ. Periannular extension of infective endocarditis. Ann Thorac Cardiovasc Surg. 2009; 15: 74-81.

18. Werner AS, Cobbs CG, Kaye D, Hook EW. Studies on the bacteremia of bacterial endocarditis. JAMA. 1967; 202: 199-203.

19. Horstkotte D, Follath F, Gutschik E, Lengyel M, Oto A, Pavie A, *et al.* Guidelines on prevention, diagnosis, and treatment of infective endocarditis executive summary; the task force on infective endocarditis of the European Society of Cardiology. Eur Heart J. 2004; 25: 267-76.

20. Panou F, Papadopoulos C, Kolokathis F, Gannitsioti E, Tsiodras S, Giamarellou E, *et al.* Infective aortic valve endocarditis from *Coxiella burnetii.* Hellenic J Cardiol. 2007; 48: 177-80.

21. Berbari EF, Cockerill FR III, Steckelberg JM. Infective endocarditis due to unusual or fastidious microorganisms. Mayo Clin Proc. 1997; 72: 532-42.

22. Mermel LA, Farr BM, Sherertz RJ, Raad II, O'Grady N, Harris JS, *et al.* Guidelines for the management of intravascular catheter-related infections. Clin Infect Dis. 2001; 32: 1249-72.

23. Karalis DG, Bansal RC, Hauck AJ, Ross JJ, Applegate PM, Jutzy KR, *et al.* Transesophageal echocardiographic recognition of subaortic complications in aortic valve endocarditis. Clinical and surgical implications. Circulation. 1992; 86: 353-62.

24. Karchmer AW, Longworth DL. Infections of intracardiac devices. Infect Dis Clin North Am. 2002; 16: 477-505.

25. Majumdar A, Chowdhary S, Ferreira MA, Hammond LA, Howie AJ, Lipkin GW, *et al.* Renal pathological findings in infective endocarditis. Nephrol Dial Transplant. 2000; 15: 1782-7.

26. Sachdev M, Peterson GE, Jollis JG. Imaging techniques for diagnosis of infective endocarditis. Infect Dis Clin North Am. 2002; 16: 319-37.

27. Greaves K, Mou D, Patel A, Celermajer DS. Clinical criteria and the appropriate use of transthoracic echocardiography for the exclusion of infective endocarditis. Heart. 2003; 89: 273-5.

28. Bonow RO, Carabello BA, Chatterjee K, De Leon AC Jr, Faxon DP, Freed MD, *et al.* 2008 focused update incorporated into the ACC/AHA 2006 guidelines for the management of patients with valvular heart disease: a report of the American College of Cardiology/American Heart Association Task Force on Practice Guidelines (Writing Committee to revise the 1998 guidelines for the management of patients with valvular heart disease). Endorsed by the Society of Cardiovascular Anesthesiologists, Society for Cardiovascular Angiography and Inter-

ventions, and Society of Thoracic Surgeons. J Am Coll Cardiol. 2008; 52: e1-e142.

29. TTE/TEE Appropriateness Criteria Writing Group, Douglas PS, Khandheria B, *et al.* ACCF/ASE/ACEP/ASNC/SCAI/SCCT/SCMR 2007 appropriateness criteria for transthoracic and transesophageal echocardiography: a report of the American College of Cardiology Foundation Quality Strategic Directions Committee Appropriateness Criteria Working Group, American Society of Echocardiography, American College of Emergency Physicians, American Society of Nuclear Cardiology, Society for Cardiovascular Angiography and Interventions, Society of Cardiovascular Computed Tomography, and the Society for Cardiovascular Magnetic Resonance. Endorsed by the American College of Chest Physicians and the Society of Critical Care Medicine. J Am Soc Echocardiogr. 2007; 20: 787-805.

30. Rao GA, Sajnani NV, Kusnetzky LL, Main ML. Appropriate utilization of transesophageal echocardiography. Am J Cardiol. 2009; 103: 727-9.

31. Hill EE, Herijgers P, Claus P, Vanderschueren S, Peetermans WE, Herregods MC. Abscess in infective endocarditis: the value of transesophageal echocardiography and outcome: a 5-year study. Am Heart J. 2007; 154: 923-8.

32. Erbel R, Rohmann S, Drexler M, Mohr-Kahaly S, Gerharz CD, Iversen S, *et al.* Improved diagnostic value of echocardiography in patients with infective endocarditis by transoesophageal approach. A prospective study. Eur Heart J. 1988; 9: 43-53.

33. Kuruppu JC, Corretti M, Mackowiak P, Roghmann MC. Overuse of transthoracic echocardiography in the diagnosis of native valve endocarditis. Arch Intern Med. 2002; 162: 1715-20.

34. Greaves K, Mou D, Patel A, Celermajer DS. Clinical criteria and the appropriate use of transthoracic echocardiography for the exclusion of infective endocarditis. Heart. 2003; 89: 273-5.

35. Ryan EW, Bolger AF. Transesophageal echocardiography (TEE) in the evaluation of infective endocarditis. Cardiol Clin. 2000; 18: 773-87.

36. Lester SJ, Wilansky S. Endocarditis and associated complications. Crit Care Med. 2007; 35(8 Suppl): S384-91.

37. Paterick TE, Paterick TJ, Nishimura RA, Steckelberg JM. Complexity and subtlety of infective endocarditis. Mayo Clin Proc. 2007; 82: 615-21.

38. San Román JA, Vilacosta I, Zamorano JL, Almería C, Sánchez-Harguindey L. Transesophageal echocardiography in right-sided endocarditis. J Am Coll Cardiol. 1993; 21: 1226-30.

39. Roe MT, Abramson MA, Li J, Heinle SK, Kisslo J, Corey GR, *et al.* Clinical information determines the impact of transesophageal echocardiography on the diagnosis of infective endocarditis by the Duke criteria. Am Heart J. 2000; 139: 945-51.

40. Sochowski RA, Chan KL. Implication of negative results on a monoplane transesophageal echocardiographic study in patients with suspected infective endocarditis. J Am Coll Cardiol. 1993; 21: 216-21.

41. Evangelista A, González-Alujas MT. Echocardiography in infective endocarditis. Heart. 2004; 90: 614-7.

42. Feuchtner GM, Stolzmann P, Dicht W, Schertler T, Bonatti J, Scheffel H, *et al.* Multislice computed tomography in infective endocarditis: comparison with transesophageal echocardiography and intraoperative findings. J Am Coll Cardiol. 2009; 53: 436-44.

43. Sachdev M, Peterson GE, Jollis JG. Imaging techniques for diagnosis of infective endocarditis. Infect Dis Clin North Am. 2002; 16: 319-37.

44. Yedidya I, Stein GY, Vaturi M, Blieden L, Bernstine H, Pitlik SD, *et al.* Positron emission tomography/computed tomography for the diagnosis of endocarditis in patients with pulmonic stented valve/pulmonic stent. Ann Thorac Surg. 2011; 91: 287-9.

45. Millar BC, Prendergast BD, Alavi A, Moore JE. Positron emission tomography (PET): a new tool in the diagnosis of endocarditis. Heart. 2009; 95: 332-3.

46. Rozich JD, Edwards WD, Hanna RD, Laffey DM, Johnson GH, Klarich KW. Mechanical prosthetic valve associated strands: pathologic correlates to transesophageal echocardiography. J Am Soc Echocardiogr. 2003; 16: 97-100.

47. Lengyel M. The impact of transesophageal echocardiography on management of prosthetic valve endocarditis: experience of 31 cases and review of the literature. J Heart Valve Dis. 1997; 6: 204-11.

48. Thuny F, Fournier PE, Casalta JP, Gouriet F, Lepidi H, Riberi A, *et al.* Investigation of blood culture-negative early prosthetic valve endocarditis reveals high prevalence of fungi. Heart. 2010; 96: 743-7.

49. Edoute Y, Haim N, Rinkevich D, Brenner B, Reisner SA. Cardiac valvular vegetations in cancer patients: a prospective echocardiographic study of 200 patients. Am J Med. 1997; 102: 252-8.

Capítulo 3

Microbiología de la endocarditis infecciosa

E. Loza, M.ª I. Morosini, R. Cantón*

**Servicio de Microbiología y CIBER
en Epidemiología y Salud Pública (CIBERESP),
Instituto Ramón y Cajal
de Investigación Sanitaria (IRYCIS),
Hospital Universitario Ramón y Cajal, Madrid, España**

Correspondencia:
Dr. Rafael Cantón
rcanton.hrc@salud.madrid.org

1   Introducción

La endocarditis, enfermedad principalmente de causa infecciosa, está cambiando de manera relevante en los últimos años. En la mayor parte del mundo ha pasado de ser una enfermedad subaguda o crónica, que afectaba en particular a jóvenes con valvulopatías reumáticas y causada por estreptococos del grupo *viridans*, a presentarse como una infección aguda producida por *Staphylococcus aureus* sobre válvulas protésicas o con alteraciones degenerativas, debido en parte a la presencia de factores de riesgo como el consumo de drogas por vía intravenosa, la asistencia sanitaria previa y los procedimientos diagnósticos y terapéuticos invasivos.[1] La infección se produce después del asentamiento de los microorganismos en el tejido endotelial cardíaco, sobre lesiones preexistentes o generadas por los propios patógenos. El proceso de inflamación local, y en cierto modo de cicatrización de la lesión, desempeña un papel importante en la endocarditis infecciosa (EI).[2] Los avances actuales y el progreso en los métodos de diagnóstico han mejorado el conocimiento de los factores de riesgo, de la etiología y de la historia natural de la enfermedad. En este capítulo se revisan las bases patogénicas de la EI, su etiología y el diagnóstico microbiológico. Recientemente, los métodos de microbiología molecular han permitido identificar los agentes causantes de las denominadas «endocarditis con cultivo negativo», y el estudio de la actividad de los antimicrobianos sobre las bacterias en crecimiento en biopelículas ha ayudado a comprender cómo actúan estos compuestos en las vegetaciones. Las vegetaciones o verrugas, estructuras sobre las que se asientan los microorganismos en la EI,[3] están formadas por agregados de células bacterianas, plaquetas y fibrina, y son lesivas para el epitelio de las válvulas cardíacas. Las vegetaciones pueden calcificarse y afectar a la funcionalidad de las válvulas.

2 Patogenia de la endocarditis infecciosa

La EI suele producirse en individuos con lesiones previas del endotelio cardíaco que sufren bacteriemias transitorias, generalmente por estreptococos del grupo *viridans, S. aureus,* estafilococos coagulasa negativa (SCN) o *Enterococcus* spp.[2] Las extracciones dentales y la posible bacteriemia concomitante producida por los microorganismos integrantes de la microbiota bucal son causas habituales de EI en pacientes con factores de riesgo, aunque también puede producirse a partir de otras localizaciones (ver más adelante). En su hábitat natural, los microorganismos asociados a la EI no son patógenos, situación contraria a la que acontece en el endotelio cardíaco.[4]

La mayoría de los conocimientos sobre la fisiopatología de la EI se ha obtenido en modelos experimentales en animales, en los cuales se ha observado que el reclutamiento de células, incluidos los neutrófilos y los monocitos circulantes, es secundario a la formación de las vegetaciones y a la colonización bacteriana. La incorporación celular comporta la liberación de citocinas y de factores procoagulantes y en consecuencia el crecimiento de las vegetaciones.[5-7] Algunos de los ejemplos mejor estudiados son *Streptococcus gallolyticus* (anteriormente *Streptococcus bovis*) y los estreptococos del grupo *viridans*. Se ha propuesto que las bacteriemias recidivantes o de repetición por estos microorganismos podrían generar un estado proinflamatorio en el endotelio que facilitaría la colonización posterior. Las bacterias de la microbiota orofaríngea están especializadas para el crecimiento en biopelículas, por lo que una vez que se produce su embolización en el torrente circulatorio y pasan por un breve proceso de estado planctónico vuelven a su estado sésil natural cuando se desarrollan sobre el endotelio vascular dañado. En éste, las bacterias encuentran un lugar idóneo para asentarse ya que la lámina basal endotelial deja expuestos el colágeno, la laminina, la vitronectina y la fibronectina, a los que se adhieren los microorganismos. Las bacterias quedan inmovilizadas y atrapadas en el acúmulo de plaquetas, tejido conectivo dañado y proteínas de la superficie de las válvulas cardíacas durante la formación de las vegetaciones y su presencia estimula el desarrollo de coágulos.

La mayoría de los microorganismos que producen endocarditis se consideran de escasa virulencia en su nicho habitual, pero pueden alterar su patogenicidad una vez colonizado el endotelio vascular. No obstante, en muchos casos hay un cierto equilibrio entre el efecto patógeno y la respuesta local inflamatoria, que da lugar a una persistencia de los microorganismos en la EI.[4]

La formación de las vegetaciones y la adherencia de las bacterias a ellas son aspectos cruciales en el desarrollo de la EI. Las vegetaciones pueden iniciarse por una bacteriemia transitoria, en la cual se producen procesos de coagulación intravascular y agregación plaquetaria. Estos hechos se han podido demostrar en la bacteriemia por *S. aureus* y por algunos estreptococos del grupo *viridans* en individuos sin factores de riesgo para EI, en quienes se ha comprobado la formación de coágulos de fibrina.[8-10] Las bacterias que producen EI tienen capacidad de adherirse al endotelio dañado, pero también a las plaquetas que se acumulan en los momentos iniciales en las vegetaciones. Para ello, utilizan receptores específicos e inducen la formación de glucoproteínas e integrinas que participan en la agregación plaquetaria. No obstante, este proceso no es uniforme cuando se analiza en modelos experimentales con *S. aureus* y estreptococos del grupo *viridans*. En algunos casos se ha sugerido que la producción de dextranos por parte de los estreptococos del grupo *viridans* favorecería la adherencia, aunque no se ha demostrado en modelos *in vivo*. Sin embargo, en el caso de *S. aureus,* su capacidad para adherirse al colágeno facilitaría su persistencia.[11]

Uno de los aspectos mejor estudiados en la EI es la formación de anticuerpos antimiosina, que facilita la lesión cardíaca. Éstos aparecen durante la fiebre reumática producida por el estreptococo del grupo A.[12] En el caso de otros microorganismos como *Streptococcus sanguis*, *Aggregatibacter* (antes *Actinobacillus) actinomycetemcomitans*, *Eikenella corrodens* o *Porphyromonas gingivalis*, hay una producción ineficaz de anticuerpos que facilita una cierta tolerancia y adherencia a las células endoteliales y a las plaquetas.

Se ha comprobado que las bacterias aisladas en hemocultivos de pacientes con EI confirmada resisten a las proteínas microbicidas liberadas por las plaquetas, que estas mismas proteínas atenúan algunos de los factores de patogenicidad de las bacterias y que se produce un fenómeno de tolerancia a la presencia de los microorganismos.[13] Igualmente, los individuos con EI muestran títulos elevados de anticuerpos antifosfolípido, asociados a la activación de las células endoteliales y al desequilibrio de la fibrinolisis. Determinadas bacterias pueden producir también proteasas que facilitan procesos necróticos en las vegetaciones en formación, así como el acúmulo de monocitos y polimorfonucleares, si bien éstos son ineficientes para la fagocitosis. Esta situación resulta coadyuvada por el crecimiento de los microorganismos en biopelículas en el seno de la matriz de fibrina y de las plaquetas agregadas, circunstancia que produce un efecto protector de las bacterias frente a la fagocitosis e impide su eliminación. Los antimicrobianos son sólo parcialmente efectivos sobre las bacterias en crecimiento en biopelículas ya que actúan contra las de la superficie de la vegetación pero tienen grandes dificultades para ejercer su actividad sobre las que se sitúan en su interior.[3]

La remodelación de los tejidos es un requisito para el desarrollo de la vegetación y la persistencia de los microorganismos, promoviendo la migración de los leucocitos. En los modelos *in vitro* de lesiones valvulares se ha demostrado que los monocitos contribuyen a la formación de las vegetaciones estimulando la producción de factores celulares e incrementado el depósito de fibrina.[7] Se ha comprobado que hay una correlación entre el número de monocitos infiltrados y el número de bacterias en la vegetación.[14] Las células infiltradas liberan endopeptidasas de la familia de las metaloproteasas ligadas a las alteraciones vasculares y a la remodelación del tejido valvular en la endocarditis.[15] Asimismo, desde un primer momento se produce la apoptosis de las células del endotelio valvular en las zonas de la lesión, favorecida por las turbulencias circulatorias debidas a la alteración del flujo sanguíneo normal (véase la figura 1).[15,16]

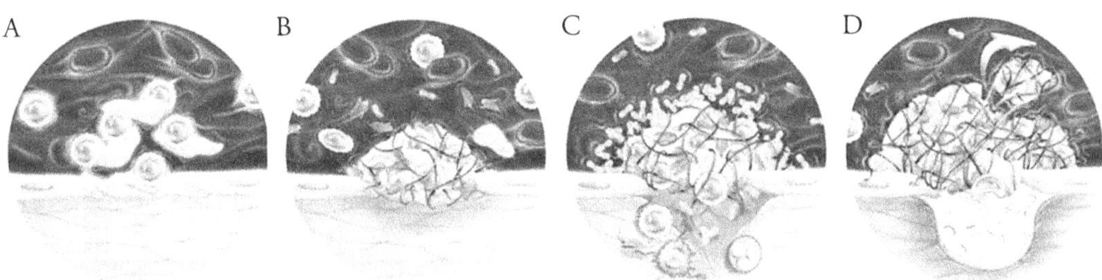

Figura 1. *Representación del proceso de formación de las vegetaciones y del asentamiento de los microorganismos en la endocarditis infecciosa. A: apoptosis celular favorecida por las turbulencias de la circulación sanguínea en las zonas adyacentes a la lesión valvular. B: depósito de fibrina y plaquetas. C: colonización bacteriana y acumulación de neutrófilos y monocitos. D: crecimiento de la vegetación y reorganización tisular. (Reproducido con permiso de Benoit M et al.[15])*

El crecimiento en biopelículas es el mecanismo de persistencia y defensa más claro de los microorganismos en las vegetaciones. Las biopelículas son estructuras o asambleas de microorganismos de crecimiento lento que responden a señales denominadas de *quorum sensing* que controlan su desarrollo.[3] Además de protegerlas de la acción de los antimicrobianos, contribuyen a evadir la acción del sistema inmunitario. Por parte del hospedador hay una gran reacción inflamatoria local, con liberación de citocinas (algunas de ellas con actividad antimicrobiana), interleucinas proinflamatorias (IL-1β, IL-8, IL-12), factor de necrosis tumoral alfa y C5a.[4] En este proceso participan los ácidos lipoteicoicos de la pared de los microorganismos grampositivos y el lipopolisacárido de los gramnegativos. Ambos tipos de compuestos favorecen la liberación de la proteína MIP-1, así como de otros mediadores que estimulan la proliferación de linfocitos T y moderan la respuesta de los T colaboradores (*helper*) y la producción de anticuerpos. Una vez asentados los microorganismos en el endotelio vascular, el sistema inflamatorio es en parte reprogramado para tolerar su presencia.[4] A su vez, los microorganismos resisten la acción de los procesos de fagocitosis por estar albergados en las vegetaciones y por su crecimiento en biopelículas.

En resumen, durante la formación de las vegetaciones se producen diferentes procesos que implican la adherencia celular, la polimerización de la matriz extravascular, la inflamación y la coagulación local y también procesos de apoptosis de las células del endotelio vascular (véase la figura 1). El asentamiento de los microorganismos aceleraría algunos de estos procesos.

3   Etiología de la endocarditis infecciosa

Aunque en la etiología de la EI se ha implicado una gran variedad de microorganismos, los estreptococos en conjunto han sido tradicionalmente la causa más frecuente, siendo este patrón clásico el imperante en los países en vías de desarrollo. Sin embargo, en los últimos años, sobre todo en los países industrializados, los estreptococos orales han caído al segundo lugar y los estafilococos han adquirido mayor relevancia, hasta convertirse *S. aureus* en el microorganismo detectado con más frecuencia en todos los grupos de pacientes con EI, incluidos los usuarios de drogas por vía parenteral (UDVP) y los portadores de dispositivos intracardíacos (véase la tabla 1). Se observan importantes variaciones geográficas y es en EE.UU. donde se ha producido el mayor incremento de *S. aureus*.[1]

3.1   Estafilococos

S. aureus es en la actualidad la causa más frecuente de EI en la mayoría de los países desarrollados debido a la importancia creciente del contacto con la asistencia sanitaria, la utilización de procedimientos invasivos y el uso de drogas por vía intravenosa como factores de riesgo de bacteriemia.[1] Cerca del 10 % de los pacientes con bacteriemia por *S. aureus* tiene endocarditis. Tradicionalmente, la EI por estafilococos en válvula nativa se debe a *S. aureus* sensible a la meticilina y se adquiere en la comunidad. Sin embargo, cada vez tienen mayor importancia las EI nosocomiales, las causadas por cepas resistentes a la meticilina y las relacionadas con dispositivos intravasculares.[17] Los abscesos de miocardio y del anillo de la válvula y la pericarditis purulenta, son típicos de la endocarditis estafilocócica, así como los focos supurativos periféricos en el pul-

	Porcentaje de pacientes				
	Total	Válvula nativa		Dispositivos intracardíacos	
	(n = 2781)	No UDVP	UDVP	Válvula protésica	Otros dispositivos*
Staphylococcus aureus	31	28	68	23	35
SCN	11	9	3	17	26
Streptococcus grupo *viridans*	17	21	10	12	8
*Streptococcus gallolyticus***	6	7	1	5	3
Otros estreptococos	6	7	2	5	4
Enterococos	10	11	5	12	6
Grupo HACEK	2	2	0	2	0,5
Hongos/levaduras	2	1	1	4	1
Polimicrobiana	1	1	3	0,8	0
Cultivo negativo	10	9	5	12	11
Otras bacterias	4	4	3	7	6

* Incluye marcapasos y desfibriladores automáticos implantables.
**Anteriormente *Streptococcus bovis*.
HACEK: *Haemophilus (Aggregatibacter), Aggregatibacter aphrophilus, Aggregatibacter actinomycetemcomitans, Cardiobacterium hominis, Eikenella corrodens* y *Kingella* spp.; SCN: estafilococos coagulasa negativos; UDVP: usuarios de drogas por vía parenteral.

Tabla 1. Etiología de la endocarditis infecciosa.[1]

món, el cerebro, el bazo, el riñón, etc. Estas localizaciones extravasculares pueden alertar para el diagnóstico precoz, especialmente en los UDVP. La bacteria afecta a las válvulas cardíacas normales en aproximadamente un tercio de los pacientes y si son la mitral o la aórtica el proceso suele ser fulminante, con infección metastásica generalizada y una alta mortalidad.[18] En los UDVP la endocarditis por *S. aureus* es de menor gravedad, debido a que la mayoría de las veces es la válvula tricúspide la afectada y responde bien al tratamiento antimicrobiano,[19] aunque el aumento de *S. aureus* resistente a la meticilina (SARM) en este tipo de pacientes ensombrece el pronóstico.[20]

Staphylococcus epidermidis ha sido tradicionalmente un importante agente de EI sobre válvula protésica y en niños con catéteres venosos umbilicales, pero en estudios recientes se confirma como una causa emergente de endocarditis sobre válvula nativa.[21] La relación con la asistencia sanitaria aparece como el principal factor de riesgo para la infección. También se han descrito casos de EI por otros SCN, como *Staphylococcus saprophyticus, Staphylococcus capitis* y más recientemente por *Staphylococcus lugdunensis*. La EI causada por este último con frecuencia tiene un curso clínico agresivo, a pesar de su sensibilidad *in vitro* a la mayoría de los antimicrobianos.[22]

3.2 Estreptococos y enterococos

Suponen en conjunto casi el 40 % de los agentes causantes de EI. Los estreptococos orales, generalmente alfa hemolíticos o del grupo *viridans*, son un conjunto de microorganismos cuya identificación y nomenclatura son confusas y variables. Entre los más frecuentes se encuentran *S. sanguis, Streptococcus mitis, Streptococcus mutans, Streptococcus salivarius* y *Gemella morbillorum*, casi siempre sensibles a la penicilina. Los miembros del grupo *milleri* o *anginosus* (*Streptococcus intermedius, Streptococcus anginosus* y *Streptococcus constellatus*) tienen tendencia a formar abscesos y a causar infección diseminada. Por ello, a menudo requieren una mayor duración del tratamiento antimicrobiano, igual que las variantes nutricionalmente deficientes, ahora reclasificadas en géneros como *Abiotrophia* y *Granulicatella*, a menudo tolerantes a la penicilina y con una mayor tasa de complicaciones. El estreptococo del grupo D, no enterococo, *Streptococcus bovis* (ahora reclasificado en dos especies que se corresponden con sus diferentes biotipos: *S. gallolyticus* y *Streptococcus infantarius*), puede ser alfa hemolítico, aunque no se incluye en el grupo *viridans* y también es sensible a la penicilina. La EI estreptocócica suele ser subaguda, con múltiples síntomas inespecíficos y más del 80 % de los pacientes tienen una enfermedad cardíaca subyacente. La tasa de curación supera el 90 % a pesar de que pueden producirse complicaciones en más de un tercio de los casos.

Los enterococos, también estreptococos del grupo D (*Enterococcus faecalis, Enterococcus faecium, Enterococcus durans* y otros) causan alrededor del 10 % de los casos de EI y su incidencia parece ir en aumento. Deben diferenciarse de *S. gallolyticus* y de *S. infantarius* porque su enfoque terapéutico es muy diferente. La enfermedad es típica de pacientes de edad avanzada, con enfermedades crónicas debilitantes y sometidos a manipulaciones urinarias o digestivas o con focos infecciosos en estas localizaciones. Generalmente el proceso sigue un curso subagudo y largo, con síntomas inespecíficos. Como consecuencia de la mayor edad de los pacientes, la degeneración y la calcificación valvular como valvulopatía predisponente están presentes con mayor frecuencia que en otros tipos de endocarditis.[23] Son infrecuentes las clásicas manifestaciones periféricas y su alta tasa de mortalidad se explica por la dificultad de su tratamiento debido a la resistencia intrínseca de los enterococos a muchos antimicrobianos. El creciente uso de las cefalosporinas de tercera generación, inactivas frente a los enterococos, así como el de sondas urinarias permanentes, ha propiciado un aumento alarmante de las bacteriemias por enterococos, muchas de ellas polimicrobianas.

La prevalencia de EI por *Streptococcus pneumoniae* ha disminuido en las últimas décadas. Suele ser de curso fulminante y en un tercio de los casos se asocia con la formación de abscesos perivalvulares, con pericarditis o con ambos. La endocarditis neumocócica tiene absoluta «predilección» por la válvula aórtica y en alrededor del 70 % de los casos se presenta simultáneamente una meningitis.[24] La tasa de mortalidad supera el 50 %.

Streptococcus agalactiae forma parte de la microbiota normal o transitoria de la orofaringe, la vagina y la uretra anterior en alrededor del 10 % de la población y causa bacteriemia y meningitis en los recién nacidos, aunque también se ha descrito en adultos.[25] Los factores de riesgo de EI en los adultos son la diabetes, el cáncer, el alcoholismo, la insuficiencia hepática, el aborto y el uso de drogas intravenosas. Las enfermedades cardíacas son frecuentes y predomina la participación del lado izquierdo. La tasa de mortalidad global es casi del 50 %. Un cuadro clínico similar se observa en la EI por el estreptococo del grupo G.[26] *Streptococcus pyogenes* raramente causa EI pero se asocia a una alta tasa de complicaciones supurativas en el cerebro, el hígado y el riñón, así como a colangitis, peritonitis y empiema. *S. anginosus*, del cual el 50 % posee el antígeno de grupo F, produce EI con importantes complicaciones intracardíacas (abscesos de miocardio, pericarditis purulenta, etc.), más típicas de las infecciones por *S. aureus*.[27]

3.3 Bacilos y cocos gramnegativos

Los bacilos gramnegativos (BGN) aerobios son los agentes causales de aproximadamente el 2 % de los casos de EI. El uso de drogas por vía parenteral se ha considerado tradicionalmente el principal factor de riesgo, aunque estudios más recientes demuestran que es el contacto con la asistencia sanitaria. Las prótesis valvulares y los dispositivos intravasculares, así como la cirrosis, también se asocian a EI por BGN. El pronóstico es sombrío, con una mortalidad muy alta, aunque con una clara mejoría en los últimos años debido seguramente a las elevadas tasas de cirugía cardíaca. *Salmonella* ha sido el género implicado con más frecuencia en la endocarditis por enterobacterias, pero *Escherichia coli* ha adquirido mayor protagonismo en la actualidad, sobre todo cuando se considera la relación con la asistencia sanitaria como factor de riesgo.[28]

La mayoría de las endocarditis por *Pseudomonas aeruginosa* se producen en válvulas nativas en UDVP. En este tipo de endocarditis son frecuentes los fenómenos embólicos, las complicaciones neurológicas y los abscesos valvulares y esplénicos. Tiene una alta mortalidad y si es izquierda se recomienda la cirugía precoz.[29] Por el contrario, la endocarditis derecha se ha tratado con éxito con altas dosis de penicilinas antipseudomónicas combinadas con aminoglucósidos.

Los microorganismos pertenecientes al grupo HACEK (especies de *Haemophilus* [*Aggregatibacter*], *A. actinomycetemcomitans*, *Cardiobacterium hominis*, *E. corrodens* y *Kingella* spp.) se han descrito como causa de EI de curso subagudo.[30] Las ocasionadas por *Aggregatibacter aphrophilus*, *Aggregatibacter paraphrophilus* y *Haemophilus parainfluenzae* se desarrollan generalmente con una enfermedad valvular preexistente y suelen requerir reemplazo valvular. La frecuencia de *Neisseria gonorrhoeae* ha descendido de manera notable, tanto que ahora se ha visto superada por las «no patógenas» *Neisseria perflava*, *Neisseria flava*, *Neisseria pharyngis*, *Neisseria mucosa*, *Neisseria sicca*, *Neisseria flavescens* y, especialmente, *Moraxella catarrhalis* y *Neisseria elongata* subespecie *nitroreducens*, que por lo general infectan las válvulas cardíacas nativas alteradas o las protésicas.[31]

3.4 Bacilos grampositivos

Listeria monocytogenes raramente produce endocarditis. En la mitad de los casos asienta sobre una enfermedad cardíaca preexistente y tiene una mortalidad importante.[32] Los lactobacilos también se han descrito como causa de endocarditis subaguda sobre válvulas nativas estructuralmente anormales después de una manipulación dental. La endocarditis por *Erysipelothrix rhusiopathiae* se relaciona con la exposición ocupacional a los animales y la EI por corinebacterias es poco común y ocurre generalmente en válvulas alteradas o protésicas.

3.5 Anaerobios

Bacteroides fragilis es el anaerobio más frecuentemente identificado en la endocarditis, seguido por *Prevotella oralis*, *Prevotella melaninogenica*, *Fusobacterium necrophorum*, *Fusobacterium nucleatum*, *Clostridium* spp., *Propionibacterium acnes* y *Dialister granuliformans*, entre otros.[33] En una parte importante de los casos la endocarditis es polimicrobiana (generalmente acompañada de estreptococos anaerobios o microaerófilos), suele seguir un curso subagudo y con frecuencia asienta sobre una enfermedad cardíaca preexistente. La puerta de entrada de *B. fragilis* probablemente es el tracto gastrointestinal, mientras que *P. oralis*, *P. melaninogenica* y *Fusobacterium* spp. tienen su origen en la boca o las vías respiratorias altas. La endocarditis por *F. necrophorum* suele ser fulminante.

3.6   Otros patógenos bacterianos

Casi todas las bacterias se han descrito en alguna ocasión como causa de endocarditis, entre ellas especies de *Acinetobacter*, *Actinomyces*, *Alcaligenes*, *Bordetella*, *Flavobacterium*, *Stomatococcus*, *Vibrio*, *Yersinia* y *Streptobacillus moniliformis*. Un caso especial es el de *Brucella* spp., agente muy importante de EI en el pasado en España y otros países, cuya prevalencia ha disminuido en los últimos años. En general es necesario el recambio de la válvula y un tratamiento antimicrobiano adecuado para conseguir su curación.[34]

Spirillum minus, una espiroqueta productora de la fiebre por mordedura de rata, también se ha descrito como causa de EI, al igual que *Coxiella burnetii* (causante de la fiebre Q),[35] *Chlamydophila psittaci* (agente de la psitacosis), *Chlamydia trachomatis*, *Chlamydophila pneumoniae* y *Tropheryma whipplei* (causante de la enfermedad de Whipple).[36]

3.7   Hongos filamentosos, levaduras y virus

La EI causada por hongos filamentosos o levaduras es infrecuente, excepto en los UDVP. El contacto con la asistencia sanitaria es el principal factor de riesgo para la mayoría de los pacientes.[37] En los UDVP predominan *Candida parapsilosis* y otras especies diferentes de *Candida albicans*; sin embargo, *C. albicans* y *Aspergillus* spp. destacan en las EI de origen nosocomial.[38]

La EI por hongos y levaduras tiene mal pronóstico por las voluminosas vegetaciones que se producen, la tendencia a la invasión fúngica del miocardio, los émbolos sépticos sistémicos, la insuficiente penetración de los antifúngicos en la vegetación y su escasa actividad. La mayoría de las veces se requiere cirugía para su curación. Otros hongos y levaduras productores de EI incluyen especies de *Histoplasma*, *Blastomyces*, *Coccidioides*, *Cryptococcus*, *Hansenula*, *Fonsecaea* (*Hormodendrum*), *Scedosporium*, *Mucor*, *Trichosporon*, *Paecilomyces* y *Phialophora*.

El papel de los virus en la EI es desconocido. Aunque experimentalmente el virus Coxsackie B y los adenovirus producen endocarditis valvular y mural en ratones, sólo enterovirus y citomegalovirus han sido dudosamente implicados como causa directa de endocarditis.[39]

3.8   Endocarditis polimicrobiana

Su incidencia ha ido en aumento. Predomina en hombres UDVP, generalmente con infección por el virus de la inmunodeficiencia humana (VIH) asociada y suele afectarse la válvula tricúspide con embolia pulmonar séptica. Los síntomas de la EI polimicrobiana son indistinguibles de la causada por un sólo microorganismo y el pronóstico depende más de la especie que del número de microorganismos detectados.[40]

3.9 Endocarditis con cultivo negativo

Su incidencia es muy variable y son diversas las situaciones que propician la esterilidad del cultivo.[41] Entre las más conocidas se encuentran la administración previa de antimicrobianos, los microorganismos de crecimiento lento y nutricionalmente exigentes, como *Haemophilus*, *Aggregatibacter*, *Cardiobacterium* y *Brucella*, los microorganismos dependientes de antimicrobianos o de CO_2 para su crecimiento, los anaerobios, los hongos, los parásitos intracelulares obligados como rickettsias, clamidias, *T. whipplei* y tal vez los virus, la EI derecha subaguda, la crónica, la mural y la endocarditis en defectos del tabique ventricular, la relacionada con los electrodos de los marcapasos, la endocarditis no infecciosa y la diagnosticada de forma incorrecta. Una adecuada realización de los hemocultivos y el uso de pruebas serológicas y de nuevas técnicas de diagnóstico pueden reducir su incidencia.

3.10 Etiología de la endocarditis en los usuarios de drogas por vía parenteral

El uso de drogas por vía parenteral es el factor de riesgo más importante para desarrollar EI sobre una válvula nativa.[42] No obstante, la incidencia de la EI en los UDVP no se conoce con exactitud. La etiología es diferente en este grupo de pacientes y varía también desde el punto de vista geográfico. Según las diferentes series, el orden sería: *S. aureus*, estreptococos, enterococos, *P. aeruginosa*, *Candida* spp., *S. epidermidis* y BGN. La EI con cultivo negativo puede llegar a suponer hasta el 15 % de los casos. En la actualidad ha aumentado la incidencia de SARM y tiene gran importancia la endocarditis polimicrobiana (se han detectado hasta ocho microorganismos diferentes en la sangre de un sólo paciente). La infección por el VIH parece predisponer a la EI y en este tipo de pacientes se detectan bacterias inusuales como *Corynebacterium* spp. o *Neisseria* spp.[43] *S. aureus* es la causa más común de endocarditis derecha, mientras que en la izquierda intervienen a partes iguales los estreptococos del grupo *viridans* y *S. aureus*. La endocarditis izquierda por *P. aeruginosa* es devastadora y resistente al tratamiento antimicrobiano. Las complicaciones son frecuentes e incluyen abscesos de la válvula, secuelas neurológicas e insuficiencia cardíaca congestiva. A menudo se requiere cirugía para su curación.

3.11 Etiología de la endocarditis sobre válvula protésica

La endocarditis sobre válvula protésica se clasifica en temprana (precoz) o tardía, según el tiempo que transcurre entre el reemplazo valvular y el comienzo de los síntomas. Algunos autores consideran temprana la que se desarrolla en menos de 60 días después del reemplazo de la válvula, otros en menos de 6 meses y algunos en menos de 1 año.[44] Cuando transcurre más de este tiempo se considera tardía.

La etiología es algo diferente entre ambas, y algunos estudios recientes revelan una importante disminución de la forma temprana (del 60 al 10-20 %) como consecuencia del uso de profilaxis antimicrobiana, de los avances en el diseño de las prótesis valvulares y de la mejora de las técnicas quirúrgicas.

Los patógenos más frecuentes en la endocarditis sobre válvula protésica, tanto temprana como tardía, son *S. aureus* y los SCN (véase la tabla 2).[44-47] Los estafilococos resistentes a

	N.º de casos	
	Temprana (*n* = 176)	**Tardía (*n* = 461)**
Grampositivos		
Staphylococcus aureus	53	95
S. aureus resistente a la meticilina	15	14
SCN	42	84
Estreptococos del grupo *viridans*	4	66
Estreptococos del grupo B	0	3
Estreptococos del grupo C	0	1
Estreptococos del grupo D	0	2
Estreptococos del grupo G	0	4
Streptococcus pneumoniae	0	3
Otros estreptococos	1	9
Enterococcus spp.	17	67
Micromonas spp.	0	2
Listeria spp.	0	2
Propionibacterium acnes	0	5
Otros grampositivos	1	4
Grupo HACEK	0	9
Gramnegativos		
Escherichia coli	1	4
Serratia spp.	1	0
Pseudomonas spp.	0	2
Otros gramnegativos	5	3
Anaerobios	3	0
Rickettsias		
Coxiella burnetii	0	1
Micobacterias	0	1
Hongos filamentosos y levaduras	8	13
Polimicrobiana	0	6
Cultivo negativo	25	61

HACEK: *Haemophilus* spp. (*H. parainfluenzae, Aggregatibacter aphrophilus* y *A. paraphrophilus*), *Aggregatibacter actinomycetemcomitans, Cardiobacterium hominis, Eikenella corrodens* y *Kingella* spp.; SCN: estafilococos coagulasa negativos.

Tabla 2. Etiología de la endocarditis sobre válvula protésica.[44-47]

la meticilina son más frecuentes en la temprana que en la tardía. Tras los estafilococos, los microorganismos más frecuentemente aislados en la tardía son los estreptococos del grupo *viridans* y los enterococos. Los estreptococos del grupo D son una causa emergente de endocarditis sobre válvula protésica, con distinta prevalencia según los países.[48,49] El riesgo acumulativo de desarrollar endocarditis sobre válvula protésica es muy alto en los primeros

12 meses tras el reemplazo valvular, con un pico en los primeros 2 meses.[45] Durante el tiempo que transcurre entre la implantación y la endotelización completa de la válvula, los pacientes son vulnerables a la infección de la prótesis. Este período coincide también con el de mayor contacto con la asistencia sanitaria.

4   Diagnóstico microbiológico de la endocarditis infecciosa

4.1   *Diagnóstico microbiológico convencional*

El hemocultivo sigue siendo el pilar del diagnóstico de la EI y el que proporciona bacterias viables para realizar las pruebas de sensibilidad antibiótica, esenciales para realizar un tratamiento apropiado. Cuando hay bacteriemia, más del 90 % de las veces se detecta el agente causal en los dos primeros cultivos de sangre. La bacteriemia en la EI suele ser continua y de bajo grado (el 80 % de los casos tienen menos de 100 unidades formadoras de colonias por mililitro de sangre). La sensibilidad del hemocultivo se ve afectada por los medios de cultivo empleados, su monitorización continua y, particularmente, por el tratamiento antimicrobiano previo. En base a todo ello, se recomienda extraer al menos 2-3 hemocultivos simultáneos, de 2 frascos cada uno (aerobio y anaerobio), antes de comenzar el tratamiento antibiótico, a través de punciones venosas periféricas diferentes. La cantidad de sangre a extraer en los adultos es de 10 ml por frasco. En general, el cultivo de sangre arterial no ofrece ninguna ventaja sobre la venosa. La incubación es de 5 días, pero se prolonga hasta 14 días para microorganismos exigentes y en pacientes con prótesis valvular, sospecha de EI y cultivos iniciales negativos.[50] Para neutralizar o inactivar los agentes antimicrobianos presentes en la sangre se añaden resinas a los medios de cultivo.

Cuando en la tinción de Gram se observan cocos grampositivos en cadenas que no crecen en el subcultivo, debe descartarse la presencia de *Abiotrophia* spp. o de microorganismos dependientes de antimicrobianos. Para detectarlos se subcultiva la sangre en un medio al cual se añade un 0,05 a 0,1 % de cisteína o un 0,001 % de fosfato de piridoxal. Si se sospecha *Legionella* spp. o *Bartonella* spp. se prolonga la incubación y se realizan subcultivos en medios especiales.

Los hemocultivos por la técnica de lisis/centrifugación ayudan en la detección de estafilococos y hongos, pero *Abiotrophia* spp. no sobrevive a este procedimiento y el rendimiento para neumococos y anaerobios disminuye. Esta técnica no está sistemáticamente indicada pero puede ser útil en casos de hemocultivo negativo.

Los estudios serológicos son necesarios para el diagnóstico de la endocarditis causada por bacterias que no crecen habitualmente en los hemocultivos, como es el caso de *Mycoplasma*, *Chlamydia/Chlamydophila*, *C. burnetii*, *C. psittaci*, rickettsias, *T. whipplei* y otros.[51-53]

Para el diagnóstico de candidiasis invasiva se utiliza la detección del manano (antígeno polisacárido de *Candida*) y de anticuerpos antimicelio. La detección del antígeno galactomanano de *Aspergillus* se emplea para el diagnóstico y el seguimiento de la aspergilosis invasiva. Si hay embolia en grandes vasos ha de realizarse una embolectomía y examinar el material con tinciones y cultivos especiales para hongos. La identificación del hongo es diagnóstica de endocarditis fúngica incluso si los hemocultivos son estériles.

Además del hemocultivo y de los estudios serológicos, el cultivo del tejido valvular, de las vegetaciones que han embolizado en las arterias periféricas y del tejido extirpado quirúrgicamente pueden revelarnos el microorganismo implicado. El análisis microscópico de estos tejidos, incluyendo técnicas de inmunofluorescencia directa y microscopía electrónica, ayudan a establecer el diagnóstico etiológico, en especial en las EI causadas por patógenos intracelulares o exigentes, como *T. whipplei, Legionella, C. burnetii, Chlamydophila* y *Chlamydia*.

El diagnóstico microbiológico de la endocarditis sobre válvula protésica se basa, como el de la válvula nativa, en la detección del microorganismo causante, indispensable para determinar la sensibilidad a los antimicrobianos. El cultivo se realiza en sangre y muestras quirúrgicas, incluyendo fragmentos embólicos, de tejidos periprotésicos, de vegetaciones, de tejidos de las válvulas protésicas y del desbridamiento de abscesos. Los hemocultivos suelen ser positivos en la mayoría de los casos.[45] El cultivo positivo de la válvula es un criterio mayor de diagnóstico (criterios de Duke), pero su valor real es controvertido.

Las causas más comunes de cultivo negativo son la administración previa de antimicrobianos y la dificultad de detectar microorganismos nutricionalmente exigentes o no cultivables. En estos casos se utilizan pruebas serológicas, disponibles para *C. burnetii, Brucella melitensis, Bartonella* spp., *Legionella* spp., *Mycoplasma pneumoniae, Chlamydia* spp., *Chlamidophila* spp. y algunos hongos o levaduras (*Aspergillus, Candida* y *Cryptococcus* spp.). Recientemente se ha preconizado el uso de métodos moleculares para el diagnóstico de la EI que no requieren necesariamente del cultivo.

4.2 *Diagnóstico microbiológico molecular*

Como ya se ha comentado, los hemocultivos pueden ser negativos (ausencia de diagnóstico etiológico) hasta en un 30 % de los casos de EI diagnosticada clínicamente.[54] Asimismo, el cultivo de material valvular o perivalvular tiene un rendimiento muy bajo (un 25,4 % de sensibilidad para algunos autores) y es proclive a la contaminación (falsos positivos).[55] Incluso, en muchos casos, la concordancia entre el aislamiento del hemocultivo y el de la muestra quirúrgica es baja.

Por todo ello, en los últimos años se han utilizado técnicas moleculares que han mejorado el diagnóstico de la EI, como la reacción en cadena de la polimerasa (PCR) de los genes que codifican el 16S ARNr (bacterias), llamada en este caso PCR universal o el 18S ARNr (hongos), y con posterior secuenciación del producto amplificado (amplicón). Los genes que codifican el 16S ARNr (*rrs*) poseen un número variable de copias entre las diferentes especies. Estos genes están presentes en todas las bacterias (son «universales») y tienen una región conservada y otras con una variabilidad que permite discriminar adecuadamente entre diferentes géneros y especies; por tanto, puede amplificarse todo el gen (*ca.* 1500 pares de bases [pb]) o sólo una región (correspondiente al extremo 5', más variable y que da un amplicón de aproximadamente 500 pb) y una vez secuenciados se dispone de numerosas y extensas bases de datos con las cuales poder comparar las secuencias de los amplicones obtenidos.[56] Esta técnica es la más utilizada y tiene una importante capacidad de resolución, particularmente en los casos en que el diagnóstico mediante técnicas convencionales (cultivo, serología e histología) no es factible o no ofrece resultados concluyentes.[56,57] Es de resaltar que la concordancia entre el resultado del hemocultivo positivo y el de la PCR universal es casi absoluta. Se ha propuesto que la PCR universal positiva para bacterias u hongos sea incluida como criterio mayor dentro de la clasificación de Duke para esta afección.[58]

Hay dos modalidades de PCR universal: la tradicional y la que transcurre en tiempo real; en ambos casos la sensibilidad es muy superior a la de los cultivos convencionales. La posibilidad de detectar y caracterizar, mediante PCR, microorganismos incultivables o de crecimiento exigente constituye un gran avance, ya que en muchas ocasiones la EI está producida por este tipo de patógenos.[59] Además, un resultado positivo precoz puede facilitar el ajuste y la adecuación del tratamiento antibiótico, lo que a su vez contribuye a evitar la progresión de la infección.[60]

Asimismo, si el hemocultivo es positivo pero el aislamiento no puede identificarse por métodos convencionales (*Capnocytophaga, Aggregatibacter, Brevundimonas,* entre otros), o incluso si se trata de una especie no descrita previamente como agente causal de endocarditis, está indicada la realización de una PCR universal, sea a partir del propio hemocultivo (teniendo en cuenta que tanto la hemoglobina como el polianetol sulfonato de sodio pueden inhibir las reacciones de PCR) o de las colonias ya detectadas en el hemocultivo positivo.[61]

En aquellos casos en que la PCR universal no permite discriminar entre especies de un mismo género, o cuando la identificación obtenida exige confirmación, pueden amplificarse y secuenciarse otros genes. Este tipo de PCR se denomina «específica», y algunos de los determinantes que con más frecuencia se estudian en estos casos son *gyrB* (subunidad B de la ADN girasa), *rpoB* (subunidad β de la ARN polimerasa), *hsp65* (proteína de choque térmico), región intergénica 16S-23S, *sodA* (superóxido dismutasa) y *recA* (RecA, implicada en la recombinación), entre otros.

En la actualidad están disponibles comercialmente diferentes técnicas que pueden emplearse para el diagnóstico de la EI. Los resultados dependen del tipo de muestra sobre la cual se realice la prueba (hemocultivo, válvula nativa o protésica) (véase la tabla 3). Con

Técnica	Nombre comercial (fabricante)
PCR universal	*SepsiTest*™ (Molzym)
PCR de amplio espectro (múltiple) en tiempo real	*LightCycler®* SeptiFast (Roche)
PCR múltiple con hibridación y revelado mediante ELISA	*Hyplex BloodScreen®* (BAG)
PCR para microorganismos, genes de resistencia y de virulencia específicos (ejemplo para *Staphylococcus*)	*StaphPlex* (PCR múltiple) (QIAGEN) *BD GeneOhm Staph SR* (PCR múltiple en tiempo real) (Becton Dickinson) *Xpert MRSA/SA* (PCR en tiempo real) (Cepheid)
Hibridación fluorescente *in situ* mediante sondas quimioluminiscentes de ADN que hibridan de manera complementaria con el ARNr 16S de los microorganismos	*PNA-FISH® (peptide nucleic acid fluorescent in situ hybridization)* (AdvanDx) *AccuProbe®* (Gen-Probe)
PCR-ESI-MS: espectrometría de masa de los productos de la ionización por *electrospray* de los amplicones correspondientes a los genes 16S ARNr y *housekeeping*. También permite detectar genes de resistencia a antimicrobianos y genes de virulencia	*PLEX-ID®* (Abbott Molecular)

ELISA: *enzyme linked immunosorbent assay;* PCR: reacción en cadena de la polimerasa. PCR-ESI-MS: *PCR coupled to electrospray ionization mass spectrometry.*

Tabla 3. Principales técnicas moleculares comerciales que pueden emplearse para el diagnóstico de endocarditis infecciosa.

la excepción de la hibridación *in situ*, todas incluyen la realización de una PCR en algún paso del procedimiento global. Las variaciones entre ellas radican en los genes amplificados y en los sistemas y métodos para su detección. La PCR puede realizarse a partir del ADN obtenido de muestras de sangre, de hemocultivos positivos y de tejidos valvulares.[54]

Por otra parte, la PCR se desaconseja para el seguimiento del tratamiento de la EI, puesto que el ADN puede estar presente durante un tiempo prolongado tras la resolución del proceso infeccioso.

Un inconveniente, en este caso relacionado con la alta sensibilidad de la PCR, es la posibilidad de contaminación, tanto durante el procesamiento de las muestras para la obtención del ADN (manual o mediante sistemas automatizados) como durante la realización de la prueba (incluso debido a reactivos de la propia reacción que pueden contener trazas de ADN), por lo que tiene que extremarse el cuidado en la ejecución de todos los pasos. La inclusión de controles adecuados, tanto positivos como negativos, permite verificar la fiabilidad de los resultados.

La endocarditis polimicrobiana, poco frecuente, no puede filiarse mediante PCR, pues al haber más de un producto se obtienen secuencias múltiples imposibles de interpretar sin separar los respectivos amplicones.[62]

5   Biopelículas, endocarditis y antibióticos

El crecimiento en biopelículas es característico de las bacterias que causan endocarditis.[3,63] La presencia de bacterias sésiles, protegidas dentro de las capas de la biopelícula, así como la condición de persistente de una parte de la población bacteriana (hasta un 1 % de la totalidad de las células), determinan la dificultad y en muchos casos la imposibilidad de erradicar por completo el inóculo bacteriano por parte de los antimicrobianos. La estructura de la biopelícula impide la difusión adecuada de estos compuestos así como de los distintos componentes del sistema inmunitario al interior de la matriz (en la mayoría de los casos exopolisacárida).[64] Pero, sin duda, el hecho relevante que condiciona la dificultad de la erradicación en las biopelículas, tanto en la EI como en otras infecciones que cursan con la formación de estas estructuras, es la existencia de una subpoblación de células persistentes dentro la población total.[65]

La persistencia es un estado fisiológico epigenético de una fracción de células genéticamente idéntica al total del inóculo, que permite a dicha fracción minoritaria evadir el efecto letal de los antimicrobianos (aunque son sensibles a ellos) y, por ende, sobrevivir a su acción. Es un estado reversible y no se trata de mutantes resistentes ni de células defectivas. Las células persistentes son de crecimiento más lento que las normales y la pérdida de *fitness* que esto conlleva la compensan con una mayor capacidad de sobrevivir a la acción de los antimicrobianos.[66] El mecanismo molecular subyacente consiste en detener la maquinaria de la replicación, es decir, en la inhibición final de la traducción. Esto ocurre de manera estocástica (al azar) en una parte de la población y no en otra y una vez eliminada (o reducida) la situación de estrés (presencia del antimicrobiano) la mayor parte de la población recupera su condición normal, pero otra parte asume la condición de persistente. Estos cambios entre un estado y otro son regulados por determinados genes u operones (que codifican sistemas toxina-antitoxina), cuya expresión fluctúa al azar y que se encargan de regular el número y la presencia de las células persistentes.[67,68]

Al administrar un antimicrobiano (o una combinación de ellos) para el tratamiento de una infección causada por bacterias que crecen sobre biopelículas, como es el caso de la EI, el compuesto mata a las células planctónicas y a algunas de las sésiles, pero muchas de éstas sobreviven y también la fracción de las persistentes. Cuando la concentración del antimicrobiano desciende, las persistentes «resucitan», se reproduce la biopelícula y la infección recidiva.[66] La falta de eliminación de la población de la biopelícula se debe, por tanto y sobre todo, a la ausencia de respuesta a los antimicrobianos por parte de las células persistentes y a la inaccesibilidad de las células y los demás componentes del sistema inmunitario.[69]

La persistencia (heterogeneidad fenotípica) es una estrategia que beneficia a la población total y es muy difícil de evaluar *in vitro* porque los estudios convencionales de sensibilidad mediante el cálculo de las concentraciones mínimas inhibitoria o bactericida obtienen el resultado promedio del comportamiento de millones de células y no individualizan el de la fracción persistente. La determinación de la actividad de los antimicrobianos en biopelículas puede realizarse en modelos *in vitro* e *in vivo* (modelos animales), pero los estudios que permiten evaluar su actividad sobre las células persistentes requieren un complejo abordaje molecular.[70]

6 Conclusiones

La microbiología de la EI se ha modificado de manera importante en los últimos años, esencialmente debido a los cambios en la epidemiología de esta enfermedad y a los avances en las técnicas disponibles para su estudio. Asimismo, el conocimiento de la fisiopatología de la EI ha experimentado un aumento notable y aunque los criterios de Duke siguen siendo válidos, es necesario adaptarlos al desarrollo actual. Parte de la dificultad del éxito del tratamiento antimicrobiano en la EI radica en la facilidad que tienen los microorganismos que se asientan en la vegetaciones para desarrollar biopelículas, así como en la presencia de poblaciones persistentes que escapan a la acción de los antimicrobianos.

BIBLIOGRAFÍA

1. Murdoch DR, Corey GR, Hoen B, Miró JM, Fowler VG Jr, Bayer AS, *et al.* Clinical presentation, etiology, and outcome of infective endocarditis in the 21st Century. The International Collaboration on Endocarditis–Prospective Cohort Study. Arch Intern Med. 2009; 169: 463-73.

2. Mylonakis E, Calderwood SB. Infective endocarditis in adults. N Engl J Med. 2001; 345: 1318-30.

3. Hall-Stoodley L, Costerton JW, Stoodley P. Bacterial biofilms: from the natural environment to infectious diseases. Nat Rev Microbiol. 2004; 2: 95-108.

4. Herzberg MC. Persistence of infective endocarditis. En: Persistent bacterial infections. Nataro JP, Blaser MJ, Cunningham-Rundles S, editores. Washington: ASM Press; 2000. p. 357-74.

5. Veltrop MH, Bancsi MJ, Bertina RM, Thompson J. Role of monocytes in experimental *Staphylococcus aureus* endocarditis. Infect Immun. 2000; 68: 4818-21.

6. Lepidi H, Casalta JP, Fournier PE, Habib G, Col-

lart F, Raoult D. Quantitative histological examination of bioprosthetic heart valves. Clin Infect Dis. 2006; 42: 590-6.

7. Chorianopoulos E, Bea F, Katus HA, Frey N. The role of endothelial cell biology in endocarditis. Cell Tissue Res. 2009; 335: 153-63.

8. Fukuda Y, Kuroiwa Y, Tabuchi H, Ohshige T, SanadaJ, Minami Y, *et al.* A thrombotic tendency in patients with infective endocarditis. Jpn Circ J. 1982; 46: 460-7.

9. Herzberg MC. Coagulation and thrombosis in cardiovascular disease: plausible contributions of infectious agents. Ann Periodontol. 2001; 6: 16-9.

10. Herzberg MC, Nobbs A, Tao L, Kilic A, Beckman E, Khammanivong A, *et al.* Oral streptococci and cardiovascular disease: searching for the platelet aggregation-associated protein gene and mechanisms of *Streptococcus sanguis*-induced thrombosis. J Periodontol. 2005; 76(Suppl 11): 2101-5.

11. Hienz S, Schennings T, Heimdahl A, Flock JI. Collagen binding of *Staphylococcus aureus* is a virulence factor in experimental endocarditis. J Infect Dis. 1996; 174: 83-8.

12. Adderson EE, Shikhman AR, Ward KE, Cunningham MW. Molecular analysis of polyreactive monoclonal antibodies from rheumatic carditis: human anti-N-acetylglucosamine/anti-myosin antibody V region genes. J Inmunol. 1998; 161; 2020-31.

13. Yeahamn MR, Norman DC, Bayer AS. Staphylococcus aureus susceptibility thrombin-induced platelet microbicidal protein is independent of platelet adherence and aggregation in vitro. Infect Immun. 1992; 60: 2368-74.

14. Bancsi MJ, Veltrop MH, Bertina RM, Thompson J. Role of monocytes and bacteria in *Staphylococcus epidermidis* endocarditis. Infect Immun. 1998; 66: 448-50.

15. Benoit M, Thuny F, Le Priol Y, Lepidi H, Bastonero S, Casalta JP, *et al.* The transcriptional programme of human heart valves reveals the natural history of infective endocarditis. PLoS ONE. 2010; 5: e8939.

16. Zeng L, Zampetaki A, Margariti A, Pepe AE, Alam S, Martin D, *et al.* Sustained activation of XBP1 splicing leads to endothelial apoptosis and atherosclerosis development in response to disturbed flow. Proc Natl Acad Sci USA. 2009; 106: 8326-31.

17. Fowler VG Jr, Miró JM, Hoen B, Cabell CH, Abrutyn E, Rubinstein E, *et al. Staphylococcus aureus* endocarditis: a consequence of medical progress. JAMA. 2005; 293: 3012-21.

18. Thompson RL. Staphylococcal infective endocarditis. Mayo Clin Proc. 1982; 57: 106.

19. Fernández Guerrero ML, González López JJ, Goyenechea A, Fraile J, de Gárgolas M. Endocarditis caused by *Staphylococcus aureus:* a reappraisal of the epidemiologic, clinical, and pathologic manifestations with analysis of factors determining outcome. Medicine (Balt). 2009; 88: 1-22.

20. Hill EE, Peetermans WE, Vanderschueren S, Claus P, Herregods MC, Herijgers P. Methicillin-resistant versus methicillin-sensitive *Staphylococcus aureus* infective endocarditis. Eur J Clin Microbiol Infect Dis. 2008; 27: 445-50.

21. Chu VH, Cabell CH, Abrutyn E, Corey GR, Hoen B, Miró JM, *et al.* Native valve endocarditis due to coagulase-negative staphylococci: report of 99 episodes from the International Collaboration on Endocarditis Merged Database. Clin Infect Dis. 2004; 39: 1527-30.

22. De Hondt G, Ieven M, Vandermersch C, Colaert J. Destructive endocarditis caused by *Staphylococcus lugdunensis:* case report and review of the literature. Acta Clin Belg. 1997; 52: 27-30.

23. Martínez-Marcos FJ, Lomas-Cabezas JM, Hidalgo-Tenorio C, de la Torre-Lima J, Plata-Ciézar A, Reguera-Iglesias JM, *et al.* Endocarditis por enterococo: análisis multicéntrico de 76 casos. Enferm Infecc Microbiol Clin. 2009; 27: 571-9.

24. Lefort A, Mainardi JL, Selton-Suty C, Casassus P, Guillevin L, Lortholary O. *Streptococcus pneumoniae* endocarditis in adults: a multicenter study in France in the era of penicillin resistance (1991-1998). The Pneumococcal Endocarditis Study Group. Medicine (Balt). 2000; 79: 327-37.

25. Marrón A, Carratalà J, Peña C, Rosón B, Tubau F, Rufí G. Endocarditis por estreptococo del grupo B en adultos. Enferm Infecc Microbiol Clin. 1997; 15: 147-50.

26. Smyth EG, Pallett AP, Davidson RN. Group G streptococcal endocarditis: two case reports, a review of the literature and recommendations for treatment. J Infect. 1988; 16: 169-76.

27. Hosea SW. Virulent *Streptococcus viridans* bacterial endocarditis. Am Heart J. 1981; 101: 174-6.

28. Morpeth S, Murdoch D, Cabell CH, Karchmer AW, Pappas P, Levine D, *et al.* Non-HACEK gram-negative bacillus endocarditis. Ann Intern Med. 2007; 147: 829-35.

29. Gavin PJ, Suseno MT, Cook FV, Peterson LR, Thomson RB Jr. Left-sided endocarditis caused by *Pseudomonas aeruginosa:* successful treatment with meropenem and tobramycin. Diagn Microbiol Infect Dis. 2003; 47: 427-30.

30. Goldberg MH, Katz J. Infective endocarditis caused by fastidious oro-pharyngeal HACEK micro-organisms. J Oral Maxillofac Surg. 2006; 64: 969-71.

31. Jeurissen A, Stroy JP, Wielenga RP, Andriesse GI. Severe infective endocarditis due to *Neisseria sicca:* case report and review of literature. Acta Clin Belg. 2006; 61: 256-8.

32. Antolín J, Gutiérrez A, Segoviano R, López R, Ciguenza R. Endocarditis due to *Listeria:* description of two cases and review of the literature. Eur J Intern Med. 2008; 19: 295-6.

33. Nastro LJ, Finegold SM. Endocarditis due to anaerobic gram-negative bacilli. Am J Med. 1973; 54: 482-96.

34. Sasmazel A, Baysal A, Fedakar A, Buğra O, Ozkokeli M, Büyükbayrak F, *et al.* Treatment of *Brucella* endocarditis: 15 years of clinical and surgical experience. Ann Thorac Surg. 2010; 89: 1432-6.

35. Raoult D, Tissot-Dupont H, Foucault C, Gouvernet J, Fournier PE, Bernit E, *et al.* Q fever 1985-1998: clinical and epidemiologic features of 1,383 infections. Medicine (Balt). 2000; 79: 109-23.

36. Richardson DC, Burrows LL, Korithoski B, Salit IE, Butany J, David TE, *et al. Tropheryma whippelii* as a cause of afebrile culture-negative endocarditis: the evolving spectrum of Whipple's disease. J Infect. 2003; 47: 170-3.

37. Baddley JW, Benjamin DK Jr, Patel M, Miró J, Athan E, Barsic B, *et al. Candida* infective endocarditis. Eur J Clin Microbiol Infect Dis. 2008; 27: 519-29.

38. Pierrotti LC, Baddour LM. Fungal endocarditis, 1995-2000. Chest. 2002; 122: 302-10.

39. Berlot G, Bussani R. Cytomegalovirus endocarditis. A case report and a review of the literature. Minerva Anestesiol. 2003; 69: 801-5.

40. Valencia Ortega ME, Enríquez Crego A, Guinea Esquerdo J, González Lahoz J. Endocarditis polimicrobiana: estudio clínico y evolutivo de 12 casos diagnosticados durante un período de 10 años. Rev Clin Esp. 1997; 197: 245-7.

41. Houpikian P, Raoult D. Blood culture-negative endocarditis in a reference center: etiologic diagnosis of 348 cases. Medicine (Balt). 2005; 84: 162-73.

42. Miró JM, del Río A, Mestres CA. Infective endocarditis in intravenous drug abusers and HIV-1 infected patients. Infect Dis Clin North Am. 2002; 16: 273-95.

43. Szabo S, Lieberman JP, Lue YA. Unusual pathogens in narcotic-associated endocarditis. Rev Infect Dis. 1990; 12: 412-5.

44. Rivas P, Alonso J, Moya J, de Górgolas M, Martinell J, Fernández Guerrero ML. The impact of hospital-acquired infections on the microbial etiology and prognosis of late-onset prosthetic valve endocarditis. Chest. 2005; 128: 764-71.

45. Wang A, Athan E, Pappas PA, Fowler VG Jr, Olaison L, Paré C, *et al.* Contemporary clinical profile and outcome of prosthetic valve endocarditis. JAMA. 2007; 297: 1354-61.

46. López J, Revilla A, Vilacosta I, Villacorta E, González-Juanatey C, Gómez I, *et al.* Definition, clinical profile, microbiological spectrum, and prognostic factors of early-onset prosthetic valve endocarditis. Eur Heart J. 2007; 28: 760-5.

47. Hill EE, Herregods MC, Vanderschueren S, Claus P, Peetermans WE, Herijgers P. Management of prosthetic valve infective endocarditis. Am J Cardiol. 2008; 101: 1174-8.

48. Ferreiros E, Nacinovich F, Casabé JH, Modenesi JC, Swieszkowski S, Cortes C, *et al.* Epidemiologic, clinical, and microbiologic profile of infective endocarditis in Argentina: a national survey. The Endocarditis Infecciosa en la República Argentina-2 (EIRA-2) Study. Am Heart J. 2006; 151: 545-52.

49. Giannitsioti E, Chirouze C, Bouvet A, AEPEI Study Group. Characteristics and regional variations of group D streptococcal endocarditis in France. Clin Microbiol Infect. 2007; 13: 770-6.

50. Baron EJ, Scott JD, Tompkins LS. Prolonged incubation and extensive subculturing do not increase recovery of clinically significant microorganisms from standard automated blood cultures. Clin Infect Dis. 2005; 41: 1677-80.

51. Brouqui P, Dumler JS, Raoult D. Immunohistologic demonstration of *Coxiella burnetii* in the valves of patients with Q fever endocarditis. Am J Med. 1994; 97: 451-8.

52. Raoult D, Fournier PE, Drancourt M, Marrie TJ, Etienne J, Cosserat J, *et al.* Diagnosis of 22 new cases of *Bartonella* endocarditis. Ann Intern Med. 1996; 125: 646-52.

53. Fenollar F, Lepidi H, Raoult D. Whipple's endocarditis. Review of the literature and comparisons with Q fever, *Bartonella* infection, and blood culture-positive endocarditis. Clin Infect Dis. 2001; 33: 1309-16.

54. Moter A, Musci M, Schmiedel D. Molecular methods for diagnosis of infective endocarditis. Curr Infect Dis Rep. 2010; 12: 244-52.

55. Muñoz P, Bouza E, Marín M, Alcalá L, Rodríguez Créixems M, Valerio M, *et al.* Heart valves should not be routinely cultured. J Clin Microbiol. 2008; 46: 2897-901.

56. Rodicio M, Mendoza M. Identificación bacteriana mediante secuenciación del ARNr 16S: fundamento, metodología y aplicaciones en microbiología clínica. Enferm Infecc Microbiol Clin. 2004; 22: 238-45.

57. Morosini MI, Hurtado-Carrillo L, Rodríguez-Domínguez M, Martín-Dávila P. Endocarditis infecciosa por *Streptococcus agalactiae:* aportación de la PCR universal al diagnóstico micro-

biológico. Enferm Infecc Microbiol Clin. 2008; 26: 56-8.

58. Millar B, Moore J, Mallon P, Xu J, Crowe M, Mcclurg R, *et al.* Molecular diagnosis of infective endocarditis: a new Duke's criterion. Scand J Infect Dis. 2001; 33: 673-80.

59. Madico GE, Rice PA. 16S-ribosomal DNA to diagnose culture-negative endocarditis. Curr Infect Dis Rep. 2008; 10: 280-6.

60. Marín M, Muñoz P, Sánchez M, del Rosal M, Alcalá L, Rodríguez-Créixems M, *et al.* Molecular diagnosis of infective endocarditis by real-time broad-range polymerase chain reaction (PCR) and sequencing directly from heart valve tissue. Medicine (Balt). 2007; 86: 195-202.

61. Syed FF, Millar BC, Prendergast BD. Molecular technology in context: a current review of diagnosis and management of infective endocarditis. Prog Cardiovasc Dis. 2007; 50: 181-97.

62. Lang S, Watkin RW, Lambert PA, Bonser RS, Littler WA, Elliott TS. Evaluation of PCR in the molecular diagnosis of endocarditis. J Infect. 2004; 48: 269-75.

63. Ge X, Kitten T, Chen Z, Lee SP, Munro CL, Xu P. Identification of *Streptococcus sanguinis* genes required for biofilm formation and examination of their role in endocarditis virulence. Infect Immun. 2008; 76: 2551-9.

64. Stewart PS, Costerton JW. Antibiotic resistance of bacteria in biofilms. Lancet. 2001; 358: 135-8.

65. Lewis K. Persister cells, dormancy and infectious disease. Nat Rev Microbiol. 2007; 5: 48-56.

66. Kussell E, Kishony R, Balaban NQ, Leibler S. Bacterial persistence: a model of survival in changing environments. Genetics. 2005; 169: 1807-14.

67. Jayaraman R. Bacterial persistence: some new insights into an old phenomenon. J Biosci. 2008; 33: 795-805.

68. Gefen O, Balaban NQ. The importance of being persistent: heterogeneity of bacterial populations under antibiotic stress. FEMS Microbiol Rev. 2009; 33: 704-17.

69. Wiuff C, Andersson DI. Antibiotic treatment in vitro of phenotypically tolerant bacterial populations. J Antimicrob Chemother. 2007; 59: 254-63.

70. Balaban NQ, Merrin J, Chait R, Kowalik L, Leibler S. Bacterial persistence as a phenotypic switch. Science. 2004; 305: 1622-5.

Capítulo 4

Manifestaciones clínicas de la endocarditis infecciosa

J. LÓPEZ, J.A. SAN ROMÁN

Servicio de Cardiología
Hospital Clínico Universitario de Valladolid

Correspondencia:
Dr. José Alberto San Román
asanroman@secardiologia.es

1   Consideraciones generales

La expresión clínica de la endocarditis infecciosa (EI) puede ser muy variada y dar lugar a una amplia gama de síntomas y signos, referidos a cualquier aparato o sistema del organismo.[1,2] Algunas manifestaciones clínicas muy típicas han de hacer sospechar esta enfermedad, como la presencia simultánea de fiebre, soplo cardíaco y lesiones cutáneas. Sin embargo, muchos pacientes presentan manifestaciones aisladas e incompletas que pueden dificultar el diagnóstico, y otras enfermedades, como las vasculitis, las neoplasias y las enfermedades del colágeno, pueden presentar un cuadro clínico similar al de la endocarditis y retrasar tanto su diagnóstico como el inicio de las medidas terapéuticas, con las implicaciones que esto comporta.

Las manifestaciones clínicas de la endocarditis pueden producirse por cuatro mecanismos fisiopatológicos diferentes:[3,4]

- La bacteriemia constante debida a la liberación de microorganismos al torrente sanguíneo desde las vegetaciones, que se manifiesta por escalofríos, pérdida de peso, anorexia, fiebre y alteraciones analíticas como leucocitosis, aumento de reactantes de fase aguda (proteína C reactiva, velocidad de sedimentación globular) o anemia.

- El proceso infeccioso intracardíaco con invasión local y extensión perivalvular, con las consecuentes complicaciones valvulares (perforación valvular, dehiscencia protésica) o perivalvulares (abscesos, fístulas, seudoaneurismas, bloqueos auriculoventriculares) que con frecuencia provocan insuficiencia cardíaca (IC).

- Las embolias sépticas en la circulación sistémica (endocarditis izquierdas) o pulmonares (endocarditis derechas), debidas al desprendimiento de fragmentos de las vegetaciones, y que se manifiestan como infartos en diferentes órganos (sistema nervioso central, bazo, hígado, riñón…), hemorragias, aneurismas micóticos y abscesos.

- El desarrollo de enfermedad por inmunocomplejos, cuya formación está estimulada por una situación de infección crónica y que puede dar lugar a manifestaciones renales, reumáticas, vasculitis y cutáneas.

La EI puede ser aguda, subaguda o crónica. En la forma aguda, los pacientes presentan síntomas desde unos días a dos o tres semanas previas al ingreso. Los más frecuentes son fiebre alta, escalofríos, IC y fenómenos embólicos periféricos. El microorganismo causante más frecuente es *Staphylococcus aureus*.[5] En la forma subaguda, los síntomas aparecen más de dos semanas antes del ingreso y predominan la febrícula, la astenia, la anorexia y la pérdida de peso. Las embolias sistémicas son menos frecuentes que en la forma aguda, y los microorganismos más frecuentes son *Streptococcus* del grupo *viridans,* estafilococos coagulasa negativos y el grupo HACEK (*Haemophilus [Aggregatibacter] aphrophilus, Aggregatibacter actinomycetemcomitans, Cardiobacterium hominis, Eikenella corrodens* y *Kingella* spp.). No es infrecuente que los pacientes con endocarditis subagudas tengan hemocultivos negativos, debido a un tratamiento previo con antibióticos. Un pequeño porcentaje de pacientes presenta síntomas de varios meses de duración antes de que se establezca el diagnóstico de EI. Esta forma de infección suele estar producida por microorganismos muy poco virulentos y afectar a pacientes con material protésico.

La fiebre es el síntoma más frecuente en la EI y está presente en el 90 % de los casos (véase la tabla 1).[1,2] Puede estar ausente o ser mínima en los pacientes ancianos,[6] con enfermedad renal o hepática crónica, con insuficiencia cardíaca congestiva (ICC), tratados con antibióticos o si la enfermedad está causada por microorganismos poco virulentos.[7]

2   Formas de presentación clínica

2.1   *Manifestaciones cardíacas*

La presentación cardíaca de la EI es muy frecuente. La ICC es la complicación cardíaca más importante de la endocarditis, pues es la situación clínica que más influye en el pronóstico de estos pacientes.[8] La IC ocurre en más del 50 % de los pacientes[9] y puede ser secundaria a varias lesiones anatómicas: perforación de una valva, rotura de cuerdas tendinosas, desarrollo de una estenosis funcional secundaria a la obstrucción al flujo sanguíneo por la presencia de grandes vegetaciones (p. ej., en las endocarditis fúngicas), miocarditis, embolia coronaria con infarto agudo de miocardio y abscesos miocárdicos. La IC es más frecuente cuando la infección asienta sobre la válvula aórtica que cuando la afectada es la mitral.[7,10,11] En los pacientes con endocarditis sobre válvula nativa, la causa de IC más frecuente es la insuficiencia aórtica, por destrucción valvular. Puede desarrollarse de forma insidiosa o representar el agravamiento de una IC crónica. Las manifestaciones clínicas son muy variadas, desde cuadros leves de congestión pulmonar hasta edema agudo de pulmón, e incluso situaciones bruscas de *shock* cardiogénico.

Manifestaciones clínicas	Frecuencia de presentación (%)	Manifestaciones clínicas	Frecuencia de presentación (%)
Fiebre	80-85	Cefalea	15-40
Escalofríos y sudoración	40-75	Náuseas o vómitos	15-20
Anorexia, pérdida de peso, mal estado general	25-50	Dolor precordial	8-15
		Dolor abdominal	5-15
Mialgias, artralgias	15-30	Confusión	10-20
Lumbalgias	7-15	Embolia arterial	20-50
Soplo cardíaco	80-85	Esplenomegalia	15-50
Soplo de insuficiencia de nueva aparición o empeoramiento de uno preexistente	10-40	Acropaquias	10-20
		Manifestaciones neurológicas	20-40
Disnea	20-40	Manifestaciones periféricas (nódulos de Osler, petequias, lesiones de Janeway)	10-40
Tos	25		
Enfermedad vascular cerebral	15-20		

Tabla 1. Características clínicas de la endocarditis infecciosa.

Cuando hay afectación de la válvula aórtica, el pronóstico de la endocarditis es peor por varios factores: el corazón tolera mal la insuficiencia aórtica aguda, puede ocurrir un derrame y taponamiento pericárdico o un cortocircuito masivo izquierda-derecha, por rotura de un seno de Vasalva hacia el pericardio o hacia la aurícula derecha, respectivamente; puede producirse un bloqueo cardíaco si un absceso miocárdico invade el sistema de conducción, y son más frecuentes las embolias en las arterias coronarias.

La IC es la principal causa de muerte en los pacientes con EI,[12] la indicación más frecuente de cirugía en la fase aguda de la infección[11,13-15] y se ha identificado como un factor predictor independiente de mortalidad, en endocarditis tanto nativas como protésicas.[8,16-23]

Casi siempre (85 %) se auscultan soplos cardíacos, salvo al comienzo de la endocarditis aguda o en usuarios de drogas por vía parenteral (UDVP) con infección de la válvula tricúspide. La aparición de un soplo cardíaco en un paciente con fiebre prolongada sin un claro foco infeccioso ha de hacer sospechar al clínico una EI. El incremento de la intensidad o el cambio en la tonalidad de un soplo previamente existente no es un criterio diagnóstico de EI.[24]

Otra complicación cardíaca que pueden presentar los pacientes con EI es la pericarditis, secundaria a la extensión de la infección más allá del anillo valvular. Hoy día, la pericarditis purulenta es excepcional y los derrames pericárdicos de estos pacientes suelen deberse a IC, uremia o hipertensión pulmonar.[25] En un 15-20 % de las autopsias de pacientes con endocarditis se demuestra una pericarditis.

La incidencia de síndrome coronario agudo durante el transcurso de una EI es una complicación poco frecuente, asociada a un pronóstico muy sombrío. Suele aparecer en las fases iniciales de la enfermedad, y las manifestaciones clínicas no difieren de las del síndrome coronario agudo típico de naturaleza aterosclerótica.[25] Los mecanismos patogénicos de esta complicación son la embolia coronaria, la compresión coronaria por complicaciones perianulares aórticas y, con menos frecuencia, la obstrucción de un *ostium* coronario por una vegetación de gran tamaño, insuficiencia aórtica grave o inestabilización de placas ateroscleróticas previas en el marco de la infección.[26]

2.2 *Manifestaciones embólicas*

La incidencia de embolias en la EI oscila entre el 22 y el 50 % de los episodios, y representan, después de la IC, la complicación más frecuente.[1,2] Ocurren con más frecuencia de lo que se detecta clínicamente, debido a que muchas de ellas son silentes, y su prevalencia varía según la definición de embolia utilizada en las diferentes series y las técnicas diagnósticas empleadas para su detección. Sus manifestaciones y consecuencias dependen del tamaño y de la localización de la embolia.

Los fenómenos tromboembólicos pueden tener lugar antes del diagnóstico de la endocarditis, durante el tratamiento antibiótico de la enfermedad, o bien una vez finalizado. Sin embargo, la mayoría acontece antes del inicio del tratamiento antibiótico o durante los primeros 15 días de éste (65 %), para posteriormente descender su frecuencia de forma significativa.

Hay factores microbiológicos (*S. aureus*, endocarditis micóticas[22,28-31]), ecocardiográficos (tamaño de la vegetación,[25,27] localización mitral,[29,30] movilidad de la vegetación[32]) y biológicos (concentraciones altas de selectina P, selectina E)[33] que, en algunos estudios, se han identificado como predictores de embolias, aunque con resultados dispares entre los trabajos que los han analizado. Sin embargo, es muy complicado, desde el punto de vista clínico, predecir el riesgo de embolia en un paciente con endocarditis.

Las embolias pueden afectar a cualquier lecho arterial del organismo. El accidente vascular cerebral es su manifestación clínica más dramática. Las embolias más habituales son las cerebrales (52-65 %), seguidas de las esplénicas, las renales y en los miembros inferiores. La embolia de la arteria esplénica produce dolor en el cuadrante superior izquierdo del abdomen, con irradiación al hombro, y derrame pleural. La embolia de la arteria retiniana se acompaña de pérdida súbita de visión, pero es infrecuente (menos del 2 %). La endocarditis derecha produce embolias sépticas en el pulmón, que provocan infiltrados, a menudo nodulares y en ocasiones cavitados.

2.3 *Manifestaciones neurológicas*

Un tercio de los pacientes diagnosticados de EI sufre alteraciones neurológicas,[2,30-32,34] debidas a embolias cerebrales en el territorio de la arteria cerebral media (25 %), aneurismas micóticos (1,3-6,2 %), abscesos cerebrales y meningitis purulenta (más frecuente en la endocarditis por *S. aureus*), arteritis cerebral, parálisis de pares craneales y hemorragia cerebral. Con frecuencia son la manifestación inicial de la enfermedad[30,35-37] y aparecen antes de que llegue a establecerse el diagnóstico y se inicie el tratamiento de la endocarditis. Éste es el principal motivo de que su frecuencia y gravedad no hayan disminuido en las últimas décadas, a pesar de la notable mejora en las técnicas diagnósticas y terapéuticas. Aunque hay que sospechar un aneurisma micótico cuando un paciente diagnosticado de endocarditis presenta cefalea

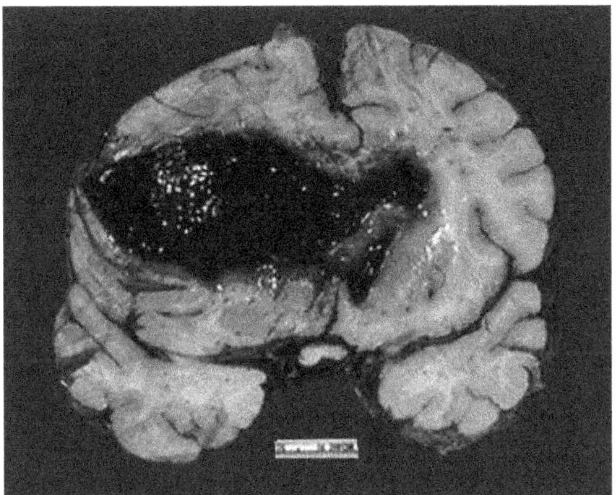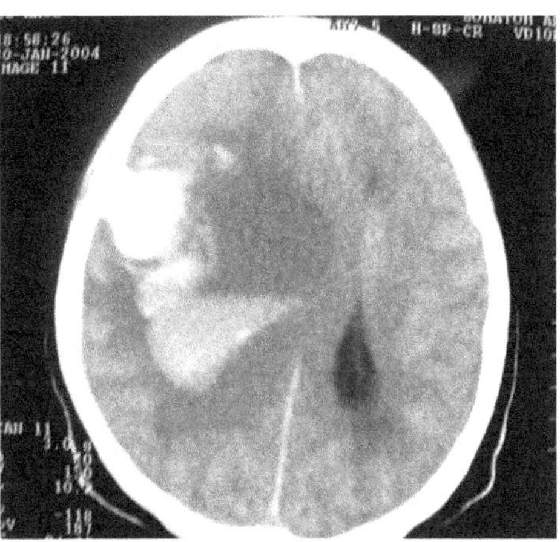

Figura 1. Hemorragia cerebral masiva en un paciente con endocarditis mitral por Staphylococcus aureus (pieza de necropsia y tomografía computarizada cerebral).

localizada, intensa y continua, el diagnóstico suele hacerse tras producirse una hemorragia cerebral repentina y catastrófica. Las principales manifestaciones neurológicas de la EI son el ictus isquémico embólico (14-30 %), la hemorragia cerebral (3-5 %), la encefalopatía aguda (6 %), la meningitis (7 %) y los abscesos cerebrales (2 %).[29,34-36]

La embolización de fragmentos de las vegetaciones cardíacas en los vasos sanguíneos cerebrales es el principal mecanismo patogénico, y su frecuencia se estima muy alta, ya sea de forma clínicamente silente (pequeños émbolos cerebrales sin expresión clínica) o como un infarto cerebral sintomático. El infarto cerebral embólico es la presentación neurológica más frecuente y la manifestación clínica inicial en un 14 % de los casos de endocarditis. Es más frecuente en la endocarditis mitral que en la aórtica y se asocia a una alta mortalidad, cercana al 50 %.[28,36]

Aunque las embolias pueden aparecer en cualquier territorio arterial, el destino más frecuente es el sistema nervioso central (52-65 %) y la mayoría se alojan en la arteria cerebral media.[38] Los principales factores de riesgo de embolización y, por tanto, de complicaciones neurológicas en la endocarditis, son el retraso en el inicio de la antibioticoterapia (un 76 % de las complicaciones neurológicas ocurren antes de su instauración),[25] la localización de la infección en las cavidades izquierdas, el tamaño de la vegetación > 10 mm[37] y la implicación de *S. aureus*.[24,25,30,32,35,39-41] La diseminación infecciosa a distancia y las lesiones mediadas por inmunocomplejos son otros mecanismos patogénicos reconocidos.

La hemorragia cerebral asociada a la endocarditis es la complicación que se asocia con una mayor mortalidad, y puede ser subaracnoidea o intraparenquimatosa (generalmente de localización lobar) (véase la figura 1). Se debe a tres mecanismos fundamentales: 1) la vasculitis cerebral séptica que provoca la rotura del vaso tras el daño en su pared ocasionado por la impactación de un émbolo; 2) la rotura de aneurismas micóticos (en este caso, la complicación neurológica suele ser tardía) (véase la figura 2); y 3) la transformación hemorrágica de un infarto cerebral. Esta última condición es habitual en los infartos por embolias sépticas, y con frecuencia es asintomática, aunque cuando se asocia con el uso de anticoagulantes puede implicar un importante deterioro neurológico.[40]

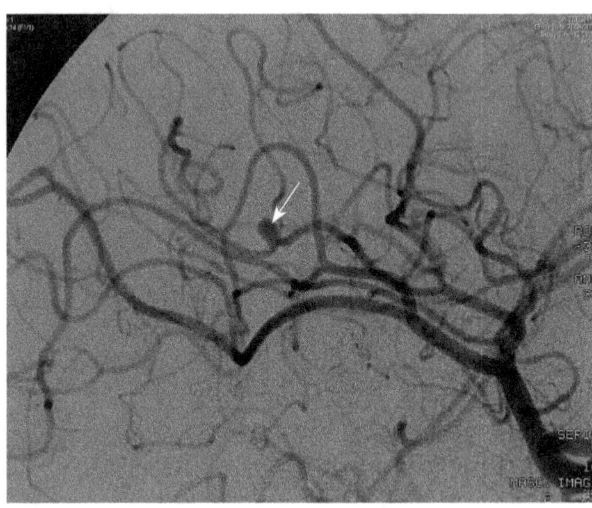

Figura 2. Aneurisma micótico cerebral en paciente con endocarditis mitral y aórtica por Bartonella *spp.*

La aparición de complicaciones neurológicas ensombrece penosamente el pronóstico de la endocarditis, con un aumento de hasta 3,2 veces su mortalidad.[30,36] En este sentido, es fundamental un reconocimiento temprano porque el riesgo de embolia cerebral disminuye a menos de un 5 % después de 48 horas de controlada la infección.[35]

2.4 Manifestaciones cutáneas

En la actualidad, las manifestaciones cutáneas propias de la EI aparecen en el 6-10 % de los pacientes, una incidencia muy inferior a la de la era preantibiótica (50-60 %).[1-3] A medida que aumenta la edad de los pacientes con EI, la frecuencia de manifestaciones cutáneas desciende.[45] El mecanismo patogénico de estas lesiones no está perfectamente aclarado y se barajan dos posibilidades: vasculitis inmunitaria o microembolias sépticas. Se observan sobre todo en las endocarditis izquierdas. Hay varias formas de lesiones cutáneas que pueden aparecer con una EI, en ocasiones pueden coincidir varias en un mismo paciente y ninguna de ellas es patognomónica de endocarditis.

Los nódulos de Osler son pequeñas induraciones eritematosas, dolorosas, de color rojizo o rojo violáceo, generalmente situadas en los pulpejos de los dedos de las manos o de los pies, aunque también pueden aparecer en la planta de los pies, los antebrazos y las orejas. Se observan en un 4-6 % de los pacientes con endocarditis, persisten varias horas o días, en ocasiones se necrosan y pueden aparecer en otras enfermedades. Su naturaleza histológica es controvertida: clásicamente se han considerado como lesiones vasculíticas inmunológicamente mediadas, pero recientes estudios muestran hallazgos histológicos de microabscesos con cultivos positivos.[46,47] Junto con la glomerulonefritis, las manchas de Roth y el factor reumatoide, se han englobado dentro de los criterios de Duke[48] y en los mismos modificados[24] como fenómenos inmunitarios, y constituyen *per se* un criterio diagnóstico menor de EI.

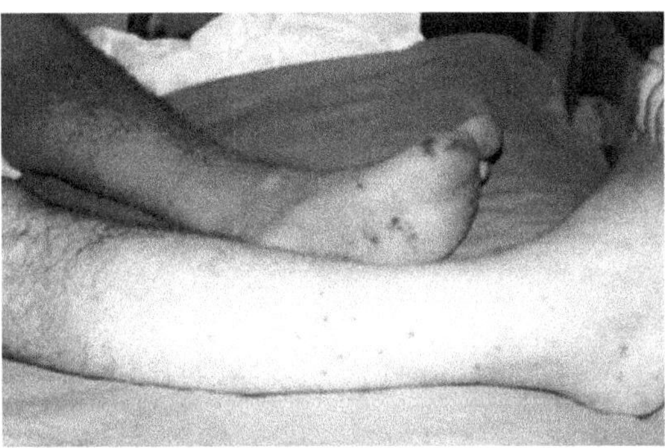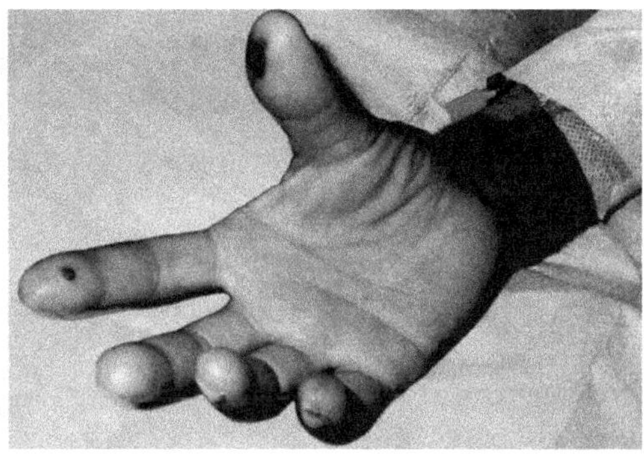

Figura 3. Lesiones petequiales en las palmas de las manos y las plantas de los pies en pacientes con endocarditis infecciosa.

Las lesiones de Janeway son pequeñas máculas hemorrágicas nodulares, de configuración oval o circular, no dolorosas, que aparecen en las palmas de las manos y las plantas de los pies. En el transcurso de la enfermedad van cambiando de coloración: inicialmente son rosa moteado, posteriormente azuladas y después se oscurecen hasta desaparecer. Son más habituales que los nódulos de Osler y aparecen con mayor frecuencia en las endocarditis por *S. aureus*. Para algunos autores son lesiones inmunitarias[49] y para otros son el resultado de microembolias.[50] Se han englobado entre los fenómenos vasculares y constituyen *per se* un criterio diagnóstico menor de EI, pero no son patognomónicas de ésta.

Las petequias son las lesiones mucocutáneas más frecuentes. Se observan a menudo en la conjuntiva, el paladar, la mucosa bucal y la punta y la yema de los dedos. Su causa puede ser embólica o vasculítica, y no son específicas de endocarditis. Son lesiones hemorrágicas, pequeñas, rojas y no dolorosas, que no palidecen a la compresión. Pueden aparecer aisladas o agrupadas en la piel o las mucosas. Suelen localizarse en los miembros inferiores (véase la figura 3).

Las hemorragias «en astilla», también inespecíficas, son líneas de color rojo oscuro, subungueales, que aparecen en algunos pacientes con endocarditis (véase la figura 4).

Las manchas de Roth se observan en el 5 % de los pacientes con endocarditis[51] y pueden aparecer en otras enfermedades (del tejido conjuntivo y hematológicas). Es posible diagnos-

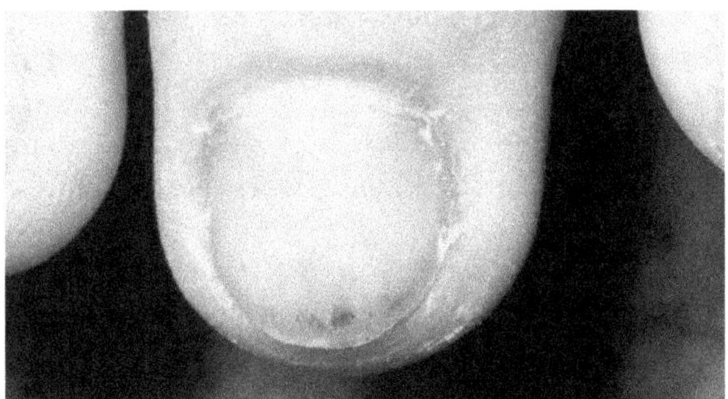

Figura 4. Hemorragias «en astilla» características de la endocarditis subaguda.

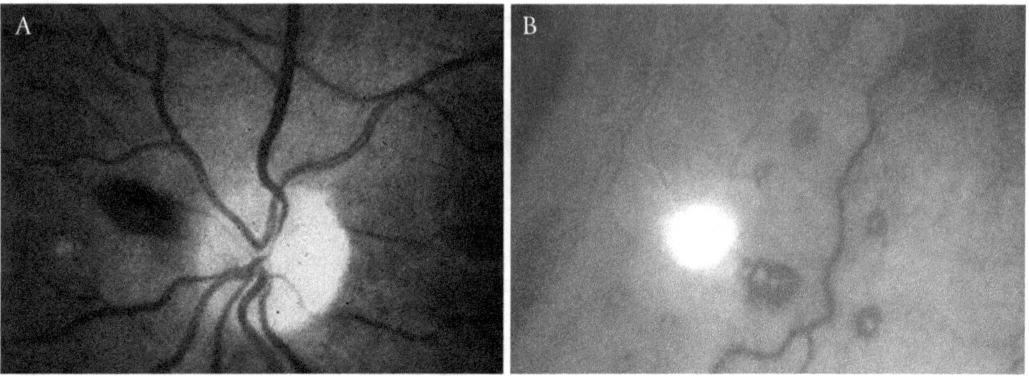

Figura 5. Lesiones retinianas en pacientes con endocarditis infecciosa.
A: hemorragia retiniana. B: manchas de Roth.

ticarlas, mediante cuidadosas exploraciones del fondo de ojo, como hemorragias retinianas ovaladas con un centro pálido que se localizan cerca del disco óptico, y que en ocasiones pueden estar rodeadas de edema y de un pequeño halo hemorrágico (signo de Litten). Suelen producirse en las endocarditis subagudas o crónicas (véase la figura 5).

Otras manifestaciones cutáneas que aparecían en la endocarditis de larga evolución, como los dedos «en palillo de tambor» o la facies «café con leche», ya casi no se ven en la práctica clínica diaria por la mejora en el tratamiento de esta enfermedad.

2.5 *Manifestaciones oftalmológicas*

En las endocarditis izquierdas puede producirse una oclusión embólica de la arteria central de la retina o de una de sus ramas principales, que se manifestará como ceguera unilateral. También pueden aparecer alteraciones visuales secundarias a parálisis de los pares craneales por embolias en el sistema nervioso central, así como hemianopsia secundaria a afectación de la corteza cerebral.

Otra posible manifestación oftalmológica grave de la EI, principalmente de las endocarditis izquierdas provocadas por microorganismos muy virulentos (*S. aureus*, neumococo, *Klebsiella* spp.), es la endoftalmitis, que puede afectar a un tejido ocular específico o bien a todo el ojo. Los pacientes suelen consultar por ojo rojo doloroso, y su pronóstico en cuanto a conservación de la agudeza visual es muy malo[52] (véase la figura 6).

Las petequias y las hemorragias conjuntivales son hallazgos frecuentes en las endocarditis; para su detección precisan una exploración meticulosa de la conjuntiva del párpado superior e inferior.

Finalmente, la exploración del fondo de ojo es una herramienta útil en el tratamiento de los pacientes con EI, ya que en ocasiones puede detectar edema papilar secundario a las lesiones intracraneales (absceso cerebral, hemorragia parenquimatosa, etc.) y las clásicas manchas de Roth, que como se ha mencionado anteriormente pertenecen al grupo de fenómenos inmunitarios, considerados como criterio diagnóstico menor de EI según los criterios modificados de Duke.[24]

2.6 Manifestaciones constitucionales

La astenia, la pérdida de peso, la anorexia y la sudoración son manifestaciones habituales de las endocarditis subagudas o crónicas, generalmente producidas por microorganismos poco virulentos.[1,2] Aunque a menudo no son los únicos síntomas de la endocarditis, una proporción importante de pacientes presenta manifestaciones constitucionales en el momento de acudir al hospital.[51] En ocasiones, el diagnóstico de EI puede retrasarse debido a que los pacientes son remitidos con sospecha de otras afecciones, como neoplasias, enfermedades crónicas, tuberculosis o enfermedades del colágeno, lo cual puede retrasar el inicio del tratamiento de la endocarditis y tiene importantes implicaciones en el pronóstico.

2.7 Manifestaciones renales

Muchos pacientes con EI presentan alteraciones del sedimento renal, como microhematuria, con proteinuria o leucocitaria. La manifestación más frecuente es el infarto renal secundario a una embolia renal.[53,54] Puede presentarse como dolor brusco en el flanco, asociado a hematuria, proteinuria y cilindruria, aunque lo más frecuente es que no se asocie a dolor abdominal. Si una embolia séptica ocluye una arteria renal importante puede provocar una necrosis renal isquémica grave, y si la arteria renal principal se ocluye por un gran émbolo puede producir un fenómeno de Goldblatt (hematuria y crisis hipertensiva).[55]

Una complicación clásica de la EI es la glomerulonefritis, cuya frecuencia ha disminuido de manera importante en comparación con la era preantibiótica, pero como puede cursar de manera asintomática, es posible que su verdadera frecuencia esté infraestimada.[56] El curso clínico es muy variable, desde casos asintomáticos con leves deterioros de la función renal, hematuria microscópica, mínima proteinuria y piuria, hasta casos con insuficiencia renal aguda grave, con características de síndrome nefrótico (proteinuria > 3 g/día, hipoalbuminemia, edema, hiperlipidemias y lipiduria) y síndrome nefrítico agudo (hipertensión, hematuria, edema y proteinuria < 3 g/día), aunque estas dos últimas situaciones son muy poco frecuentes.[57]

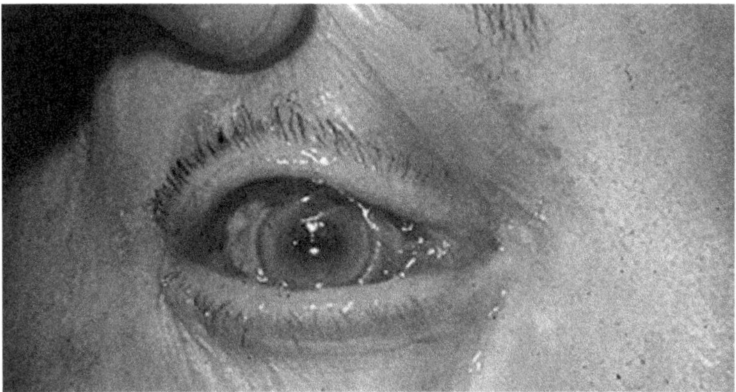

Figura 6. Endoftalmitis en una paciente con endocarditis por Streptococcus agalactiae.

2.8   Manifestaciones pulmonares

Las manifestaciones pulmonares son típicas de las endocarditis derechas. Suelen presentarse con síntomas de embolia pulmonar séptica, con tos, disnea, dolor torácico de características pleuríticas y hemoptisis. En ocasiones la radiografía de tórax muestra infiltrados pulmonares, que pueden llegar a cavitarse. La observación de múltiples infartos pulmonares en un paciente UDVP y con fiebre tiene que hacernos sospechar una endocarditis derecha (véase la figura 7). Ésta también puede sospecharse por la presencia del denominado «síndrome tricúspide», que incluye episodios respiratorios recurrentes, anemia y hematuria microscópica.[58,59]

2.9   Manifestaciones reumáticas

Un alto porcentaje de pacientes con EI muestra manifestaciones osteoarticulares (25-44 %), que pueden ser la primera manifestación de la enfermedad.[1,2] Los síntomas más frecuentes son artralgias (38 %), artritis (31 %), lumbalgia (23 %) y mialgias (19 %). También pueden aparecer discitis y espondilodiscitis. Las manifestaciones reumáticas en la endocarditis se observan con más frecuencia en los hombres y en los ancianos;[60] suelen aparecer en las fases iniciales de la enfermedad, tanto en las endocarditis izquierdas como en las derechas y en las localizadas sobre dispositivos intracavitarios (marcapasos y desfibriladores automáticos implantables), y no se asocian a un peor pronóstico. El microorganismo que con más frecuencia provoca manifestaciones reumatológicas es *S. aureus*.

La patogenia de estas manifestaciones no está bien establecida: pueden deberse a émbolos sépticos en las articulaciones en el caso de las artralgias y artritis, pero el líquido articular generalmente es estéril, lo que sugiere un origen inflamatorio. Las mialgias suponen una manifestación frecuente en las endocarditis, que en algunas series aparecen en el 16 % de los pacientes.[61] Suelen afectar a las cinturas pelviana y escapular, aunque pueden ser generalizadas. Las discitis y

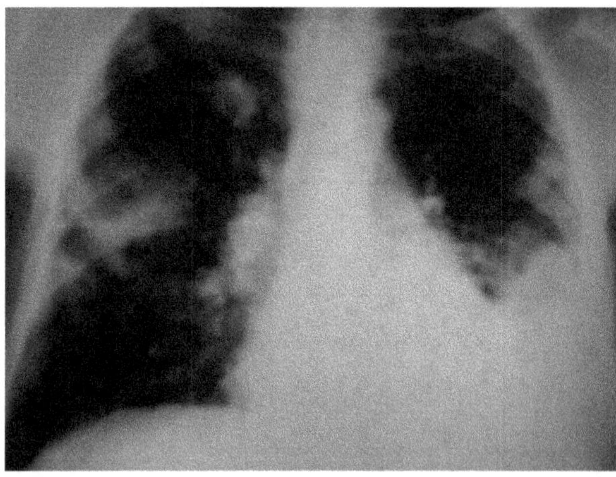

Figura 7. Embolias pulmonares y empiema en un paciente con endocarditis de la válvula tricúspide.

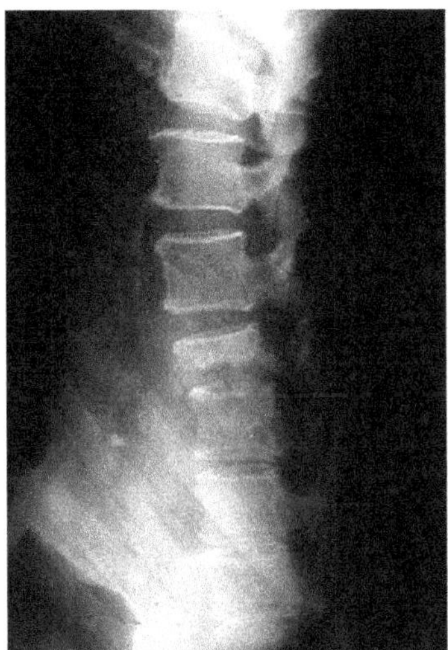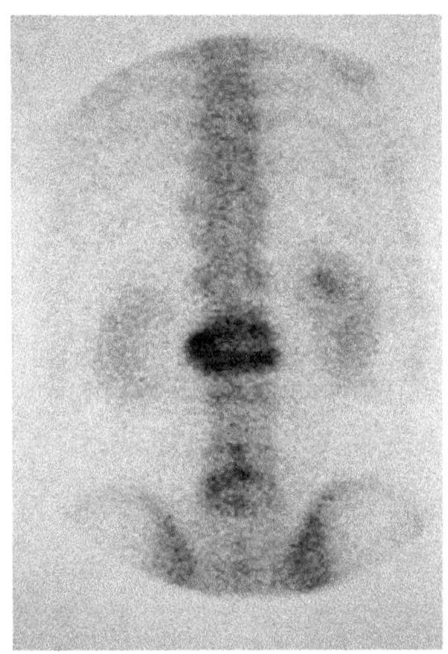

Figura 8. Radiografía y gammagrafía compatibles con osteomielitis vertebral en un paciente con endocarditis infecciosa por Staphylococcus aureus.

las espondilodiscitis se localizan sobre todo en la zona lumbar, y para su diagnóstico requieren pruebas de imagen como la radiografía, la tomografía computarizada, la resonancia magnética o la gammagrafía con galio-67 (véase la figura 8). Los síntomas pueden prolongarse durante largos períodos e incluso mantenerse tras finalizar el tratamiento antibiótico.[62] Las poliartralgias suelen ser inespecíficas, y en el caso de la artritis suelen tener una distribución monoarticular y afectar preferentemente a las rodillas, los tobillos y las caderas, y con menos frecuencia a las articulaciones metatarsofalángicas y metacarpofalángicas.[63] La sinovitis, que en la mayoría de los casos es estéril, suele resolverse rápido tras el inicio del tratamiento antibiótico específico de la endocarditis, y en general no se observan secuelas radiológicas.[64]

2.10 Manifestaciones abdominales

Aproximadamente el 8 % de los pacientes con EI comienza con síntomas abdominales.[65] Un infarto esplénico puede manifestarse con dolor en el hipocondrio izquierdo, fiebre y escalofríos, aunque también puede ser asintomático[65] (véase la figura 9). En ocasiones, el infarto esplénico evoluciona hacia la formación de un absceso, que puede asociarse a derrame pleural y cursar con fiebre mantenida.[66] Aunque es muy poco frecuente, tanto los infartos como los abscesos esplénicos pueden provocar la rotura del bazo, y ambos suelen asociarse con esplenomegalia, que es un hallazgo relativamente frecuente en la exploración física de los pacientes con EI (15-50 %).[2]

Otra forma de manifestación abdominal de la EI es la derivada de embolias en la aorta abdominal o en sus ramas principales, y también del asentamiento de aneurismas micóticos a ese nivel.[66] Por ejemplo, una embolia mesentérica se manifestará como dolor abdominal agudo, y la oclusión de la aorta distal (émbolo «en silla de montar») como dolor en ambos miembros inferiores o dolor abdominal.

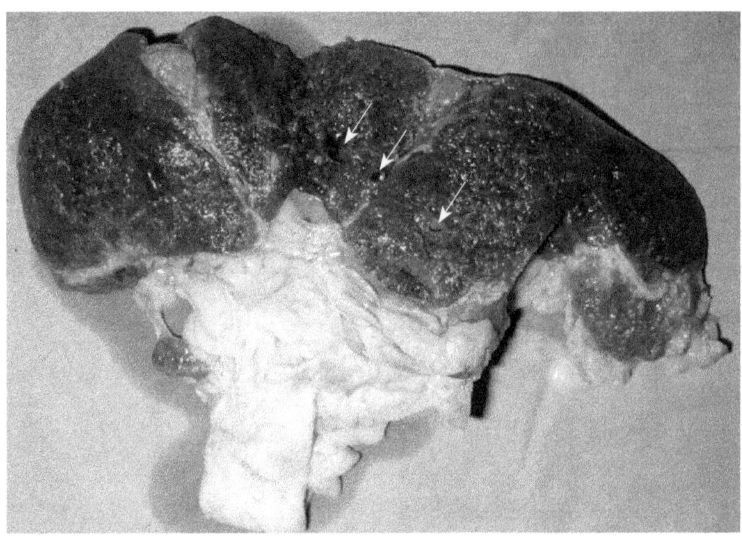

*Figura 9. Infartos esplénicos múltiples en un paciente con endocarditis de la válvula mitral
por estreptococos del grupo viridans.*

3   Endocarditis sobre válvula protésica

Las manifestaciones clínicas de las endocarditis sobre válvula protésica son similares a las de las endocarditis sobre válvula nativa (véase tabla 2),[68-70] especialmente en el caso de las protésicas tardías, cuyo perfil microbiológico, al haber transcurrido más de un año desde la intervención quirúrgica,[71] es muy similar al de las endocarditis sobre válvula nativa. En las endocarditis sobre válvula protésica tempranas, los síntomas del proceso infeccioso agudo pueden estar enmascarados por otras infecciones intercurrentes que con frecuencia sufren estos pacientes, como neumonías o infecciones de la herida quirúrgica.

	Endocarditis protésica precoz (%)	**Endocarditis protésica tardía (%)**
Fiebre	98	85
Escalofríos	60	75
Esplenomegalia	20	25
Insuficiencia cardíaca	45	35
Embolia sistémica	35	35
Manifestaciones periféricas	20	30
Soplo de nueva aparición	60	45
Alteraciones de la conducción	15	15

Tabla 2. Manifestaciones clínicas de las endocarditis sobre válvula protésica.

4　Endocarditis de las cavidades derechas

Las EI que afectan a las válvulas cardíacas derechas son mucho menos frecuentes que las endocarditis izquierdas, pues aproximadamente representan el 5-10 % de todas las endocarditis[72], y tienen un curso clínico más benigno, ya que responden favorablemente al tratamiento antibiótico en un alto porcentaje de los casos y sólo una pequeña proporción de pacientes requiere tratamiento quirúrgico.[72] Afectan en su inmensa mayoría a la válvula tricúspide[71,72] y con mucha menor frecuencia a la pulmonar[75] y la de Eustaquio.[77] Aparecen sobre todo en UDVP y en portadores de dispositivos intracavitarios, y mucho menos en pacientes con enfermedad reumática o congénita cardíaca del lado derecho. Desde el punto de vista clínico se manifiestan con fiebre prolongada, y signos y síntomas de neumonía o embolia pulmonar, que puede ocurrir hasta en un 70 % de los pacientes. A menudo los UDVP presentan dolor torácico de características pleuríticas, disnea y hemoptisis, mientras que los fenómenos vasculares periféricos, el neumotórax y la IC derecha son poco frecuentes.[77,78] El soplo de insuficiencia tricúspide está ausente en las primeras fases de la enfermedad, pero suele aparecer en el transcurso de ésta. En la radiografía de tórax es habitual observar infiltrados pulmonares redondeados, que pueden llegar a cavitarse, derrames pleurales y empiemas. Los pocos casos de endocarditis derechas en pacientes no UDVP y no portadores de marcapasos se caracterizan, desde el punto de vista clínico, por la presencia de fiebre, disnea, embolia pulmonar séptica, derrame pleural e insuficiencia cardíaca derecha.[58] En éstos es frecuente el antecedente de haber sido portadores recientes de catéteres intravasculares. El microorganismo que con más frecuencia está implicado es *S. aureus*.

5　Endocarditis en la edad pediátrica

La EI en los niños es una enfermedad poco estudiada, probablemente por su baja incidencia.[79] Presenta diferencias respecto a la del adulto, tanto en las características epidemiológicas como en las manifestaciones clínicas, su perfil microbiológico y su pronóstico.[80] Los criterios diagnósticos utilizados en los adultos son los mismos que en la infancia.[22] Se localizan más a menudo en el lado derecho que en los adultos, el microorganismo aislado con mayor frecuencia es *S. aureus*, y tienen menos complicaciones cardíacas y neurológicas que los adultos, pero una mayor tasa de embolias.[81] La presentación clínica suele ser más insidiosa en la edad pediátrica, con un período prolongado de fiebre y molestias somáticas como debilidad, dolores musculares, sudoración, pérdida de peso, anorexia, etc.[82] Desde el punto de vista pronóstico, las endocarditis en los niños suelen requerir menos tratamiento quirúrgico que en los adultos y tienen una mayor supervivencia.

Bibliografía

1.　Sarriá C, Vilacosta I, San Román JA. Manifestaciones clínicas de la endocarditis infecciosa. En: Vilacosta I, Sarriá C, San Román JA, editores. Endocarditis infecciosa. Barcelona: Prous Science; 2002. p. 57-77.

2.　Karchmer AW. Infective endocarditis. En: Brawnwald E, editor. Heart disease. A textbook of cardiovascular medicine. 5th ed. Filadelfia: WB Saunders Company; 1997. p. 1077-125.

3.　Weinstein L, Schkesinger JJ. Pathoanatomic,

pathophysiologic and clinical correlations in endocarditis (First of two parts). N Engl J Med. 1974; 291: 832-7.

4. Lerner PI, Weinstein I. Infectious endocarditis in the antibiotic era. N Engl J Med. 1966; 274: 199-206, 256-66, 323-31, 389-99.

5. Fernández-Guerrero ML. Epidemiología y microbiología de la endocarditis infecciosa. En: Vilacosta I, Sarriá C, San Román JA, editores. Endocarditis infecciosa. Barcelona: Prous Science; 2002. p. 3-14.

6. Beynon RP, Bahl VK, Prendergast BD. Infective endocarditis. BMJ. 2006; 333: 334-9.

7. Mylonakis E, Calderwood SB. Infective endocarditis in adults. N Engl J Med. 2001; 345: 1318-30.

8. San Román JA, López J, Vilacosta I, Luaces M, Sarriá C, Revilla A, et al. Prognostic stratification of patients with left-sided endocarditis determined at admission. Am J Med. 2007; 120: 369.e1-7

9. Mills J, Utley J, Abbott J. Heart failure in infective endocarditis: predisposing factors, course, and treatment. Chest. 1974; 66: 151-7.

10. Bashore TM, Cabell C, Fowler VJ Jr. Update on infective endocarditis. Curr Probl Cardiol. 2006; 31: 274-352.

11. Baddour LM, Wilson WR, Bayer AS, Fowler VG Jr, Bolger AF, Levison ME, et al. Infective endocarditis: diagnosis, antimicrobial therapy, and management of complications: a statement for healthcare professionals from the Committee on Rheumatic Fever, Endocarditis, and Kawasaki Disease, Council on Cardiovascular Disease in the Young, and the Councils on Clinical Cardiology, Stroke, and Cardiovascular Surgery and Anesthesia, American Heart Association: endorsed by the Infectious Diseases Society of America. Circulation 2005; 111: e394-e434.

12. Sexton D, Spelman D. Current best practices and guidelines assessment and management of complications in infective endocarditis. Infect Dis Clin North Am. 2002; 16: 507-21.

13. Habib G, Hoen B, Tornos P, Thuny F, Prendergast B, Vilacosta I, et al. Guidelines on the prevention, diagnosis, and treatment of infective endocarditis (new version 2009): the Task Force on the Prevention, Diagnosis, and Treatment of Infective Endocarditis of the European Society of Cardiology (ESC). Eur Heart J. 2009; 30: 2369-413.

14. Tornos P, Iung B, Permanyer-Miralda G, Baron G, Delahaye F, Gohlke-Barwolf C, et al. Infective endocarditis in Europe: lessons from the Euro heart survey. Heart. 2005; 91: 571-5.

15. Revilla A, López J, Vilacosta I, Villacorta E, Rollán MJ, Echevarría JR, et al. Clinical and prognostic profile of patients with infective endocarditis who need urgent surgery. Eur Heart J. 2007; 28: 65-71.

16. Garg N, Kandpal B, Garg N, Tewari S, Kapoor A, Goel P, et al. Characteristics of infective endocarditis in a developing country - clinical profile and outcome in 192 Indian patients, 1992-2001. Int J Cardiol. 2005; 98: 253-60.

17. Alexiou C, Langley SM, Stafford H, Lowes JA, Livesey SA, Monro JL. Surgery for active culture-positive endocarditis: determinants of early and late outcome. Ann Thorac Surg. 2000; 69: 1448-54.

18. Netzer RO, Zollinger E, Seiler C, Cerny A. Infective endocarditis: clinical spectrum, presentation and outcome. An analysis of 212 cases 1980-1995. Heart. 2000; 84: 25-30.

19. Aksoy O, Sexton DJ, Wang A, Pappas PA, Kourany W, Chu V, et al. Early surgery in patients with infective endocarditis: a propensity score analysis. Clin Infect Dis. 2007; 44: 364-72.

20. Hasbun R, Vikram HR, Barakat LA, Buenconsejo J, Quagliarello VJ. Complicated left-sided native valve endocarditis in adults: risk classification for mortality. JAMA. 2003; 289: 1933-40.

21. Bouza E, Menasalvas A, Muñoz P, Vasallo FJ, Del Mar Moreno M, García-Fernández MA. Infective endocarditis - a prospective study at the end of the twentieth century: new predisposing conditions, new etiologic agents, and still a high mortality. Medicine (Balt). 2001; 80: 298-307.

22. Thuny F, Di Salvo G, Belliard O, Avierinos JF, Pergola V, Rosenberg V, et al. Risk of embolism and death in infective endocarditis: prognostic value of echocardiography. A prospective multicenter study. Circulation. 2005; 112: 69-75.

23. Miró JM, Anguera I, Cabell CH, Chen AY, Stafford JA, Corey GR, et al. *Staphylococcus aureus* native valve infective endocarditis: report of 566 episodes from the International Collaboration on Endocarditis Merged Database. Clin Infect Dis. 2005; 41: 507-14.

24. Li JS, Sexton DJ, Mick N, Nettles R, Fowler VG Jr, Ryan T, et al. Proposed modifications to the Duke criteria for the diagnosis of infective endocarditis. Clin Infect Dis. 2000; 30: 633-8.

25. Graupner C, Vilacosta I, San Román J, Ronderos R, Sarriá C, Fernández C, et al. Periannular extension of infective endocarditis. J Am Coll Cardiol. 2002; 39: 1204-11.

26. Herzog CA, Henry TD, Zimmer SD. Bacterial endocarditis presenting as acute myocardial infarction: a cautionary note for the era of reperfusion. Am J Med. 1991; 90: 392-7.

27. Manzano MC, Vilacosta I, San Román JA, Aragoncillo P, Sarriá C, López D, *et al.* Síndrome coronario agudo en la endocarditis infecciosa. Rev Esp Cardiol. 2007; 60: 24-31.

28. Luaces M, Vilacosta I, Sarriá C, Fernández C, San Román JA, Sanmartín JV, *et al.* Endocarditis infecciosa y embolias del eje hepatoesplenorrenal. Rev Esp Cardiol. 2004; 57: 1188-96.

29. Steckelberg JM, Murphy JG, Ballard D, Bailey K, Tajik AJ, Taliercio CP, *et al.* Emboli in infective endocarditis: the prognostic value of echocardiography. Ann Intern Med. 1991; 114: 635-40.

30. Vilacosta I, Graupner C, San Román JA, Sarriá C, Ronderos R, Fernández C, *et al.* Risk of embolization after institution of antibiotic therapy for infective endocarditis. J Am Coll Cardiol. 2002; 39: 1489-95.

31. Bayer AS, Bolger AF, Taubert KA, Wilson W, Steckelberg J, Karchmer AW, *et al.* Diagnosis and management of infective endocarditis and its complications. Circulation. 1998; 98: 2936-48.

32. Di Salvo G, Habib G, Pergola V, Avierinos JF, Philip E, Casalta JP, *et al.* Echocardiography predicts embolic events in infective endocarditis. J Am Coll Cardiol. 2001; 37: 1069-76.

33. Korkmaz S, Ileri M, Hisar I, Yetkin E, Kosar F. Increased levels of soluble adhesion molecules, E-selectin and P-selectin, in patients with infective endocarditis and embolic events. Eur Heart J. 2001; 22: 874-8.

34. Anderson DJ, Goldstein LB, Wilkinson WE, Corey GR, Cabell CH, Sanders LL, *et al.* Stroke location, characterization, severity and outcome in mitral vs aortic valve endocarditis. Neurology. 2003: 1: 1341-6.

35. Cabell CH, Pond KK, Peterson GE, Durack DT, Corey GR, Anderson DJ, *et al.* The risk of stroke and death in patients with aortic and mitral valve endocarditis. Am Heart J. 2001; 142: 75-80.

36. Heiro M, Nikoskelainen J, Engblom E, Kotilainen E, Marttila R, Kotilainen P. Neurologic manifestations of infective endocarditis: a 17-year experience in a teaching hospital in Finland. Arch Intern Med. 2000; 160: 2781-7.

37. Roder BL, Wandall DA, Espersen F, Frimodt-Møller N, Skinhøj P, Rosdahl VT. Neurologic manifestations in Staphylococcus aureus endocarditis: a review of 260 bacteremic cases in nondrug addicts. Am J Med. 1997; 102: 379-86.

38. Eishi K, Kawazoe K, Kuriyama Y, Kitoh Y, Kawashima Y, Omae T. Surgical management of infective endocarditis associated with cerebral complications. Multi-center retrospective study in Japan. J Thorac Cardiovasc Surg. 1995; 110: 1745-55.

39. Kanter M, Hart R. Neurologic complications of infective endocarditis. Neurology. 1991; 41: 1015-20.

40. Jones HR Jr, Siekert RG. Neurological manifestations of infective endocarditis. Review of clinical and therapeutic challanges. Brain. 1989; 112: 1295-315.

41. Lerner PI. Neurologic complications of infective endocarditis. Med Clin North Am. 1985; 69: 385-98.

42. Hart RG, Kagan-Hallet K, Joerns SE. Mechanism of intracranial hemorrhage in infective endocarditis. Stroke. 1987; 18: 1048-56.

43. Salgado AV, Furlan AJ, Keys TF, Nichols TR, Beck GJ. Neurologic complications of endocarditis: a 12-year experience. Neurology. 1989; 39: 173-8.

44. Siddiq S, Missri J, Silverman DI. Endocarditis in an urban hospital in the 1990s. Arch Intern Med. 1996; 156: 2454-8.

45. López J, Revilla A, Vilacosta I, Sevilla T, Villacorta E, Sarriá C, *et al.* Age-dependent profile of left-sided infective endocarditis: a three-center experience. Circulation. 2010; 121: 892-7.

46. Cardullo AC, Silvers DN, Grossman ME. Janeway lesions and Osler's nodes: a review of histopathologic findings. J Am Acad Dermatol. 1990; 22: 1088-90.

47. Parikh SK, Lieberman A, Colbert DA, Silvers DN, Grossman ME. The identification of methicillin-resistant *Staphylococcus aureus* in Osler's nodes and Janewey lesions of acute bacterial endocarditis. J Am Acad Dermatol. 1996; 35: 767-8.

48. Durack DT, Lukes AS, Bright DK. New criteria for diagnosis of infective endocarditis: utilization of specific echocardiographic findings. Duke Endocarditis Service. Am J Med. 1994; 96: 200-9.

49. Fanning WL, Aronson M. Osler node, Janeway lesions, and splinter hemorrhages. Arch Dermatol. 1977; 113: 648-9.

50. Alpert JS, Krous HF, Dalen JE, O'Rourke, Bloor CM. Pathogenesis of Osler's nodes. Ann Intern Med. 1976; 85: 471-3.

51. Anguita M, Torres F, Castillo JC, Siles JR, Ramírez A, Vallés F. Manifestaciones clínicas de la endocarditis infecciosa. Rev Esp Cardiol. 1998; 51(Suppl 2): 16-21.

52. De Otero J, Almirante B, Ribera E, Tornos MP. Endoftalmitis secundaria a endocarditis bacteriana. Med Clin (Barc). 1995; 105: 717-8.

53. Harris PS, Cobbs CG. Cardiac, cerebral, and vascular complications of infective endocarditis. Cardiol Clin. 1996; 14: 437-50.

54. Eknoyan G, Lister BJ, Kim HS, Greenberg SD. Renal complications of bacterial endocarditis. Am J Nephrol. 1985; 5: 457-69.

55. Hermans PE. The clinical manifestations of infective endocarditis. Mayo Clin Proc. 1982; 57: 15-21.

56. Morel-Maroger L, Sraer JD, Herreman G, Godeau P. Kidney in subacute endocarditis. Pathological and immunofluorescence findings. Arch Pathol. 1972; 94: 205-13.

57. Montseny JJ, Meyrier A, Kleinknecht D, Callard P. The current spectrum of infectious glomerulonephritis. Experience with 76 patients and review of the literature. Medicine (Balt). 1995; 74: 63-73.

58. Nandakumar R, Raju G. Isolated tricuspid valve endocarditis in nonaddicted patients: a diagnostic challenge. Am J Med Sci. 1997; 314: 207-12.

59. Revilla A, López J, Villacorta E, Gómez I, Sevilla T, Del Pozo MA, *et al.* Isolated right-sided valvular endocarditis in non-intravenous drug users. Rev Esp Cardiol. 2008; 61: 1253-9.

60. Azevedo J, Ribeiro C, Loureiro O, Cordeiro A. Rheumatic symptoms and signs in subacute infective endocarditis. Eur Heart J. 1984; 5(Suppl C): 71-5.

61. González-Juanatey C, González-Gay MA, Llorca J, Crespo F, García-Porrúa C, Corredoira J, *et al.* Rheumatic manifestations of infective endocarditis in non-addicts. A 12-year study. Medicine. 2001; 80: 9-19.

62. Rodríguez M, Ramos M, Soriano E, Álvarez A. Espondilitis y endocarditis por *Streptococcus viridans.* An Med Interna. 2005; 22: 499-500.

63. Levo Y, Nashif M. Musculoskeletal manifestations of bacterial endocarditis. Clin Exp Rheumatology. 1983; 1: 49-52.

64. Thomas P, Allal J, Bontoux D, Rossi F, Poupet JY, Petitalont JP, *et al.* Rheumatological manifestations of infective endocarditis. Ann Rheum Dis. 1984; 43: 716-20.

65. Ting W, Silverman NA, Arzouman DA, Levitsky S. Splenic septic emboli in endocarditis. Circulation. 1990; 82(5 Suppl): IV105-9.

66. Robinson SL, Saxe JM, Lucas CE, Arbulu A, Ledgerwood AM, Lucas WF. Splenic abscess associated with endocarditis. Surgery. 1992; 112: 781-6.

67. Millaire A, Leroy O, Gaday V, de Groote P, Beuscart C, Goullard L, *et al.* Incidence and prognosis of embolic events and metastatic infections in infective endocarditis. Eur Heart J. 1997; 18: 677-84.

68. Wilson WR, Danielson GK, Giuliani ER, Geraci JE. Prosthetic valve endocarditis. Mayo Clin Proc. 1982; 57: 155-61.

69. Pérez-Vázquez A, Fariñas MC, García-Palomo JD, Bernal JM, Revuelta JM, González-Macías J. Evaluation of the Duke criteria in 93 episodes of prosthetic valve endocarditis: could sensitivity be improved? Arch Intern Med. 2000; 160: 1185-91.

70. Douglas JL, Cobbs CG. Prosthetic valve endocarditis. En: Kaye D, editor. Infective endocarditis. Nueva York: Raven Press; 1992. p. 1388-92.

71. López J, Revilla A, Vilacosta I, Villacorta E, González-Juanatey C, Gómez I, *et al.* Definition, clinical profile, microbiological spectrum and prognostic factors of early-onset prosthetic valve endocarditis. Eur Heart J. 2007; 28: 760-5.

72. Hecht SR, Berger M. Right-sided endocarditis in intravenous drug users. Prognostic features in 102 episodes. Ann Intern Med. 1992; 117: 560-6.

73. McDonald JR. Acute infective endocarditis. Infect Dis Clin North Am. 2009; 23: 643-64.

74. Ginzton LE, Siegel RJ, Criley JM. Natural history of tricuspid valve endocarditis: a two dimensional echocardiographic study. Am J Cardiol. 1982; 49: 1853-9.

75. Panidis IP, Kotler MN, Mintz GS, Segal BL, Ross JJ. Right heart endocarditis: clinical and echocardiographic features. Am Heart J. 1984; 107: 759-64.

76. Nakamura K, Satomi G, Sakai T, Ando M, Hashimoto A, Koyanagi H, *et al.* Clinical and echocardiographic features of pulmonary valve endocarditis. Circulation. 1983; 67: 198-204.

77. Vilacosta I, San Román JA, Roca V. Eustachian valve endocarditis. Br Heart J. 1990; 64: 340-1.

78. Sheagren JN. Endocarditis complicating parenteral drug abuse. En: Remington JS, Swartz MN, editores. Current clinical topics in infectious diseases. Nueva York: McGraw-Hill; 1981. p. 211-33.

79. Reisberg BE. Infective endocarditis in the narcotic addict. Prog Cardiovasc Dis. 1979; 22: 193-204.

80. Del Pont JM, De Cicco LT, Vartalitis C, Ithurralde M, Gallo JP, Vargas F, *et al.* Infective endocarditis in children: clinical analyses and evaluation of two diagnostic criteria. Pediatr Infect Dis J. 1995; 14: 1079-86.

81. Castillo JC, Anguita MP, Ramírez A, Siles JR, Torres F, Mesa D, *et al.* Long term outcome of infective endocarditis in patients who were not drug addicts: a 10 year study. Heart. 2000; 83: 525-30.

82. Ferrieri P, Gewitz MH, Gerber MA, Newburger JW, Dajani AS, Shulman ST, *et al*; Committee on Rheumatic Fever, Endocarditis, and Kawasaki Disease of the American Heart Association Council on Cardiovascular Disease in the Young. Unique features of infective endocarditis in childhood. Circulation. 2002: 30; 105: 2115-26.

Capítulo 5

Endocarditis producidas por bacterias grampositivas

M.L. Fernández-Guerrero

Servicio de Medicina Interna
Fundación Jiménez Díaz
Universidad Autónoma de Madrid
Madrid

Correspondencia:
Dr. Manuel L. Fernández Guerrero
mlfernandez@fjd.es

1   Introducción

La endocarditis infecciosa (EI) sigue causando una morbilidad y una mortalidad considerables. Después de 125 años de su detallada y precisa descripción por William Osler, aún es motivo de interés y continua investigación.[1] Globalmente considerada, la mortalidad por EI oscila entre el 17 y el 40 %.[1-3] Pero sería erróneo considerarla una enfermedad única cuando en realidad se trata de diversas enfermedades y con aspectos epidemiológicos, clínicos, microbiológicos y terapéuticos específicos. No se trata sólo de infecciones producidas por microorganismos distintos, cada una de ellas con características particulares, sino que también los factores inherentes a la persona enferma (la comorbilidad, el tipo de cardiopatía subyacente, la localización de la infección dentro del corazón) determinarán peculiaridades clínicas y, en última instancia, el pronóstico de la infección. Podríamos citar la endocarditis causada por *Staphylococcus aureus* en los drogadictos, generalmente localizada en la válvula tricúspide, con manifestaciones limitadas al pulmón y cuya mortalidad es inferior al 5 %, y compararla con la misma infección pero sobre una prótesis aórtica. Esta situación suele conducir a fallo cardíaco y produce múltiples complicaciones embólicas, incluyendo infartos cerebrales hemorrágicos con una letalidad del 30 al 50 %.[4] Puede hablarse de un mismo patógeno y de dos enfermedades diferentes.

En este capítulo se tratarán las endocarditis producidas por bacterias grampositivas, que constituyen el grupo de microorganismos implicado con más frecuencia en la patogenia de la infección.

2   Bacterias grampositivas productoras de endocarditis

Estafilococos, estreptococos y enterococos producen en torno al 80 % de todos los casos de endocarditis en la mayoría de las instituciones y lugares del mundo.[3] *Listeria monocytogenes, Erysipelothrix rhusiopathiae* y excepcionalmente *Bacillus cereus, Rothia dentocariosa* y bacterias anaerobias como *Propionibacterium acnes,* producen sólo un pequeño número de casos.[3,5,6]

2.1   *Propiedades biológicas de los patógenos endocárdicos*

En la tabla 1 se detalla la frecuencia con que estreptococos, estafilococos y enterococos producen EI en tres grandes grupos de pacientes.[3,5-11] Estos microorganismos son los principales patógenos endocárdicos debido a algunas peculiaridades biológicas concretas. Su particular capacidad para «pegarse» a los trombos fibrinoplaquetarios preformados en las válvulas cardíacas, y para sobrevivir una vez en su interior, es la singularidad biológica que les faculta para invadir el endocardio. Esta capacidad se debe a la producción de adhesinas y otras moléculas de gran importancia patogénica.[7] Las adhesinas son componentes microbianos de la superficie celular que reconocen y reaccionan con macromoléculas de la matriz extracelular, y se conocen con las siglas MSCRAMM *(Microbial Surface Components Recognizing Adhesive Matrix Molecules).*[12] En el caso de *S. aureus,* las proteínas fijadoras de fibrinógeno *(clumping factor)* y la fibronectina son esenciales en el proceso de colonización de los trombos.[13] Las adhesinas de superficie, el factor de activación plaquetaria y la producción de exopolisacáridos extracelulares del tipo dextrano, son los mediadores de la colonización por estreptococos.[7] Además, *S. aureus* es capaz de invadir las células endoteliales sanas.[14] Mediante su adhesión a los receptores de fibronectina, los estafilococos penetran en el interior de estas células,

| | Endocarditis (%) | | | |
| | | Válvula protésica | | |
Microorganismo	**Válvula nativa**	**Precoz**	**Tardía**	**Drogadictos**
Estreptococos orales[a]	17-54	2-9	14-36	3-8
Streptococcus bovis	3-24	–	2-5	–
Otros estreptococos[b]	5-18	1	8	3-5
Staphylococcus aureus	20-35	15-23	10-23	60-80
Staphylococcus coagulasa negativos	6-8	30-47	15-30	0-3
Enterococcus spp.[c]	8-14	7-10	7-20	2-5

[a] Estreptococos del grupo *viridans: S. mitis, S. sanguis, S. mutants, S. salivarius, S. intermedius, Abiotrophia, Gemella morbillorum, Granulicatella.*
[b] *S. agalactiae, S. pneumoniae, S. anginosus-milleri, S. dysgalactiae, S. equi* (grupo C) y estreptococos del grupo G.
[c] *E. faecalis, E. durans, E. faecium.*

Tabla 1. Frecuencia de distintas bacterias grampositivas en la etiología de la endocarditis infecciosa en diversos grupos de pacientes.[3,5-11]

donde no son alcanzados por los antibióticos. Este fenómeno de internalización en las células endoteliales podría explicar la aparición de endocarditis sobre válvulas cardíacas normales.

Una vez en los trombos fibrinoplaquetarios, los estafilococos y los estreptococos promueven la producción de factores tisulares por los monocitos, que inducen la agregación plaquetaria y hacen crecer la vegetación. Un mecanismo esencial de virulencia, único entre las bacterias grampositivas productoras de endocarditis, es la capacidad de resistir a la acción bactericida de las sustancias microbicidas producidas por las plaquetas, una vez sometidas al estímulo de la agregación.[15]

2.2 Incidencia y ecoepidemiología

En los últimos 30 años hemos asistido a diversos cambios en la etiología microbiana de la EI.[3] El más importante ha sido la disminución de los estreptococos orales del grupo *viridans* y el aumento de los estafilococos, principalmente *S. aureus*, como principal y más frecuente causa. Este incremento se ha debido a los cambios producidos en la práctica de la medicina (aumento de la cirugía cardíaca, procedimientos invasivos intracardíacos, marcapasos, catéteres intravenosos, hemodiálisis, etc.), que han supuesto un número cada vez mayor de infecciones nosocomiales o asociadas a cuidados médicos.[16-20] El uso de drogas por vía intravenosa, común en nuestro país y en otros de nuestro entorno sociocultural desde la década de 1970, favoreció de manera importante la aparición de endocarditis por *S. aureus*.[21,22] La introducción de los programas de metadona, la mortalidad producida por el sida y seguramente el cambio a otras drogas no parenterales, han hecho que la incidencia de la endocarditis estafilocócica en los drogadictos haya disminuido de manera notable en el último decenio.[4]

Los estafilococos coagulasa negativos se han asociado tradicionalmente a la endocarditis protésica.[23] Su capacidad de adherencia a plásticos y otros materiales inertes, formando biocapas, permite la colonización y el crecimiento microbiano en torno a estos dispositivos. Pero además, en los últimos años, una serie de publicaciones han mostrado que estos microorganismos son también una causa de endocarditis sobre válvula nativa.[24] De nuevo, el contacto con el sistema sanitario y las manipulaciones que favorecen la introducción de estos saprófitos de la piel en el torrente circulatorio explican la importancia creciente de los estafilococos coagulasa negativos como agentes de endocarditis.[16,18,24] La principal especie implicada es *Staphylococcus epidermidis* y es probable que estas cepas productoras de infección endocárdica sean más virulentas que las meramente productoras de bacteriemia.[25] En ocasiones, sin embargo, pueden observarse endocarditis por otras especies como *Staphylococcus saprophyticus* o *Staphylococcus capitis*.

En los últimos años se han publicado casos y series reducidas de endocarditis causadas por *Staphylococcus lugdunensis*, un estafilococo coagulasa negativo que a veces puede confundirse con *S. aureus* por su capacidad para producir pigmento amarillo.[26,27] Se trata, no obstante, de una infección infrecuente. En un estudio de la Clínica Mayo, sólo el 4 % de los aislamientos de estafilococos en endocarditis sobre válvulas nativas fueron *S. lugdunensis*.[28] Las endocarditis producidas por este microorganismo son graves por su tendencia a producir una rápida destrucción valvular, abscesos, embolias y aneurismas micóticos. La mortalidad de la infección cuando asienta en el lado izquierdo del corazón es del 80 %.[27] La puerta de entrada suele ser la piel, debido a que *S. lugdunensis* con frecuencia se encuentra en el periné y la piel del ano.[26] Curiosamente, algunos casos de endocarditis han ocurrido tras operaciones del área inguinal, como herniorrafia, vasectomía o *bypass* arteriales, o bien como consecuencia de abscesos inguinales.[29,30]

Los estreptococos del grupo *viridans*, que hasta la década de 1970 eran los principales causantes de endocarditis,[31,32] suponen hoy el segundo grupo más importante.[3] El grupo está constituido por estreptococos alfa hemolíticos que habitan en la cavidad oral y producen endocarditis sobre válvulas naturales y protésicas adquiridas en la comunidad social. La taxonomía de estos estreptococos es cambiante. Las especies aisladas con más frecuencia en las endocarditis son *Streptococcus sanguis*, *Streptococcus mitis* y *Streptococcus mutans*[33]. El grupo *Streptococcus intermedius*, antes denominado *S. anginosus-S. milleri*, está constituído por *S. intermedius* y *S. anginosus*, y a diferencia de otros organismos del grupo *viridans* tiende a producir infecciones diseminadas y supurativas[33,34]. Las diferentes especies de *Gemella* (*G. morbillorum*, *G. bergeriae*, *G. sanguinis* y *G. hemolysans*) tienen propiedades fisiológicas similares a los llamados «variantes nutricionales», que son estreptococos que muestran ciertas peculiaridades biológicas. Estos microorganismos requieren suplementos de piridoxal o cisteína para crecer en medios líquidos, y en la actualidad son *Abiotrophia defectiva* y *Granulicatella* spp. (*G. elegans*, *G. adiacens*, *G. paraadiacens*, *G. balaenopterae*).[35]

Streotococcus bovis, clasificado en el pasado como estreptococo del grupo D, se diferencia bioquímicamente de los enterococos y su sensibilidad a la penicilina permanece estable.[33] Es un habitante normal del colon de los seres humanos, y también de terneros y vacas de leche.[36] Recientemente se ha revisado la taxonomía de los estreptococos del grupo D y el ahora llamado complejo *S. bovis/S. equinus* contiene las especies *S. galloliticus* (antes *S. bovis*), *S. infantarius*, *S. equinus* y *S. alactolyticus*.[37] La endocarditis por *S. bovis* es una infección relativamente rara; en la mayoría de las series europeas y norteamericanas, su frecuencia es inferior al 10 % de los casos.[3,5-8] Sin embargo, en ciertas zonas del sur de Francia *S. bovis* es el principal agente causal de endocarditis, que llega a producir más del 50 % de los casos.[38] En España, Corredoira *et al.*[11] han comunicado algo similar en Galicia, donde *S. bovis* era el primer agente productor de endocarditis adquirida en la comunidad social y supuso el 24 % de todos los casos. Posiblemente la pertenencia a un medio rural y el contacto con ganado vacuno podrían explicar las altas tasas de infección por *S. bovis* en Galicia y Francia.[39] Estos datos sugieren, además, que existen diferencias regionales en la etiología de la EI. De gran importancia clínica es la estrecha asociación entre la endocarditis y la bacteriemia por *S. bovis* y el cáncer de colon, enfermedades intestinales inflamatorias y cirrosis hepática.[11,40] Esta relación es tan cierta que resulta obligatorio realizar una colonoscopia en los pacientes con esta infección.

La endocarditis enterocócica supone el 10 % de todos los casos vistos en un hospital general.[5-7] Las principales especies causantes de infecciones humanas son dos: *Enterococcus faecalis* y *Enterococcus faecium*.[41] La práctica totalidad de los casos de endocarditis están producidos por *E. faecalis*, aunque el aumento de la bacteriemia por *E. faecium* ha determinado un número creciente de endocarditis por este microorganismo, que además son muy difíciles de tratar.[42-44] Raramente se han comunicado casos de endocarditis por *Enterococcus durans*, *Enterococcus gallinarum* y otras especies de enterococos.[43,45] La carencia de gelatinasa en especies de enterococos diferentes a *E. faecalis*, que es una sustancia que favorece la agregación microbiana y que podría ser determinante en la patogenia, podría explicar lo infrecuente de la endocarditis por estas otras especies.[46] Recientemente se ha descubierto que *E. faecalis* produce ACE *(Adhesin of Collagen from Enterococci)*, un componente microbiano de la superficie que favorece la adherencia a las moléculas matriciales de las vegetaciones fibrinoplaquetarias.[47] Esta molécula, similar a las del tipo *can* encontradas en *S. aureus*, también está ausente en *E. faecium*.

En el pasado se consideró que la bacteriemia enterocócica nosocomial se asociaba a endocarditis sólo excepcionalmente.[48] Sin embargo, observaciones más recientes sugieren que el riesgo de desarrollar endocarditis como consecuencia de una bacteriemia enterocócica adquirida en el hospital es significativo, del orden del 6 al 8 %.[49-51] La presencia de valvulopatía o de prótesis valvular, la positividad de tres o más hemocultivos y la bacteriemia por *E. faecalis*, pero no por *E. faecium*, son los principales factores de riesgo.[50,51] Si el aumento observado de la frecuencia de la bacteriemia por *E. faecium* determinará o no la aparición de más casos de endocarditis está por ver.

Streptococcus pyogenes (estreptococo beta hemolítico del grupo A) es causa infrecuente de endocarditis. En general, existe un foco cutáneo desde el cual se origina la infección, que puede ocurrir sobre válvulas normales.[52] La infección se describe en drogadictos y en personas de edad avanzada con comorbilidad, como alcoholismo, cirrosis hepática o diabetes melllitus.[52,53] Debido a la virulencia natural de estos microorganismos, la endocarditis por estreptococos beta hemolíticos del grupo A, y también la producida por los serogrupos C y G, es una enfermedad aguda y grave, con rápida destrucción valvular, fallo cardíaco y complicaciones metastásicas.[53] La mortalidad se ha estimado en un 27 % y más de la mitad de los enfermos requieren sustitución valvular.[53]

La endocarditis por *Streptococcus agalactiae* (estreptococo beta hemolítico del grupo B) tiene características similares a la anterior.[53] Aunque en el pasado se encontraba en mujeres sanas en el posparto, en la actualidad es característica de personas de edad avanzada con comorbilidad como diabetes mellitus, neoplasias o cirrosis hepática.[54] La infección suele ocurrir sobre válvulas naturales, a veces afectando a la válvula mitral y aórtica al mismo tiempo, y suele presentarse de forma aguda con gran toxicidad sistémica.[54-56] Las vegetaciones son grandes, móviles y pedunculadas, y el proceso daña de manera rápida y grave a las válvulas cardíacas, produciendo fallo cardíaco.[55] Las embolias e incluso el *shock* séptico son habituales. La necesidad de cirugía, por tanto, es muy frecuente, y aun así la mortalidad oscila entre el 40 y el 56 %.[54-56]

Streptococcus pneumoniae es un formidable patógeno, pero sólo raramente es causa de endocarditis.[57] La incidencia de endocarditis neumocócica se ha estimado entre 1 y 3 casos por millón de personas y año.[58,59] En España, en un estudio multicéntrico coordinado por Martínez *et al.*[60], la endocarditis neumocócica supuso el 1,4 % de todos los casos estudiados en el periodo 1978-1998. La infección ocurrió sobre todo en personas de edad avanzada con comorbilidad, con frecuencia etilismo, y casi siempre sobre válvulas previamente normales o al menos sin cardiopatía conocida. Fiebre, soplos, neumonía, meningitis y otros focos metástásicos se encontraron en la mayoría de los casos. La artritis y la panoftalmitis son frecuentes.[61] Algunos pacientes se presentan con la típica tríada de Austrian (meningitis, neumonía y endocarditis). Se observan complicaciones anulares y rotura valvular, y por consiguiente el fallo cardíaco es habitual.[60] Se trata, por tanto, de una infección grave, con una mortalidad del 25 al 35 %, que requiere un diagnóstico rápido y muy a menudo tratamiento quirúrgico.[60,61]

La endocarditis producida por *L. monocytogenes* es una rareza. La infección ocurre sobre válvula nativa o protésica.[62] Aunque en esta última situación los pacientes pueden ser inmunocompetentes, en las infecciones sobre válvula nativa a menudo se trata de personas inmuno-deprimidas, con trasplante de órgano sólido, neoplasia hematológica, sida o tratamiento con fármacos activos frente al factor de necrosis tumoral.[62-64] La revisión de casos sugiere que la endocarditis por *Listeria* es un proceso destructivo, con importante daño valvular, dehiscencia protésica, formación de abscesos y, ocasionalmente, fistulización. La gravedad de estas lesiones implica que la cirugía cardíaca es, con frecuencia, una necesidad para mantener al paciente con vida. No obstante, la mortalidad se ha estimado en torno al 35 % de los casos.[62]

E. rhusiopathiae es una causa exótica de endocarditis, de la que sólo se han publicado casos aislados.[65] Es un bacilo grampositivo anaerobio facultativo, que se encuentra como comensal en gran variedad de animales vertebrados e invertebrados. Con frecuencia los cerdos son la fuente de infección para los seres humanos. A menudo se presenta como infección profesional en matarifes, pescaderos, veterinarios, ganaderos y granjeros. La endocarditis ocurre sobre válvulas normales y produce una rápida destrucción de los velos y desarrollo de insuficiencia cardíaca.[65,66]

3   Correlaciones clinicopatológicas y microbiológicas

En general, puede hablarse de la existencia de correlaciones entre el potencial virulento de los microorganismos y las lesiones endocárdicas y sistémicas producidas en el curso de la infección. Las manifestaciones clínicas no son más que la expresión de estas lesiones titulares, consecuencia directa de la afectación valvular, las embolias viscerales y la reacción inflamatoria e inmunitaria.[67]

3.1   **Staphylococcus aureus**

S. aureus es un patógeno humano muy eficiente, capaz de producir graves infecciones en personas sanas, individuos con una simple brecha en la barrera cutaneomucosa e inmuno-deficientes. Los componentes moleculares de su pared celular, las proteínas de la superficie celular, la producción de citotoxinas (hemolisinas, leucocidinas, enterotoxinas, exfoliatinas, toxina del síndrome del *shock* tóxico, superantígenos y una variedad de enzimas) son los principales determinantes de la virulencia y la causa del daño tisular, básicamente necrosis supurativa.[68] Esta agresividad, que les permite incluso invadir células endoteliales normales, explica que hasta en un tercio de los casos produzca endocarditis sobre válvulas previamente sanas o mínimamente dañadas.[14]

La endocarditis por *S. aureus* es una enfermedad aguda y muy grave que, si no se diagnostica y trata rápidamente, produce destrucción de los velos valvulares y se extiende al miocardio subyacente, a los músculos papilares y al resto del aparato de sostén valvular.[69] La enfermedad se desarrolla súbitamente, con fiebre, escalofríos, dolor osteoarticular en los hombros y la cintura, y gran afectación del estado general. La duración media de los síntomas hasta el diagnóstico es de 12 días para las endocarditis sobre válvulas nativas y en torno a 7 días en las que afectan a válvulas protésicas.[4] La localización mitral es la más frecuente y en el 70-80 % de los casos se detectan soplos cardíacos, aunque hay que señalar que, puesto que

	Endocarditis, N (%)		
	Izquierdas **(69 casos)**	**Derechas** **(64 casos)**	**OR (IC95 %)**
Renales	31 (45)	11 (17)	3,93 (1,76-8,78)*
– Fallo renal agudo	30 (43)	10 (16)	4,15 (1,82-9,49)*
– Glomerulonefritis	5 (7)	1 (1)	
– Abscesos	2 (3)	1 (1)	
Cardíacas	39 (56)	2 (3)	40,3 (9,12-178,17)*
– Fallo cardíaco	34 (49)	2 (3)	30,11 (6,82-132,97)*
– Absceso miocárdico	12 (17)	–	28,04 (1,62-484,33)*
– Síndrome coronario agudo	5 (7)	–	
– Pericarditis	5 (7)	–	
Artritis séptica	7 (10)	3 (4)	
Sistema nervioso central	24 (35)	1 (1)	33,6 (4,38-257,54)*
– Infarto embólico	19 (27)	–	49,81 (2,94-845,12)*
– Abscesos	5 (7)	1 (1)	
– Hemorragia subaranoidea	2 (3)	–	
Embolias sistémicas	20 (29)	–	53,42 (3,15-9,05)*
Embolia séptica pulmonar	–	42 (66)	0,004 (0,0002-0,06)*
Abscesos viscerales		–	
– Esplénicos	6 (9)	–	
– Hepáticos	2 (3)	–	

OR: *odds ratio;* IC95%: intervalo de confianza del 95 %.
* Significativo, p < 0,05.

Tabla 2. Complicaciones de la endocarditis causada por Staphylococcus aureus
en la Fundación Jiménez Díaz, Madrid (1985-2006).[4]

a veces la infección ocurre sobre válvulas sanas, los soplos pueden estar ausentes o aparecer en los primeros días o semanas de la evolución.[4,70]

Se produce fallo cardíaco en el 50 % de los casos, y entre el 30 y el 40 % de los pacientes desarrollan complicaciones neurológicas (véase tabla 2). Las manchas de Janeway y los nódulos equimóticos dolorosos en las manos, los dedos y los pies son frecuentes, y en ocasiones puede observarse necrosis de los pulpejos de los dedos.[4,71] La afectación multisistémica es habitual y, a menudo, aparecen infartos y abscesos viscerales en el bazo, los riñones y el hígado. Estas lesiones mantienen la fiebre elevada a pesar del tratamiento antibiótico, y con frecuencia también la bacteriemia.[4,72,73] Los pacientes adictos a drogas por vía parenteral con endocarditis de la válvula tricúspide, y en particular las endocarditis murales derechas, auriculares, ventriculares o de la válvula de Eustaquio, no presentan soplos.[4,71] Estas endocarditis murales no son fáciles de diagnosticar por la falta de soplos y de estigmas periféricos, y a menudo por la dificultad para detectar embolias pulmonares.[4]

La endocarditis derecha estafilocócica es una infección no tan grave, con menor número de complicaciones que la endocarditis del lado izquierdo del corazón (véase la tabla 2). Globalmente, la mortalidad de los pacientes con endocarditis derecha se sitúa en torno al 17 %, pero es mucho menor en los drogadictos con infección tricuspídea que en los pacientes con endocarditis nosocomial relacionada con catéteres intravenosos.[4]

La mortalidad de la endocarditis izquierda sigue siendo alta, a pesar de su mejor conocimiento, del tratamiento antibiótico eficaz y del mayor uso de cirugía cardíaca; se sitúa entre el 20 y el 40 %,[4,74-76] aunque se han comunicado porcentajes de mortalidad del 70 %.[77] La mortalidad de la endocarditis protésica es aún mayor que la de la endocarditis de válvula nativa.[75,76,78] Los principales factores de riesgo son la edad avanzada, el fallo cardíaco, las complicaciones neurológicas, el fallo renal y la presencia de comorbilidad.[4] La acumulación de factores de riesgo tiene un indudable efecto adverso y empeora gravemente el pronóstico.[4,79,80] Los pacientes con endocarditis protésica, que por lo común están en tratamiento anticoagulante, desarrollan extensos infartos cerebrales hemorrágicos, lo que determina un pronóstico infausto.[4,81] Recientemente se ha cuestionado este efecto deletéreo de los anticoagulantes, y se ha sugerido que los pacientes anticoagulados tienen un menor riesgo de embolia cerebral.[82]

La cirugía cardíaca desempeña un papel esencial en el tratamiento de la endocarditis estafilocócica, y la presencia de complicaciones neurológicas no debería ser obstáculo para la sustitución valvular en los pacientes con fallo cardíaco que, de otro modo, morirían.[4,76,78,83,84]

3.2 *Estreptococos del grupo* viridans

Los estreptococos del grupo *viridans* constituyen un grupo diverso de microorganismos que viven como comensales principalmente en la boca. Se consideran bacterias poco virulentas que no producen endotoxinas ni secretan exotoxinas. Su patogenicidad viene determinada por la producción de dextrano extracelular, que promueve su adherencia al endocardio y con ello el inicio de la infección.[5,33]

La endocarditis por estreptococos del grupo *viridans*, que sigue siendo la más frecuente en ciertas instituciones,[8] es una infección lenta e insidiosa en su desarrollo, y con manifestaciones más discretas que las observadas en la endocarditis estafilocócica.[85,86] En la era preantibiótica, muchos pacientes vivían meses o años con una enfermedad caracterizada por debilidad, anemia e insuficiencia renal, aunque finalmente fatal. En la actualidad tampoco puede considerarse una infección benigna y, aunque la mayoría de los pacientes pueden alcanzar la curación microbiológica con regímenes antimicrobianos sencillos, su mortalidad se sitúa en torno al 10 %.[24,11-33] Es útil recordar que la endocarditis por estreptococos del grupo *viridans* puede matar al paciente cuando éste ha logrado la curación microbiológica.

Todos los casos ocurren en personas con valvulopatías previas, aunque a veces la endocarditis es el acontecimiento que pone de manifiesto una anormalidad valvular hasta entonces desconocida. En la actualidad esto es frecuente en las personas con valvulopatías degenerativas.[8] El fallo cardíaco y las embolias cerebrales son las complicaciones más frecuentes. En ocasiones puede desarrollarse un absceso miocárdico, sobre todo en los pacientes con endocarditis sobre válvula aórtica protésica, e incluso fistulización.[86] En general puede decirse que no hay correlación entre la especie aislada y el cuadro clínico o la evolución, aunque se han observado mayores tasas de fracaso terapéutico en casos debidos a «variantes nutricionales» de estreptococos.[86,87] Las infecciones producidas por estreptococos del grupo *viridans* con sensibilidad disminuida o resistencia a la penicilina no producen mayores tasas de complicaciones ni mayor mortalidad.[88]

3.3 **Enterococcus *spp.***

La endocarditis enterocócica, una infección cuya frecuencia parece aumentar, presenta mayores tasas de complicaciones y es más difícil de tratar.[89,90] Aunque en el pasado se observaba en mujeres jóvenes con cardiopatía reumática, en la actualidad la endocarditis enterocócica es una enfermedad de ancianos y a menudo con afecciones genitourinarias y manipulaciones de esa área.[42,90-97] La cistoscopia, la resección transuretral de próstata, la litotricia, las derivaciones portosistémicas intrahepáticas, la biopsia hepática, los *piercings* en el ombligo e incluso el simple sondaje urinario, deben considerarse factores de riesgo de bacteriemia y endocarditis enterocócica.[90]

En la tabla 3 se muestran las manifestaciones clínicas y las complicaciones de la endocarditis enterocócica recopiladas de una extensa revisión de la literatura médica. La mayoría de

	Pacientes con datos, N (%)		
Variable	**Series clásicas (1954-1974)** **(n = 105)**	**Series modernas (1984-2005)** **(n = 362)**	**Fundación Jiménez Díaz** **(n = 44)**
Hombres	64 (61)	269 (74)	25 (57)
Edad media (años)	57,5	67,3	58
Fiebre	102 (97)	67 (92)	43 (97)
Soplos cardíacos	91 (87)	NM	35 (79)
Esplenomegalia	49 (47)	NM	5 (11)
Estigmas periféricos	28 (39)	NM	9 (20)

Localización
  – Vávula mitral
  – Vávula aórtica
  – Mitral-aórtica
	
	35 (49)
	21 (29)
	9 (13)
		
		67 (26)
		90 (35)
		11 (4)
			
			19 (43)
			15 (34)
			7 (16)

Origen
  – Genitourinario
  – Gastrointestinal
	
	48 (46)
	4 (4)
		
		35 (27)
		34 (26)
			
			14 (32)
			2 (4)

Complicaciones
  – Fallo cardíaco
  – Embolias
	
	30 (28)
	45 (43)
		
		137 (43)
		86 (27)
			
			21 (48)
			13 (29)

NM: no mencionado.

Tabla 3. Manifestaciones clínicas de la endocarditis enterocócica. Comparación de series publicadas en dos periodos diferentes[91-102] y de la experiencia en la Fundación Jiménez Díaz,[90] Madrid.

Autor, año	Pacientes N	Cirugía N (%)	Mortalidad N (%)	Recidivas N (%)	Causa de muerte
Geraci, 1954[99]	33	0	16 (48)	2 (12)	ICC, embolias
Mandell, 1970[101]	36	0	6 (17)	NM	ICC, embolias, AM
Moellering, 1974[102]	15	1	7 (47)	NM	ICC, embolias, comorbilidad
Herzstein, 1984[98]	36	11 (30)	8 (22)	4 (14)	NM
Wilson, 1984[97]	56	4 (7)	5 (9)	7 (14)	ICC
Rice, 1991[96]	36	9 (25)	6 (17)	4 (13)	ICC, embolias
Almirante, 1991[92]	57	17 (30)	19 (34)	2 (5)	ICC, postoperatorio, comorbilidad
Olaison, 2003[95]	93	19 (20)	15 (16)	3 (4)	ICC
McDonald, 2005[42]	107	33 (31)	12 (11)	NM	NM
Anderson, 2005[93]	45	14 (31)	6 (13)	NM	NM
Fernández-Guerrero, 2006[90]	44	18 (41)	8 (18)	3 (8)	ICC, embolias, AM
Martínez-Marcos, 2009[103]	76	28 (37)	31 (40)	5 (7)	NM

AM: aneurisma micótico; ICC: insuficiencia cardíaca; NM: no mencionado.

Tabla 4. Tratamiento, mortalidad y tasas de recidiva en pacientes con endocarditis enterocócica.

los pacientes tienen valvulopatía subyacente, con predominio de valvulopatía degenerativa y prótesis valvulares. Con gran frecuencia se encuentra comorbilidad grave. La fiebre, el decaimiento, los dolores osteoarticulares y los soplos son las manifestaciones más habituales. En la actualidad, hasta el 40 % de los pacientes requiere cirugía cardíaca para su curación, sin diferencias entre las endocarditis nativas y protésicas en cuanto a la necesidad de sustitución valvular.[90]

La mortalidad de la endocarditis enterocócica se ha mantenido sin grandes cambios en los últimos 30 años, oscilando entre el 9 y el 47 % en las décadas de 1970 y 1980, entre el 11 y el 35 % en los últimos años, y del 18 % en la experiencia de la Fundación Jiménez Díaz.[90] En la tabla 4 se presenta una selección de publicaciones sobre endocarditis enterocócica con sus tasas de mortalidad y recidiva. En un reciente estudio multicéntrico español,[103] la mortalidad hospitalaria fue del 33 % y la mortalidad asociada final llegó al 40 %. La edad superior a 70 años, la insuficiencia cardíaca, la presencia de comorbilidad y la adquisición nosocomial son, en nuestra experiencia, los factores pronósticos más importantes.[90]

La experiencia acumulada sugiere un aumento de la endocarditis enterocócica nosocomial en pacientes con valvulopatía degenerativa que ingresan en el hospital por causas diversas y son sometidos a maniobras invasivas del aparato genitourinario. Con este panorama, es muy probable que la endocardits enterocóccia asociada a cuidados médicos siga aumentando.[18,19,50,51]

4　Problemas terapéuticos de la endocarditis por bacterias grampositivas

El tratamiento antimicrobiano de la endocarditis se trata en extenso en otro capítulo. Aquí señalaremos algunos problemas relacionados con la resistencia antibiótica de las principales bacterias grampositivas productoras de endocarditis, y las limitaciones del tratamiento antimicrobiano para alcanzar la curación clínica. En la tabla 5 se indican algunos problemas relacionados con la resistencia antibiótica de estos microorganismos.

La principal dificultad para lograr la curación de la infección es que, aun contando con antibióticos eficaces, la rápida destrucción de las válvulas cardíacas, la extensión de la infección más allá del anillo valvular con producción de abscesos miocárdicos, las embolias y la extremada toxicidad sistémica producen, aún más en el caso de bacterias virulentas, un rápido deterioro de las funciones vitales (cardíaca, cerebral o renal) cuya consecuencia final es la muerte.

Microorganismo	Antimicrobiano	Resistencia (%)	Comentarios
S. aureus	Penicilina	> 95	Producción de betalactamasas
	Cloxacilina	30-40	Producción PBP2a (gen *mecA*)
	Vancomicina:		
	– GRSA	Muy rara	Adquirida por plásmidos gen *vanA* de enterococo
	– GISA	Rara	Pared celular engrosada que «atrapa» antibiótico
	Daptomicina	Muy rara	
Estafilococos coagulasa negativos	Penicilina	60-95[a]	Producción de betalactamasas
	Cloxacilina	≥ 80[b]	PBP2a
	Vancomicina	Rara[c]	
	Daptomicina	Rara	
Estreptococos del grupo *viridans*	Penicilina:		Pérdida afinidad PBP
	– CMI 0,1 µg/ml	25-40	
	– CMI > 1 µg/ml	5-10	
	Ceftriaxona	Rara	
Enterococcus faecalis	Penicilinas	Excepcional	Tolerancia natural a su acción bactericida
	Vancomicina	1-2	Alteración precursores pared celular (genes *vanA* y *vanB*)
E. faecium[d]	Penicilinas	60-100	Alteración PBP5
	Vancomicina	≤ 5	

GISA: *S. aureus* con sensibilidad intermedia a glucopéptidos; GRSA: *S. aureus* resistentes a glucopéptidos; CMI: concentración mínima inhibitoria; PBP: proteínas fijadoras de penicilinas.

[a] Las mayores tasas de resistencia en aislamientos nosocomiales.
[b] Aislamientos nosocomiales.
[c] Principalmente en *S. haemolyticus*.
[d] Casos de endocarditis aún muy raros.

Tabla 5. Resistencia a los antibióticos activos frente a la pared celular entre los principales patógenos endocárdicos.

El tratamiento antibiótico de la endocarditis por *S. aureus* se ha complicado por la diseminación actual de cepas resistentes a las penicilinas isoxazólicas: la llamada resistencia a la meticilina.[104] En la actualidad, entre el 30 y el 50 % de todos los aislamientos de *S. aureus* en los hospitales terciarios españoles son resistentes a la meticilina (SARM).[106] Estas cepas, hasta hace poco limitadas al ambiente hospitalario, se han extendido por la comunidad y producen brotes epidémicos y casos esporádicos de infecciones de la piel, de los tejidos blandos, pulmonares y de otros órganos, en EE.UU. y también en España.[105-107] Hasta la fecha, la mayoría de estas infecciones están producidas por unas pocas cepas (USA 300), con un elemento genético novedoso denominado ACME *(Arginine Catabolic Mobile Element)* que codifica la vía de la desaminasa de la arginina y un sistema de permeasa que les confieren ventajas de crecimiento y supervivencia respecto a otros estafilococos.[108] Una característica adicional de estas cepas es la producción de una leucocidina codificada por dos genes, denominados *lukS* y *lukF*. Esta toxina, descrita en la década de 1920 y conocida como leucocidina de Panton-Valentine, contribuye a la patogenicidad de estos micoroganismos.[109]

La alternativa tradicional para el tratamiento de las infecciones graves producidas por SARM (bacteriemia y endocarditis) ha sido la vancomicina. Sin embargo, la sensibilidad a la vancomicina no puede considerarse segura. Después del uso renovado de este antibiótico a lo largo de los últimos 30 años, en algunas instituciones se observa un fenómeno denominado en inglés *MIC creep*, algo así como un «deslizamiento sigiloso» de la concentración mínima inhibitoria (CMI) hacia concentraciones más altas, situación que no ha podido confirmarse cuando se ha analizado un gran número de aislamientos.[110] Este fenómeno podría predecir una futura pérdida de actividad de este antibiótico, lo cual tendría trascendencia clínica ya que hay evidencias que indican que las infecciones producidas por microorganismos dentro del intervalo de sensibilidad pero con CMI $\geq$ 1 µg/ml responden peor al tratamiento antibiótico estándar.[111]

A diferencia de *S. lugdunensis*, que es sensible a diversos antibióticos, otros estafilococos coagulasa negativos muestran resistencia a las penicilinas y los betalactámicos. Solo la mitad de los aislamientos de *S. epidermidis* de endocarditis adquiridas en la comunidad son sensibles a la penicilina.[24] Por otra parte, más del 80 % de los estafilococos coagulasa negativos adquiridos en el hospital son resistentes a la cloxacilina.[112] Para complicar aún más el tratamiento de estas infecciones, algunas especies (p. ej., *S. haemolyticus*) muestran resistencia a la vancomicina, que puede desarrollarse *in vivo* durante el curso del tratamiento con este antibiótico.[113]

Los enterococos tienen la particularidad de ser resistentes a la acción bactericida de los antibióticos, incluyendo los betalactámicos y los glucopéptidos, que se utilizan para el tratamiento de las infecciones vasculares. Sin embargo, la necesaria acción bactericida puede conseguirse mediante combinaciones de estos antibióticos con aminoglucósidos.[90] Los problemas relacionados con la resistencia a los aminoglucósidos y sus alternativas terapéuticas se tratan en otro capítulo. Afortunadamente, los enterococos resistentes a las penicilinas por producción de betalactamasas siguen siendo muy infrecuentes.

La resistencia a la vancomicina (CMI > 4 µg/ml), muy rara en España, se asocia a resistencia a otros antibióticos, en particular en *E. faecium*. Se dispone de pocas opciones terapéuticas frente a estos microorganismos, y ninguna puede ser recomendada basándose en estudios clínicos controlados, ya que hasta la fecha no se han realizado. *E. faecium* es naturalmente resistente a las penicilinas, con CMI $\geq$ 128 µg/ml en el 75 % de los aislamientos.[106] Por fortuna, la endocarditis producida por este microorganismo es muy rara.

Bibliografía

1. Fernandez Guerrero ML. La endocarditis infecciosa 100 años después de Osler. Enf Infecc Microbiol Clin. 1996; 14: 377-83.
2. Cabell CH, Jollis JG, Peterson GE, Corey GR, Anderson DJ, Sexton DJ, *et al.* Changing patient characteristics and the effect on mortality in endocarditis. Arch Intern Med. 2002; 162: 90-4.
3. Murdoch DR, Corey GR, Hoen B, Miró JM, Fowler VG Jr, Bayer AS, *et al.* Clinical presentation, etiology, and outcome of infective endocarditis in the 21st century: the International Collaboration on Endocarditis-Prospective Cohort Study. Arch Intern Med. 2009; 169: 463-73.
4. Fernández Guerrero ML, González López JJ, Goyenechea A, Fraile J, Górgolas M. Endocarditis caused by *Staphylococcus aureus*. A reappraisal of the epidemiologic, clinical, and pathologic manifestations with analysis of factors determining outcome. Medicine (Balt). 2009; 88: 1-22.
5. Tunkel AR, Mandell GL. Infecting microorganisms. En: Kaye D, editor. Infective endocarditis. Nueva York: Raven Press; 1992. p. 85-97.
6. Fernández Guerrero ML. Epidemiología y microbiología de la endocarditis infecciosa. En: Vilacosta I, Sarriá C, Sanromán JA, editores. Endocarditis infecciosa. Barcelona: Prous Science; 2002. p. 3-14.
7. Moreillon P. Infective endocarditis. Lancet. 2004; 363: 139-49.
8. Tleyjeh I, Steckelberg JM, Murad HS, Anavekar NS, Ghomrawi HM, Mirzoyev Z, *et al.* Temporal trends in infective endocarditis. A population-based study in Olmsted County, Minnesota. JAMA. 2005; 293: 3022-8.
9. Rivas P, Alonso J, Moya J, Górgolas M, Martinell J, Ferández Guerrero ML. The impact of hospital-acquired infections on the microbial etiology and prognosis of late-onset prosthetic valve endocarditis. Chest. 2005; 128: 764-71.
10. Miró JM, Tornos P, Fernández Guerrero ML Endocarditis infecciosa. En: Tratado SEIMC de Enfermedades Infecciosas y Microbiología Clínica. Madrid: Editorial Panamericana; 2006. p. 1293-313.
11. Corredoira J, Alonso MP, Coira A, Casariego E, Arias C, Alonso D, *et al.* Characteristics of *Streptococcus bovis* endocarditis and its differences with *Streptococcus viridans* endocardits. Eur J Clin Microbiol Infect Dis. 2008; 27: 285-91.
12. Patti JM, Hook M. Microbial adhesins recognizing extracellular matriz macromolecules. Curr Opin Cell Biol. 1994; 6: 752-8.
13. Que YA, Francoise P, Haefliger JA, Entenza JM, Vaudaux P, Moreillon P. Reassesing the role of *Staphylococcus aureus* clumping-factor and fibronectin-binding protein by expression of *Lactococcus lactis*. Infect Immun. 2001; 69: 6296-302.
14. Sinha B, Francoise P, Que YA, Hussain M, Heilmann C, Moreillon P, *et al.* Heterologously expressed *Staphylococcus aureus* fibroncctin-binding proteins are sufficient for invasion of host cells. Infect Immun. 2000; 68: 6871-8.
15. Fowler VG Jr, McIntyre LM, Yeaman MR, Peterson GE, Barth Reller L, Corey GR, *et al.* In vitro resistance to thrombin-induced platelet microbicidal protein in isolates of *Staphylococcus aureus* from endocarditis patients correlates with an intravascular device source. J Infect Dis. 2000; 182: 1251-4.
16. Fernández Guerrero ML, Verdejo C, Azofra J, Górgolas M. Hospital-acquired infectious endocarditis not associated with cardiac surgery: an emerging problem. Clin Infect Dis. 1995; 20: 16-23.
17. Fowler VG Jr, Miró JM, Hoen B, Cabell CH, Abrutyn E, Rubinstein E, *et al. Staphylococcus aureus* endocarditis. A consequence of medical progress. JAMA. 2005; 293: 3012-21.
18. Benito N, Miró JM, De Lazzari E, Cabell CH, del Río A, Altclas J, *et al.* ICE-PCS (International Collaboration on Endocarditis Prospective Cohort Study) Investigators. Health care-associated native-valve endocarditis: importance of nonnosocomial acquisition. Ann Intern Med. 2009; 150: 586-94.
19. Fernández Hidalgo N, Almirante B, Tornos P, Pigrau C, Sambola A, Igual A, *et al.* Comtemporary epidemiology and prognosis of health care-associated infective endocarditis. Clin Infect Dis. 2008; 47: 1287-97.
20. Sy RW, Kristharides L. Health care exposure and age in infective endocarditis: results of a comtemporary population-based of 1536 patients in Australia. Eur Heart J. 2010; 31: 1890-7.
21. Cherubin CE, Sapira JD. The medical complications of drug addiction and the medical assessment of the intravenous drug user: 25 years later. Ann Intern Med. 1993; 119: 1017-28.
22. Ribera E, Miró JM, Cortés E, Cruceta A, Merce J, Marco F, *et al.* Influence of HIV infection and degree of immunosuppression in the clinical characteristics and outcomes of infective endocarditis in intravenous drug users. Arch Intern Med. 1998; 158: 2043-50.

23. Karchmer AW, Archer GL, Dismukes WE. *Staphylococcus epidermidis* causing prosthetic valve endocarditis: microbiologic and clinical observations as guides to therapy. Ann Intern Med. 1983; 98: 447-55.

24. Chu VH, Woods CW, Miró JM, Hoen B, Cabell CH, Pappas PA, *et al.* Native valve endocarditis due to coagulase negative staphylococci: clinical significance and predictors of mortality. Clin Infect Dis. 2008; 46: 232-6.

25. Monk AB, Boundy S, Chu VH, Bettinger JC, Robles JR, Fowler VG Jr, *et al.* Analysis of the genotype and virulence of *Staphylococcus epidermidis* from patients with infective endocarditis. Infect Immun. 2008; 76: 5127-31.

26. Vandenesch F, Etienne J, Reverdy ME, Eykin SJ. Endocarditis due to *Staphylococcus lugdunensis:* report of 11 cases and review. Clin Infect Dis. 1993; 17: 871-6.

27. Anguera I, Del Río A, Miró JM, Martínez-Lacasa X, Marco F, Gumá JR, *et al. Staphylococcus lugdunensis* infective endocarditis: description of 10 cases and analysis of native, prosthetic valve, and pacemaker lead endocardits clinical profiles. Heart. 2005; 91: e10.

28. Patel R, Piper KE, Rouse MS, Uhl JR, Cockerill FR 3rd, Steckleberg JM. Frequency of isolation of *Staphylococcus lugdunensis* among staphylococcal isolates causing endocarditis: a 20-year experience. J Clin Microbiol. 2000; 38: 4262-3.

29. Seenivasan MH, Yu VL. *Staphylococcus lugdunensis* endocarditis – The hidden peril of coagulase-negative staphylococcus in blood cultures. Eur J Clin Microbiol Infect Dis. 2003; 22: 489-91.

30. Fervenza FC, Contreras GE, Garrat KN, Steckelberg JM. *Staphylococcus lugdunensis* endocarditis: a complication of vasectomy? Mayo Clin Proc. 1999; 74: 1227-31.

31. Garvey GJ, Neu HC. Infective endocarditis: an evolving disease. A review of endocarditis at the Columbia-Presbyterian Medical Center, 1968-1973. Medicine (Balt). 1978; 57: 105-27.

32. Pelletier LL Jr, Petersdorf RG. Infective endocarditis: a review of 125 cases from the University of Washington Hospitals, 1963-1972. Medicine (Balt). 1977; 56: 287-313.

33. Roberts RB. Streptococcal endocarditis: the viridans and beta-hemolytic streptococci. En: Kaye D, editor. Infective endocarditis. Nueva York: Raven Press; 1992. p. 191-208.

34. Lefort A, Lortnolory O, Casassus P, Selton-Suty C, Guillevin L, Mainardi JL. Comparison between adult endocarditis due to beta-hemolytic streptococci (serogroups A,B,C and G) and *Strep-*

35. Jeng A, Cheng J, Katsivas T. Prosthetic valve endocarditis from *Granulicatella adjacens* (nutritionally variant streptococci). J Infect. 2005; 51: e125-9.

36. Devriese L, Laurier L, De Herdt P, Haesebrouck F. Enterococcal species isolated from faeces of calves, young cattle and dairy cows. J Appl Bacteriol. 1992; 72: 29-31.

37. Schelegel L, Grimont F, Ageron E, Grimont PA, Bouvet A. Reappraisal of the taxonomy of the *Streptococcus bovis/Streptococcus equinus* complex and related species: description of *Streptococcus gallolyticus* subsp. gallolyticus subsp. nov., *S. gallolyticus* subsp. macedonicus subsp. nov. and *S. gallolyticus* subsp. pasteurianus subsp. nov. Int J Syst Evol Microbiol. 2003; 53: 631-45.

38. Hoen B, Chirouze C, Cabell CH, Selton-Suty C, Duchêne F, Olaison L, *et al.* Emergence of endocarditis due to group D streptococci: findings derived from the merged database of the International Collaboration on Endocarditis. Eur J Clin Microbiol Infect Dis. 2005; 24: 12-6.

39. Giannitsioti E, Chirouze C, Bouvet A, Béguinot I, Delahaye F, Mainardi JL, *et al.* Characteristics and regional variations of group D streptococcal endocarditis in France. Clin Microbiol Infect. 2007; 13: 770-6.

40. González Quintela A, Martínez Rey C, Castroagudín JF, Rajo MC, Domínguez-Santalla MJ. Prevalence of liver disease in patients with *Streptococcus bovis* bacteremia. J Infect. 2001; 42: 116-9.

41. Murray BE. The life and times of the *Enterococcus*. Clin Microbiol Rev. 1990; 3: 46-65.

42. McDonald JR, Olaison L, Anderson DJ, Hoen B, Miró JM, Eykyn S, *et al.* Enterococcal endocarditis: 107 cases from the International Collaboration on Endocarditis Merged Database. Am J Med. 2005; 118: 759-66.

43. Arias CA, Torres HA, Singh KV, Panesso D, Moore J, Wagner A, *et al.* Failure of daptomycin monotherapy for endocarditis caused by *Enterococcus faecium* strain with vancomycin-resistant and vancomycin-susceptible subpopulations and evidence of in vivo loss of the vanA gene cluster. Clin Infect Dis. 2007; 45: 1343-6.

44. Stevens MP, Edmond MB. Endocarditis due to vancomycin-resistant enterococci: case report and review of the literature. Clin Infect Dis. 2005; 41: 1134-42.

45. Dargere S, Vergnaud M, Verdon R, Saloux E, Le Page O, Leclercq R, *et al. Enterococcus gallinarum* endocarditis occurring on native heart valves. J Clin Microbiol. 2002; 40: 2308-10.

46. Coque TM, Patterson JE, Steckelberg JM, Murray BE. Incidence of hemolysin, gelatinase, and aggregation substance among enterococci isolated from patients with endocarditis and other infections and from feces of hospitalized and community-based persons. J Infect Dis. 1995; 171: 1223-9.

47. Rich RL, Kreikemeyer B, Owens RT, LaBrenz S, Narayana SV, Weinstock GM, *et al.* Ace is a collagen-binding MSCRAMM from *Enterococcus faecalis.* J Biol Chem. 1999; 274: 26939-45.

48. Maki DG, Agger WA. Enterococcal bacteremia: clinical features, the risk of endocarditis and management. Medicine (Balt). 1988; 67: 248-69.

49. Shaked H, Carmeli Y, Schwartz D, Siegman-Igra Y. Enterococcal bacteremia: epidemiological, microbiological, clinical and prognostic characteristics, and the impact of high level gentamicin resistance. Scand J Infect Dis. 2006; 38: 995-1000.

50. Fernández Guerrero ML, Herrero L, Bellver M, Gadea I, Górgolas M. Nosocomial enterococcal endocarditis: a serious hazard for hospitalized patients with enterococcal bacteremia. J Intern Med. 2002; 252: 510-5.

51. Anderson D, Murdoch DR, Sexton DJ, Reller LB, Stout JE, Cabell CH, *et al.* Risk factors for infective endocarditis in patients with enterococcal bacteremia: a case-control study. Infection. 2004; 32: 72-7.

52. Bernaldo de Quirós JC, Moreno S, Cercenado E, Díaz D, Berenguer J, Miralles P, *et al.* Group A streptococcal bacteremia: a 10-year prospective study. Medicine (Balt). 1997; 76: 238-48.

53. Lefort A, Lortholary O, Cassaus P, Selton.Suty C, Guillevin L. Mainardi JL. Comparison between adult endocarditis due to beta-hemolytic streptococci serogroups A, B, C and G and *Streptococcus milleri:* a multicenter study in France. Arch Intern Med. 2002; 162: 2450-6.

54. Ivanova Georgieva R, García López MV, Ruiz-Morales J, Martínez-Marcos FJ, Lomas JM, Plata A, *et al. Streptococcus agalactiae* left-sided endocarditis: analysis of 27 cases from a multicenter study. J Infect. 2010; 61: 54-9.

55. Rollán MJ, San Román JA, Vilacosta I, Sarriá C, López J, Acuña M, *et al.* Clinical profile of *Streptoccoccus agalactiae* native valve endocarditis. Am Heart J. 2003; 146: 1095-8.

56. Sambola A, Miró JM, Tornos MP, Almirante B, Moreno-Torrico A, Gurgui M, *et al. Streptococcus agalactiae* endocarditis: analysis of 30 cases and review of the literature, 1962-1998. Clin Infect Dis. 2002; 34: 1576-84.

57. Rueda AM, Serpa JA, Matloobi M, Mushtaq M, Musher D. The spectrum of invasive pneumococcal disease at an adult tertiary care hospital in the early 21st century. Medicine (Balt). 2010; 89: 331-6.

58. Kan B, Ries J, Normak BH, Chang FY, Feldman C, Ko WC, *et al.* Endocarditis and pericarditis complicating pneumococcal bacteremia, with special reference to the adhesive abilities of pneumococci: results from a prospective study. Clin Microbiol Infect. 2006; 12: 338-44.

59. Lindberg J, Schonheyder HC, Moller JK, Prag J. Incidence of pneumococcal endocarditis: a regional health register-based study in Denmark 1981-1996. Scand J Infect Dis. 2005; 37: 417-21.

60. Martínez E, Miró JM, Almirante B, Aguado JM, Fernández-Viladrich P, Fernández-Guerrero ML, *et al.* Effect of penicillin resistance of *Streptococcus pneumoniae* on the presentation, prognosis, and treatment of pneumococcal endocarditis in adults. Clin Infect Dis. 2002; 35: 130-9.

61. Lefort A, Mainardi JL, Selton-Suty C, Casassus P, Guillevin L, Lortholary O. *Streptococcus pneumoniae* endocarditis in adults: a multicenter study in France in the era of penicillin resistance (1991-1998). Medicine (Balt). 2000; 79: 327-37.

62. Fernández Guerrero ML, Rivas P, Rábago R, Núñez A, Górgolas M, Martinell J. Prosthetic valve endocarditis due to *Listeria monocytogenes.* Report of two cases and review. Int J Infect Dis. 2004; 8: 97-102.

63. Avery RK, Barnes DS, Teran JC, Wiedemann HP, Hall G, Wacker T, *et al. Listeria monocytogenes* tricuspid valve endocarditis with septic pulmonary emboli in a liver transplant recipient. Transpl Infect Dis. 1999; 1: 284-7.

64. Kelesidis T, Salhotra A, Fleisher J, Uslan DZ. Listeria endocarditis in a patient with psoriatic arthritis on infliximab: are biologic agents as treatment for inflammatory arthritis increasing the incidence of listeria infections? J Infect. 2010; 60: 386-96.

65. Azofra J, Torres R, Gómez JL, Górgolas M, Fernández Guerrero ML, Jiménez Casado M. Endocarditis por *Erysipelothix rhusiopathiae.* Estudio de 2 casos y revisión de la literatura. Enferm Infecc Microbiol Clin. 1991; 9: 102-5.

66. Blasco-Navalpotro A, Wilhelmi-De Cal I, González-Lorenzo O, Castaño-Pardo D. Insuficiencia aórtica grave secundaria a endocarditis por *Erysipelothrix rhusiopathiae.* Enferm Infecc Microbiol Clin. 2009; 27: 192-3.

67. Polo J, Álvarez B, Renedo G, Fortes J, Fernández Guerrero ML. Infectious endocarditis at autopsy: "looking through the eyes of the pathologist". 10th International Symposium on Modern Concepts in Endocardits and Cardiovascular Infec-

tions. Internacional Society of Cardiovascular Infections. Nápoles, Abril 2009; abstr. 079.

68. Que Y, Moreillon P. *Staphylococcus aureus* (including staphylococcal toxic shock). En: Mandell GL, Bennet JE, Dolin R, editores. Principles and practice of infectious diseases. Vol 2. Philadelphia, PA: Churchill Livingstone; 2010. p. 2543-78.

69. Arnett EN, Roberts WC. Prosthetic valve endocarditis. Clinicopathologic analysis of 22 necropsy patients with comparison of observations in 74 necropsy patients with active infective endocarditis involving natural left-sided cardiac valves. Am J Cardiol. 1976; 38: 281-92.

70. Watanakunakorn C, Tan JS, Phair JP. Some salient features of *Staphylococcus aureus* endocarditis. Am J Med. 1973; 54: 473-81.

71. Chambers HF, Korzeniowski OM, Sande MA. *Staphylococcus aureus* endocarditis: clinical manifestations in addicts and nonaddicts. Medicine (Balt). 1983; 62: 170-177.

72. Hawkings C, Huang J, Jin N, Noskin GA, Zembower TR, Bolon M. Persistent *Staphylococcus aureus* bacteremia: an analysis of risk factors. Arch Intern Med. 2007; 167: 1861-7.

73. Reyman RT, Holley P, Cobbs G. Persistent bacteremia in staphylococcal endocarditis. Am J Med. 1978; 65: 729-7.

74. Miró JM, Anguera I, Cabell CH, Chen AY, Stafford JA, Corey GR, *et al. Staphylococcus aureus* native valve endocarditis: report of 566 episodes from the International Collaboration on Endocarditis Merged Database. Clin Infect Dis. 2005; 41: 507-14.

75. Chirouze C, Cabell CH, Fowler VG Jr, Khayat N, Olaison L, Miró JM, *et al.* Prognostic factors in 61 cases of *Staphylococcus aureus* prosthetic valve endocarditis from the International Collaboration on Endocarditis Merged Database. Clin Infect Dis. 2004; 38: 1323-7.

76. John MDV, Hibberd PL, Karchmer AW, Sleeper LA, Carderwood SB. *Staphylococcus aureus* prosthetic valve endocarditis: optimal management and risk factors for death. Clin Infect Dis. 1998; 26: 1302-9.

77. Espersen F, Frimodt-Moller N. *Staphylococcus aureus* endocarditis. Arch Intern Med. 1986; 146: 1118-21.

78. Sohail MR, Martin KR, Wilson WR, Baddour LM, Harmsen WS, Steckelberg JM. Medical versus surgical management of *Staphylococcus aureus* prosthetic valve endocarditis. Am J Med. 2006; 119: 147-54.

79. San Román JA, López J, Vilacosta I, Luaces M, Sarriá C, Revilla A, *et al.* Prognostic stratification of patients with left-sided endocarditis determined at admission. Am J Med. 2007; 120: 368e1-369e7.

80. Remadi JP, Habib G, Nadji G, Brahim A, Thuny F, Casalta JP, *et al.* Predictors of death and impact of surgery in *Staphylococcus aureus* infective endocarditis. Ann Thorac Surg. 2007; 83: 1295-302.

81. Tornos P, Almirante B, Mirabet S, Permanyer G, Pahissa A, Soler J. Infective endocarditis due to *Staphylococcus aureus.* Deleterious effect of anticoagulant therapy. Arch Intern Med. 1999; 159: 473-5.

82. Rasmussen RV, Snygg-Martin U, Olaisson L, Buchholt K, Larsen CT, Hassager C, *et al.* Major cerebral events in *Staphylococcus aureus* infective endocarditis: is anticoagulant therapy safe? Cardiology. 2009; 114: 284-91.

83. Cooper HA, Thompson EC, Laureno R, Fuisz A, Mark AS, Lin M, *et al.* Subclinical brain embolization in left-sided infective endocarditis: results from the evaluation by MRI of the brains of patients with left-sided intracardiac solid masses (EMBOLISM) pilot study. Circulation. 2009; 120: 585-91.

84. Snygg-Martin U, Gustafsson L, Rosengren L, Alsiö A, Ackerholm P, Andersson R, *et al.* Cerebrovascular complications in patients with left-sided infective endocarditis are common: a prospective study using magnetic resonance imaging and neurochemical brain damage markers. Clin Infect Dis. 2008; 47: 23-30.

85. Rapeport KB, Girón JA, Rosner F. *Streptococcus mitis* endocarditis. Report of 17 cases. Arch Intern Med. 1986; 146: 2361-3.

86. Sussman JI, Baron EJ, Tenenbaum MJ, Kaplan MH, Greenspan J, Facklam RR, *et al.* Viridans streptococcal endocarditis: clinical, microbiological, and echocardiographic correlations. J Infect Dis. 1986; 154: 597-602.

87. Stein DS, Nelson KE. Endocarditis due to nutritionally deficient streptococci: therapeutic dilemma. Rev Infect Dis. 1987; 9: 908-16.

88. Knoll B, Tleyjeh IM, Steckelberg JM, Wilson WR, Baddour LM. Infective endocarditis due to penicillin-resistant viridans group streeptococci. Clin Infect Dis. 2007; 44: 1585-92.

89. Hill EE, Herijgers P, Claus P, Vanderschueren S, Herregods MC, Peetermans W. Infective endocarditis: changing epidemiology and predictors of 6-month mortality. A prospective cohort study. Eur Heart J. 2007; 28: 196-203.

90. Fernández Guerrero ML, Goyenechea A, Verdejo C, Roblas RF, De Górgolas M. Enterococcal endocarditis on native and prosthetic valves: a review of clinical and prognostic factors with emphasis on hospital-acquired infections as a major determinant of outcome. Medicine (Balt). 2007; 86: 363-77.

91. Megran DW. Enterococcal endocarditis. Clin Infect Dis. 1992; 15: 63-71.

92. Almirante B, Tornos MP, Gurgui M, Pujol M, Miró JM. Prognosis of enterococcal endocarditis. Rev Infect Dis. 1991; 13: 1248-9.

93. Anderson DJ, Olaison L, McDonald JR, Miró JM, Hoen B, Selton-Suty C, *et al.* Enterococcal prosthetic valve endocarditis: report of 45 episodes from the International Collaboration on Endocarditis Merged Database. Eur J Clin Microbiol Infect Dis. 2005; 24: 665-70.

94. Kaye D, Levison ME, Hook EW. Entcrococcal endocarditis. An analysis of 38 patients observed at the New York Hospital-Cornell Medical Center. Arch Intern Med. 1970; 125: 258-64.

95. Olaison L, Schadewitz K. Enterococcal endocarditis in Sweden, 1995-1999: can shorter therapy with aminoglycosides be used? Clin Infect Dis. 2002; 34: 159-66.

96. Rice LB, Calderwood SB, Eliopoulos GM, Farber BF, Karchmer AW. Enterococcal endocarditis: a comparison of prosthetic and native valve disease. Clin Infect Dis. 1991; 13: 1-7.

97. Wilson WR, Wilkowske CJ, Wright AJ, Sande MA, Geraci JE. Treatment of streptomycin-susceptible and streptomycin-resistant enterococcal endocarditis. Ann Intern Med. 1984; 100: 816-23.

98. Herzstein J, Ryan JL, Mangi RJ, Greco TP, Andriole VT. Optimal therapy for enterococcal endocarditis. Am J Med. 1984; 76: 186-91.

99. Geraci JE, Martin WJ. Antibiotic therapy of bacterial endocarditis: VI. Subacute enterococcal endocarditis: clinical, pathologic and therapeutic consideration of 33 cases. Circulation. 1954; 10: 173-94.

100. Koenig MG, Kaye D. Enterococcal endocarditis: report of nineteen cases with long-term follow-up data. N Engl J Med. 1961; 264: 257-64.

101. Mandell GL, Kaye D, Levison ME, Hook EW. Enterococcal endocarditis. An analysis of 38 patients observed at the New York Hospital-Cornell Medical Center. Arch Intern Med. 1970; 125: 258-64.

102. Moellering RC Jr, Watson BK, Kunz LJ. Endocarditis due to group D streptococci. Comparison of disease caused by *Streptococcus bovis* with that produced by Enterococci. Am J Med. 1974; 57: 239-50.

103. Martínez-Marcos FJ, Lomas-Cabezas JM, Hidalgo-Tenorio C, De la Torre-Lima J, Plata-Ciézar A, Reguera-Iglesias JM, *et al.* Endocarditis por enterococo: análisis multicéntrico de 76 casos. Enferm Infecc Microbiol Clin. 2009; 27: 571-9.

104. Cuevas O, Cercenado E, Vindel A, Guinea J, Sánchez-Conde M, Sánchez-Somolinos M, *et al.* Evolution of the antimicrobial resistance of *Staphylococcus* spp. in Spain: five nation-wide prevalence studies, 1986 to 2002. Antimicrob Agents Chemother. 2004; 48: 4240-5.

105. Chambers HF. Community-associated MSA - Resistance and virulence converge. N Engl J Med. 2005; 352: 1485-7.

106. Cercenado E. Actualización en las resistencias de las bacterias gram-positivas. Enferm Infecc Microbiol Clin. 2010; 135(Supl 3): 10-5.

107. Broseta A, Chaves F, Rojo P, Otero JR. Emergencia de un clon de *Staphylococcus aureus* resistente a meticilina de origen comunitario en la población pediátrica del sur de Madrid. Enferm Infecc Microbiol Clin. 2006; 24: 31-4.

108. ing MD, Humphrey BJ, Wang YF, Kourbatova EV, Ray SM, Blumberg HM. Emergence of community-acquired methicillin-resistant *Staphylococcus aureus* USA 300 clone as the predominant cause of skin and soft-tissue infections. Ann Intern Med. 2006; 144: 309-17.

109. Etienne J. Panton-Valentine leucocidin: a marker of severity for *Staphylococcus aureus?* Clin Infect Dis. 2005; 41: 591-3.

110. Eliopoulos GM. Microbiology of drugs for treating multiply drug-resistant gram-positive bacteria. J Infect. 2009; 59: 517-24.

111. Soriano A, Marco F, Martínez JA, Pisos E, Almela M, Dimova VP, *et al.* Influence of vancomycin minimum inhibitory concentration on the treatment of methicillin-resistant *Staphylococcus aureus* bacteremia. Clin Infect Dis. 2008; 46: 193-200.

112. Whitener C, Caputo GM, Weitekamp MP, Karchmer AW. Endocarditis due to coagulase negative staphylococci: microbiologic, epidemiologic, and clinical considerations. Infect Dis Clin North Am. 1993; 7: 81-96.

113. Archer GL, Climo MW. Antimicrobial susceptibility of coagulase-negative staphylococci. Antimicrob Agents Chemother. 1994; 38: 2231-7.

Capítulo 6

Endocarditis causadas por otras especies de microorganismos

A. DE ALARCÓN[1] Y GRUPO PARA EL ESTUDIO DE LAS INFECCIONES CARDIOVASCULARES
DE LA SOCIEDAD ANDALUZA DE ENFERMEDADES INFECCIOSAS (SAEI)

[1] **Servicio de Enfermedades Infecciosas
Hospital Universitario Virgen del Rocío
Sevilla**

Correspondencia:
Dr. Arístides de Alarcón González
aa2406ge@yahoo.es

1 Introducción

Decir endocarditis infecciosa (EI) es sinónimo de infección grave por cocos grampositivos. En efecto, hasta un 75-85 % de los casos de esta enfermedad está causado por estafilococos, estreptococos y enterococos, y tan sólo un pequeño porcentaje por otros patógenos (véase la tabla 1). De hecho, la mayoría de las guías ampliamente conocidas[1-3] dedican extensas consideraciones a los microorganismos «clásicos», abordando sólo tangencialmente esos «otros», que además muchas veces son difíciles de reconocer (imposibilidad de cultivo en medios sintéticos o crecimiento fastidioso, necesidad de técnicas moleculares, diagnóstico basado en pruebas serológicas, etc.) y cuyo pronóstico se considera sombrío debido al retraso diagnóstico y a las dificultades para su tratamiento.[4] Es comprensible, por tanto, que cuando estos microorganismos aparezcan llenen de extrañeza e incertidumbre al clínico poco experimentado en esta enfermedad, ya que se carece de orientaciones claras y ampliamente consensuadas como las disponibles para el resto de las causas.

Teniendo en cuenta estas consideraciones, se ofrece una revisión, necesariamente breve, de las endocarditis asociadas a tales patógenos, intentando presentarlos en su taxonomía actual, abordando someramente sus características clínicas y sus dificultades diagnósticas, y comentando los tratamientos más universalmente aceptados.

2 Endocarditis infecciosa con hemocultivos negativos

Más de la mitad de las EI con hemocultivos negativos lo son por la toma previa de antimicrobianos,[5-7] que incluso en determinadas casos (EI por estreptococos muy sensibles a la penicilina)

Etiología (total 1.344 episodios)	N	(%)	Etiología (total 1.344 episodios)	N	(%)
Sin causa conocida	125	(9,3)	Grupo HACEK	15	(1,12)
Staphylococcus spp.	537	(39,96)	*Brucella* spp.	12	(0,89)
S. *aureus*	349	(25,97)	Otros microorganismos	53	(3,94)
S. *epidermidis*	129	(9,6)	*Gemella* spp.	7	(0,52)
Otras especies de estafilococos coagulasa negativos	59	(4,39)	*Abiotrophia* spp.	5	(0,37)
			Corynebacterium spp.	4	(0,30)
Streptococcus spp.	344	(25,6)	*Peptostreptococcus* spp.	4	(0,30)
Estreptococos del grupo *viridans*	239	(17,78)	*Neisseria* spp.	3	(0,22)
S. *bovis*	44	(3,27)	*Propionibacterium acnes*	3	(0,22)
S. *agalactiae*	28	(2,08)	*Capnocytophaga* spp.	3	(0,22)
Otras especies de estreptococos	33	(2,46)	*Listeria monocytogenes*	3	(0,22)
Enterococcus spp.	140	(10,42)	*Aerococcus urinae*	3	(0,22)
			Bartonella spp.	2	(0,15)
Polimicrobiana	38	(2,83)	*Lactococcus* spp.	2	(0,15)
Bacilos gramnegativos	28	(2,08)	*Archanobacterium pyogenes*	1	(0,07)
E. *coli*	9	(0,67)	*Hafnia alvei*	1	(0,07)
P. *aeruginosa*	8	(0,6)	*Mycoplasma hominis*	1	(0,07)
Salmonella spp.	3	(0,22)	*Roseomonas genomospecies*	1	(0,07)
Klebsiella spp.	3	(0,22)	*Proteus mirabilis*	1	(0,07)
Serratia spp.	2	(0,15)	*Brevibacterium* spp.	1	(0,07)
Enterobacter spp.	1	(0,07)	*Burkholderia* spp.	1	(0,07)
No identificados	1	(0,07)	*Lactobacillus* spp.	1	(0,07)
Coxiella burnetii	24	(1,79)	*Micrococcus* spp.	1	(0,07)
			Moraxella spp.	1	(0,07)
Hongos	18	(1,34)	*Morganella morganii*	1	(0,07)
Candida spp.	13	(0,97)	*Nocardia* spp.	1	(0,07)
Aspergillus spp.	4	(0,3)	*Streptobacillus* spp.	1	(0,07)
Mucor spp.	1	(0,07)	*Alcaligenes* spp.	1	(0,07)

Tabla 1. *Etiología en la cohorte andaluza de endocarditis infecciosa (1984-2010).*

pueden negativizarlos durante semanas tan sólo con unas pocas tomas, por lo que nunca se insistirá bastante en la práctica adecuada de realizar los hemocultivos ante un diagnóstico de sospecha de endocarditis. Sin embargo, hay un grupo de microorganismos capaces de producir EI que no crecen habitualmente en medios sintéticos y que describimos a continuación.

2.1 Coxiella burnetii

Es la causa más frecuente de EI con hemocultivo negativo, pues representa el 80 % de los casos que no se deben a la toma de antimicrobianos y el 3-5 % de todas las EI en Francia,[7] Israel,[8] Reino Unido[9] y posiblemente España.[10] *C. burnetii* es causa de una zoonosis de distribución mundial, ya que prácticamente cualquier animal (incluidos los domésticos) puede sufrir la infección, si bien es más frecuente en el ganado bovino, merino o caprino que, sin apenas sufrir enfermedad, lo excretan en grandes cantidades al suelo mediante las heces, la orina o los productos del parto. El patógeno puede adoptar una forma esporiforme, muy resistente a la desecación, que facilita su vehiculización con el viento a otras zonas (incluidos los núcleos urbanos) donde es adquirido por el hombre a través de la vía aérea, al tener un alto poder infectante. También se ha documentado su paso a los humanos mediante animales domésticos. La adquisición de la enfermedad por otras vías (digestiva, venopunción, picadura de garrapata) es muy rara, y excepcional el contagio de persona a persona. Característicamente produce un cuadro agudo conocido como fiebre Q (del inglés *query,* duda o interrogación), que fue descrito por primera vez en 1935 por Derrick durante un brote entre trabajadores de un matadero de Queensland (Australia).[11] Una fiebre alta en picos, acompañada de intensa cefalea y postración, suele dejar paso, tras 10-14 días de evolución, a un estado de profunda astenia del cual la gran mayoría de los pacientes se recupera (mortalidad inferior al 5 % sin tratamiento).[12] Sin embargo, en un pequeño porcentaje de los casos (1-2 %, aunque en algunos grupos esta cifra posiblemente sea mayor) la fiebre Q puede cronificarse, y la forma más habitual (80 %) es la endocarditis, que sucede casi siempre en individuos con una cardiopatía predisponente (80-90 %) o con una enfermedad subyacente potencialmente inmunosupresora.[13] Otras características que permiten sospecharla es su predominio por el sexo masculino (8/1), la edad adulta (por encima de los 40 años) y el contacto repetido (profesional o no) con animales.[14]

De manera característica, la EI por *C. burnetii* es un proceso lento y silente, con fiebre escasa o intermitente, caracterizado más bien por un estado asteniforme, por lo que un gran porcentaje de casos empieza a investigarse en busca de una neoplasia oculta o una enfermedad inflamatoria por las alteraciones inmunitarias que puede producir (glomerulonefritis, tiroiditis, alteraciones hematológicas, factor reumatoide positivo, erupción cutánea, etc.). Esto hace que en muchos casos el diagnóstico se retrase y la endocarditis aparezca súbitamente como un fallo cardíaco debido a la destrucción valvular que se ha ido produciendo durante meses. Para complicar más las cosas, las vegetaciones no suelen ser de gran tamaño y los fenómenos embólicos son raros,[15] por lo que a veces no se piensa en endocarditis y se procede al reemplazo de la válvula, para observar meses más tarde una dehiscencia valvular inesperada.

Coxiella es un parásito intracelular obligado que no crece bien en medios sintéticos, por lo que el diagnóstico de certeza se obtiene con el cultivo en medios celulares, que no están al alcance de todos los laboratorios. *C. burnetii* también puede detectarse en tejido (válvulas cardíacas) mediante tinciones o microscopía electrónica, y es posible identificar su DNA en sangre o muestras tisulares mediante reacción en cadena de la polimerasa (PCR).[16] A falta de estos instrumentos diagnósticos, la base del diagnóstico es la serología, ya que este microorganismo presenta un curioso fenómeno denominado «variación de fase», mediante el cual cambian los antígenos de membrana y se generan diferentes tipos de anticuerpos, según la fase evolutiva de la enfermedad. En las infecciones agudas no complicadas se elevan los títulos de anticuerpos frente a antígenos en fase II, mientras que no se detectan anticuerpos frente a antígenos en fase I o están en valores muy bajos. En cambio, en las formas crónicas (pero también en ocasiones en las formas agudas de curso prolongado) se elevan los títulos frente a antígenos en fase I, en general superando a los de anticuerpos de fase II, y también es de ayuda diagnóstica la elevación de los anticuerpos de fase I de tipo IgA.[17] Por ello, en una endocarditis con hemocultivo negativo y de curso silente, un título frente a antígenos en fase I de *C. burneti* ≥ 1/800 (IgG por inmunofluorescencia indirecta) es prácticamente diagnóstico.[16]

En las formas crónicas de fiebre Q, el tratamiento con doxiciclina en monoterapia no es lo bastante eficaz y han de usarse siempre dos fármacos, habitualmente combinaciones de doxiciclina (100 mg/12 h p.o.) con quinolonas (ciprofloxacino 750 mg/12 h p.o., u ofloxacino 400 mg/8 h p.o.), rifampicina o cotrimoxazol.[18] La combinación de doxiciclina e hidroxicloroquina (fármaco que al alcalinizar el lisosoma permite una mayor estabilidad de la doxiciclina intracelular) permite acortar el tiempo de tratamiento, aunque esta pauta presenta como efecto secundario una gran fotosensibilidad y la necesidad de monitorizar las concentraciones de hidroxicloroquina por sus efectos tóxicos (cinconismo).[19] Un aspecto importante y controvertido es su duración; se recomienda desde el tratamiento de por vida hasta la monitorización de los títulos serológicos y suspenderlo cuando los anticuerpos frente a antígenos en fase I desciendan por debajo de un determinado umbral.[15] Sin embargo, un reciente estudio multicéntrico español[20] no demostró utilidad alguna de la serología para esta decisión y 2 años de tratamiento combinado fueron suficientes para la mayoría de los casos. Actualmente se recomienda 18 meses para la endocarditis sobre válvula nativa y 24 meses para las protésicas.[21]

2.2 Bartonella *spp.*

Las especies de este género son también bacterias intracelulares que pueden causar enfermedad, especialmente en los pacientes inmunodeprimidos. Las dos especies que con más frecuencia causan enfermedad son *Bartonella henselae* y *Bartonella quintana*;[22] son mucho más raras *B. elizabethae*, *B. vinsonii*, *B. kohlerae* y *B. alsatica*.[23]

B. henselae se transmite a los humanos por mordedura o arañazo de gato (animal reservorio) o mediante la picadura de pulgas felinas. Produce la llamada enfermedad por arañazo de gato (linfadenitis crónica), meningoencefalitis o fiebre sin foco prolongada en inmunocompetentes, así como cuadros raros como la angiomatosis bacilar y la peliosis hepática en los pacientes inmunodeprimidos (sobre todo por el virus de la inmunodeficiencia humana).[24] La endocarditis suele afectar (80 %) a pacientes con una cardiopatía predisponente. En cambio, *B. quintana* (agente de la «fiebre de las trincheras») tiene su reservorio en los humanos y se transmite entre ellos mediante la picadura del piojo del cuerpo, por lo que se da mayoritariamente en población marginal, con escasa higiene y hábito alcohólico, con tan sólo un 30 % de cardiopatía predisponente. La EI por *Bartonella* spp. es de curso silente e indistinguible de la producida por *C. burnetii*, con la que puede confundirse, aunque al contrario que en la anterior, en ella no es infrecuente el gran tamaño de las vegetaciones, lo que facilita su detección ecocardiográfica.

Bartonella se ha aislado de la sangre mediante incubación prolongada en medios automatizados, aunque su baja producción de CO_2 hace que el sistema no la detecte salvo en incubaciones muy prolongadas. En caso de sospecha diagnóstica han de realizarse subcultivos ciegos a las 3 semanas, y tinciones de Giménez o de naranja de acridina. El uso de hemocultivos de lisis-centrifugación parece mejorar el rendimiento diagnóstico, y también se recomienda congelar la muestra sanguínea a -85 °C durante 24 horas (lo que facilita la rotura de los hematíes y la salida al exterior del patógeno), con posterior descongelación a temperatura ambiente antes de inocular las placas de cultivo. Los cultivos en líneas celulares generalmente sólo están disponibles en centros de investigación, y la visualización del microorganismo en las válvulas cardíacas mediante tinciones argénticas (como la de Warthin-Starry) no siempre es fácil cuando la destrucción tisular es grande.[25] La detección de su genoma en las válvulas por PCR es hoy la técnica empleada con más frecuencia, junto con la serología cuando no se dispone de material histológico.[26] La serología puede hacerse mediante inmunofluorescencia indirecta, que con títulos por encima de 1/800 tiene una sensibilidad del 100 %, una especificidad del 99,5 %, un valor predictivo positivo del 98 % y un valor predictivo negativo del 100 %.[26] Sin embargo, esta técnica no permite diferenciar de forma segura entre *B. henselae* y *B. quintana*, y hay que ser cautos con los títulos bajos, ya que pueden producirse reacciones cruzadas con *C. burnetii* o *Chlamydia* spp. y es posible que algunos casos de EI con hemocultivos negativos catalogados como fiebre Q crónica sean en realidad EI por *Bartonella* spp.

Bartonella es sensible a numerosos antibióticos, como betalactámicos, aminoglucósidos, macrólidos, tetraciclinas y rifampicina, aunque sólo los aminoglucósidos tienen un claro efecto bactericida en cultivos celulares. Las quinolonas han mostrado un efecto variable. Por ello, se aconseja un tratamiento prolongado (6-12 semanas) con un betalactámico o con doxiciclina, añadiendo un aminoglucósido durante al menos las primeras 2 semanas, combinación que parece mejorar el pronóstico de la enfermedad.[27]

2.3 Tropheryma whippelii

Este bacilo grampositivo fue identificado en 1992 como causa de la enfermedad de Whipple,[28] y su importancia como productor de endocarditis puede que se haya infraestimado, pues algunos de los casos fatales comunicados de esta enfermedad han mostrado lesiones de endocarditis y en EI con hemocultivos negativos la búsqueda sistemática de este patógeno lo ha situado por detrás de *C. burnetii* y *Bartonella* spp.[29] Son característicos los macrófagos con material PAS positivo en el tejido valvular resecado. Los cultivos sintéticos ofrecen muy malos resultados y tampoco es fácil el cultivo en líneas celulares (fibroblastos humanos), por lo que el diagnóstico generalmente se basa en su identificación mediante PCR.[30]

2.4 Mycobacterium *spp.*

La EI por *Mycobacterium tuberculosis* es excepcional y se han comunicado muy pocos casos en la literatura médica, en pacientes muy inmunodeprimidos, con tuberculosis miliar y afectando a válvulas cardíacas nativas.[31] En cambio, la EI por micobacterias no tuberculosas (*M. chelonei, M. abscessus, M. fortuitum, M. gordonae*) se ha descrito casi exclusivamente en válvulas protésicas, por lo que la infección suele producirse por una contaminación durante el acto quirúrgico, por colonización del instrumental de quirófano o del material implantado (prótesis porcinas que fueron inadecuadamente esterilizadas durante su manufactura y embalaje).[32,33] En ocasiones también se han relacionado con inyecciones intravenosas con escasa asepsia, con la práctica de hemodiálisis y con situaciones de inmunodepresión.[34] Aunque estas micobacterias pueden crecer en medios de cultivo automatizados,[35] con frecuencia el diagnóstico se realiza mediante tinción del material valvular extirpado. El tratamiento tiene que seguirse durante tiempo prolongado (6 meses) y con varios fármacos (amikacina, claritromicina y quinolonas) para evitar la selección de mutantes, y es aconsejable la eliminación del material protésico infectado.[36]

2.5   Legionella *spp.*

Se han descrito muy pocos casos de EI producidos por estos microorganismos, todos ellos nosocomiales (endocarditis protésicas precoces) y con un curso clínico silente, con vegetaciones pequeñas (cuando son visibles) y sin fenómenos embólicos.[37-39] Es posible cultivar el microorganismo a partir de las válvulas lesionadas, e incluso puede detectarse en los hemocultivos, realizando subcultivos ciegos del hemocultivo inicial y sembrándolos en medio BCYE-alfa. También es factible la identificación mediante PCR. La serología suele ser positiva con títulos altos, pero no se conoce su auténtico valor predictivo positivo. Para el tratamiento se aconsejan eritromicina o doxiciclina junto con rifampicina o quinolonas durante largo tiempo (6-12 meses).

2.6   Mycoplasma *spp.*

Aunque tradicionalmente se menciona como agente productor de EI, en realidad se han descrito muy pocos casos[40-42] y sólo en uno se aisló el microorganismo en el cultivo valvular. Los hemocultivos no permiten detectarlo y es necesario hacer un cultivo selectivo para el patógeno (p. ej., SP4 glucosa), aunque en un futuro posiblemente la técnica de PCR sea lo más útil.

2.7   Chlamydia *spp.*

Únicamente hay un caso documentado en la literatura médica mediante cultivo,[43] y algún otro mediante PCR,[44] mientras que los restantes se han diagnosticado por serología. La fiabilidad de los casos diagnosticados por serología es limitada, ya que se produce un importante porcentaje de reacciones cruzadas con *Bartonella* y es posible que fuera éste el auténtico agente causal de la EI.[45]

3   Endocarditis infecciosa por microorganismos de crecimiento lento o de difícil identificación

Englobamos aquí a un grupo de microorganismos pertenecientes a diversas familias, pero que comparten la particularidad de que, aunque pueden detectarse en hemocultivos en condiciones óptimas, su crecimiento es lento y en ocasiones requiere suplementos, por lo que su identificación suele ser compleja y pueden ser necesarias técnicas complementarias (serología, técnicas moleculares o tinciones del material valvular) para llegar a un diagnóstico.

3.1   *Cocos grampositivos*

3.1.1   Abiotrophia *spp.* y Granulicatella *spp.*

Estos microorganismos fueron descritos en la década de 1960 por Frenkel y Hirsh[46] como estreptococos «nutricionalmente deficientes», dado que para su detección necesitaban que los medios de cultivo se suplementaran con clorhidrato de piridoxal o de cisteína, ambos presentes en los eritrocitos de la sangre, pero no en el suero, y mostraban además un fenómeno (no exclusivo de estas especies) conocido como «satelitismo», que consiste en que crecen mejor en medios comunes alrededor de otras bacterias que aportan al medio los nutrientes necesarios. Su variabilidad en la tinción de Gram (pueden presentar formas aberrantes gramnegativas dependiendo de las características del medio), su pleomorfismo, su microaerofilia y las dificultades inherentes a su identificación por métodos bioquímicos hicieron pensar que se trataba de formas mutantes de *Streptococcus mitis,* hasta que Bouvet *et al.,*[47] tras un exhaustivo análisis mediante PCR de multitud de aislamientos, concluyeron que se trataba de un grupo diferente de bacterias que a su vez podían dividirse en otros dos grupos: *S. defectivus* y *S. adjacens.* Puesto que sus secuencias de DNA guardaban poca similitud con las de otras especies de estreptococos, en 1995 se creó un nuevo género, denominado *Abiotrophia* en referencia a sus deficiencias para el crecimiento.[48] Posteriormente se añadieron tres nuevas especies, denominadas *A. elegans*, *A. balaenopterae* y *A. para-adjacens* (esta última no reconocida por todos los autores). Debido a diferencias filogenéticas, Collins y Lawson[49] propusieron en el año 2000 el establecimiento de dos grupos: *A. defectiva* y otro nuevo género que englobaría las otras especies y que pasaría a llamarse *Granulicatella.*

Se considera que estos microorganismos representan entre el 4 y el 6 % de todas las EI por estreptococos,[50] y posiblemente su frecuencia real se haya infraestimado por las dificultades inherentes a su cultivo. *Abiotrophia* spp. y *Granulicatella* spp. forman parte de la flora normal de la cavidad oral, del tracto intestinal y del aparato genitourinario. La mayoría de los pacientes presentan una valvulopatía previa y su curso es silente, aunque los fenómenos embólicos no son raros (30 %). Los medios automatizados utilizados hoy disponen de los suplementos nutricionales necesarios, por lo que permiten detectarlos sin problema a los 3-5 días. Su caracterización final adecuada no es fácil y requiere un laboratorio de microbiología experimentado.[51]

Desde sus primeras descripciones se conoce la alta tasa de fracasos del tratamiento (hasta el 40 %), a pesar de utilizar antimicrobianos con comportamiento bactericida *in vitro*.[52,53] Por ello, se aconsejan tratamientos largos (4-6 semanas) con penicilina en dosis altas, añadiendo un aminoglucósido durante 2-4 semanas, ya que se ha comprobado un efecto sinérgico en el modelo experimental. En caso de falta de respuesta o recaída puede ensayarse vancomicina, que a pesar de no ser bactericida *in vitro* ha mostrado un excelente resultado en el modelo animal.[54]

3.1.2   Gemella *spp.*

G. morbillorum y *G. haemolysans* son organismos comensales de la boca, del tracto gastrointestinal y del aparato genitourinario, no muy distantes filogenéticamente de los estreptococos y los enterococos. Pueden decolorarse durante el proceso de tinción de Gram, por lo que en ocasiones podían aparecer como cocos gram negativos y por ello en un principio se describieron como pertenecientes al género *Neisseria (N. haemoysans).* También es posible que su importancia se haya infraestimado porque otros subtipos se confundían fácilmente con estreptococos del grupo *viridans (S. morbillorum).*[55]

Los casos descritos se han asociado en general a una pobre higiene dental o a manipulaciones en cavidad oral y a una lesión valvular subyacente, y se han manifestado como EI de comportamiento subagudo. Estos microorganismos crecen bien en los medios automatizados actuales, pero en ocasiones su identificación es complicada por el comportamiento antes mencionado con la tinción de Gram y porque muchos sistemas automatizados no permiten identificarlos correctamente. Una ayuda apreciable ha sido la identificación mediante análisis del gen 16S rRNA (por PCR).[56] Todas las cepas son muy sensibles a la penicilina y se produce sinergia al añadir un aminoglucósido, por lo que se aconseja el tratamiento combinado durante 2 semanas y tratar un total de 4-6 semanas.[57]

3.1.3   Stomacoccus mucilaginosus

Hay muy pocos casos descritos de EI causados por este patógeno, todos ellos en literatura anglosajona. Anteriormente se le ha denominado *Staphylococcus salivarius* y *Micrococcus mucilaginosus*. Forma parte de la flora normal de la boca y de las vías respiratorias altas, y puede diferenciarse de los géneros *Micrococcus* y *Staphylococcus* porque la reacción a la catalasa es negativa o muy débil y porque no crece en medios que contienen un 5 % de ClNa. Los casos descritos han sido en personas usuarias de drogas por vía parenteral (UDVP) y en pacientes con una valvulopatía previa.[58,59] En general esta especie es muy sensible a la penicilina y a las cefalosporinas, pero se ha descrito un caso con una cepa resistente.

3.2   Bacilos gramnegativos

3.2.1   Grupo HACEK

Este grupo incluye diversas bacterias (no relacionadas filogenéticamente) que comparten características morfológicas (pequeños bacilos gramnegativos) y son de crecimiento lento, que puede acelerarse mediante la adición de CO_2 al medio.[60] La denominación es un acrónimo de sus componentes: *Haemophilus (Aggregatibacter) aphrophilus, Aggregatibacter actinomycetemcomitans, Cardiobacterium hominis, Eikenella corrodens* y *Kingella* spp. Generalmente colonizan la orofaringe y su frecuencia global en el total de las EI se ha estimado en un 3 %. Suelen afectar a hombres jóvenes o en la edad media de la vida, con lesión cardíaca predisponente (más sobre válvula mitral), tras manipulaciones dentarias u orofaríngeas. El curso clínico suele ser subagudo, aunque la incidencia de embolias puede llegar al 30 %. En alguna ocasión se asocian a otros microorganismos también procedentes de boca o de la orofaringe (EI polimicrobiana).

En la actualidad, su detección con medios automatizados no es difícil y la mayoría de especies se recuperan en 3 a 5 días de incubación. Sin embargo, debido a su lento crecimiento, algunas especies (*A. actinomycetemcomitans*) pueden requerir tiempos de incubación más largos.[61] Su identificación mediante pruebas bioquímicas está bastante estandarizada y se dispone de sistemas comerciales de identificación rápida bastante fiables. No obstante, en ocasiones el procesamiento no es tan fácil y las técnicas de identificación por PCR del fragmento 16S rRNA pueden suponer una considerable ayuda.

Su tasa de curación es alta (82-87 %) con la combinación de ampicilina y gentamicina.[62] El surgimiento de cepas productoras de betalactamasas en los últimos años hace aconsejable utilizar una cefalosporina en lugar de ampicilina,[61] y se recomiendan 4 semanas de tratamiento para las EI sobre válvulas nativas y 6 semanas para las protésicas.[1-3]

3.2.2 Brucella *spp.*

La brucelosis es una zoonosis mundial que se transmite a los humanos a través del consumo de productos lácteos procedentes de animales infectados (sobre todo cabras y ovejas) o por estrecho contacto con éstos (vía aérea y cutánea). En su forma aguda produce un cuadro de fiebre recurrente conocido como «fiebre de Malta», pero hasta en un 10-20 % de los casos la infección puede focalizarse y producir osteomielitis, abscesos en órganos, meningitis o endocarditis. La frecuencia de EI por *Brucella* spp. depende del país y de los esfuerzos que se hayan hecho para controlar esta zoonosis; es lamentable que España haya sido uno de los líderes en la comunicación de casos hasta hace pocos años. La EI brucelar suele producirse en pacientes con una valvulopatía previa (muchas veces con prótesis cardíacas ya implantadas) y tiene un curso subagudo (2-10 semanas hasta el diagnóstico) que con frecuencia lleva a la destrucción valvular. Aunque tradicionalmente se aconsejaba el medio suplementado de Ruiz-Castañeda, la rentabilidad de los hemocultivos automatizados hoy empleados es superior al 80 % si el periodo de incubación se prolonga hasta 4 semanas, aunque la mayoría de los aislamientos suelen detectarse en las dos primeras semanas si se utiliza el sistema de lisis-centrifugación[63]. La serología también es muy útil y suele mostrar unos títulos de anticuerpos altos mediante seroaglutinación o inmunofluorescencia indirecta. Tradicionalmente, la EI por *Brucella* spp. siempre se ha considerado de tratamiento quirúrgico por la supuesta mayor agresividad que llevaba aparejada una segura destrucción valvular, pero esto se debía en gran parte al retraso diagnóstico. Con un diagnóstico precoz y un tratamiento adecuado, un número importante de casos no necesitarán reparación quirúrgica. No hay consenso unánime sobre el tratamiento antimicrobiano ni en particular sobre su duración, pero nuestra experiencia ha sido muy satisfactoria con una pauta de doxiciclina y rifampicina durante 3 meses, añadiendo en las 2 o 3 primeras semanas estreptomicina.[64]

3.2.3 *Hongos*

La endocarditis micótica se describía como causa del 1-6 % de todas las EI, pero esta frecuencia parece haber aumentado en las dos últimas décadas.[65-67] En un principio asociada a los UDVP, recientemente otros factores parecen haber contribuido a su incremento: enfermedades de base muy debilitantes y estancias prolongadas en centros hospitalarios, exploraciones endovasculares invasivas, utilización de antibióticos de amplio espectro, nutrición parenteral y un uso más frecuente de la cirugía incluso en pacientes muy deteriorados. Los géneros más habituales son *Candida* (*C. albicans, C. parapsilosis, C. tropicalis,*

C. glabrata, C. guillermondii, C. krusei) y *Aspergillus*. Hoy día, los medios automatizados detectan bien los hongos levaduriformes (*Candida* spp.), pero no los formadores de hifas (*Aspergillus* spp.), por lo que en algunos casos su diagnóstico puede ser difícil si no se realiza un procesamiento exhaustivo (cultivo, histología, técnicas de PCR) del material valvular. Se ha comunicado una incidencia inesperadamente alta sobre todo en casos de EI protésica precoz.[68] De manera característica, la EI micótica produce vegetaciones de gran tamaño, con una frecuencia muy elevada (60-80 %) de embolias, por lo que en ocasiones es muy rentable tomar una muestra para cultivo de estas embolias, si se han producido en un territorio accesible (p. ej., un nódulo subcutáneo o una embolia arterial periférica). Su curso es muy agresivo, con una mortalidad del 40-50 % para los hongos levaduriformes

Microorganismo	Epidemiología	Clínica	Diagnóstico	Tratamiento
Campylobacter fetus	30 % con valvulopatía previa 30 % con enfermedad debilitante (cirrosis, alcoholismo, conectivopatías…)	Curso subagudo, mortalidad del 25 %	Hemocultivos	Imipenem y aminoglucósido
Pasteurella spp. (*P. multocida, P. haemolytica, P. dagmatis, P. gallinarum, P. ureae*)	Son parte de la flora oral o gastrointestinal en animales salvajes, gatos y perros Raramente presentes en las vía respiratorias de humanos	Casos descritos en personas con estrecho contacto con animales y en cirróticos Curso silente y mortalidad del 30 %	Hemocultivos	Betalactámicos
Aeromonas hydrophila	Infección por contacto con agua o ingestión de moluscos contaminados	Gastroenteritis e infección de tejidos blandos en pacientes cirróticos o inmunodeprimidos Tan sólo dos casos descritos de EI	Hemocultivos	Betalactámicos y aminoglucósidos
Enterobacterias (*Yersinia enterocolitica, Salmonella* spp., *Klebsiella* spp., *Serratia marcescens, Proteus* spp., *Citrobacter freundii*)	UDVP o pacientes con implantes endovasculares (marcapasos, catéteres permanentes), infecciones urinarias de repetición e inmunodeprimidos (incluido sida)	Curso en ocasiones fulminante, con mortalidad alta (50 %) a pesar de tratamiento correcto	Hemocultivos	Betalactámicos o quinolonas (alternativa) y aminoglucósidos (opcional)
Streptococcus moniliformis	Patógeno habitual en los dientes de la rata	Casos tras mordedura de rata en pacientes con válvulas previamente dañadas	Hemocultivos	Penicilina

UDVP: usuarios de drogas por vía pareneteral.

Tabla 2. Endocarditis infecciosas causadas por otros bacilos gramnegativos.

y del 75-85 % para los formadores de hifas.[69,70] El tradicional tratamiento con anfotericina B desoxicolato ha resultado muy tóxico y poco eficaz, por lo que siempre ha habido un amplio consenso sobre la necesidad de una intervención quirúrgica inmediata. Sin embargo, en la última década, la aparición de nuevos fármacos (imidazoles de nueva generación y equinocandinas) ha cuestionado la indicación quirúrgica en los hongos levaduriformes[71,72] y se han descrito supervivencias prolongadas con tratamiento supresivo crónico (de por vida) e incluso curaciones sin necesidad de intervención quirúrgica con tratamientos prolongados (12 meses), ya que la alta biodisponibilidad oral de los imidazoles y sus relativamente escasos efectos secundarios permiten este planteamiento.[73-76] En los casos en que sea posible la intervención quirúrgica consideramos que debe ser el procedimiento de elección, seguido de un tratamiento prolongado (3-6 meses) y un seguimiento largo, ya que las recidivas pueden tardar hasta 1 año en aparecer.

3.2.4 Microorganismos anaerobios

A pesar de que en series antiguas se implicaban como causa del 2-10 % de todas las EI, en series más recientes no parece que lleguen a tener esta elevada frecuencia. La mayoría de los casos están producidos por estreptococos microaerófilos (residentes en la boca, el tracto intestinal o el aparato genitourinario), *Bacteroides* spp. y *Clostridium* spp. Los dos últimos géneros se han descrito como agentes causales de EI en UDVP (debido a una muy probable contaminación del material de venopunción)[77] o muy deteriorados y con neoplasias subyacentes (como cáncer de colon o de cuello uterino).[78] Su mortalidad es alta (50 %) y muchas veces el diagnóstico es difícil por los problemas inherentes al cultivo de estos microorganismos. Mención especial merece *Propionibacterium* spp., que en los últimos años se ha

Microorganismo	Epidemiología	Clínica	Diagnóstico	Tratamiento
Neisseria gonorrhoeae	Pacientes jóvenes, en general sin valvulopatía previa y con antecedentes de enfermedad de transmisión sexual (uretritis, cervicitis) En ocasiones faringitis acompañante	Curso subagudo Es frecuente el desarrollo de insuficiencia renal en el marco de una glomerulonefritis	Hemocultivo	Betalactámicos
Otras especies de *Neisseria* (*N. elongata, N. nitroreducens, N. sicca, N. subflava*)	Adultos jóvenes con valvulopatía o prótesis cardíacas. Manipulaciones dentales previas. Más frecuente si hay inmunodepresión de base (alcoholismo, sida, diabetes)	Curso agudo, con fiebre alta, embolias, insuficiencia renal y fallo ventricular izquierdo	Hemocultivo	Betalactámicos y aminoglucósidos

Tabla 3. Endocarditis infecciosas causadas por cocos gramnegativos.

Microorganismo	Epidemiología	Clínica	Diagnóstico	Tratamiento
Listeria monocitogenes	Adquisición a través de alimentos contaminados Pacientes inmunodeprimidos (insuficiencia renal crónica en hemodiálisis, cirróticos, neoplasia, alcoholismo, tratamiento con esteroides…)	Curso silente, con frecuente aparición clínica al producirse el fallo izquierdo por la destrucción valvular	Hemocultivos	Ampicilina y aminoglucósidos
Lactobacillus spp.	Flora colonizante de la cavidad oral, del tracto gastrointestinal y del aparato genitourinario femenino Pacientes con valvulopatía previa y manipulaciones dentales	Curso subagudo con frecuentes fenómenos embólicos	Hemocultivos, aunque su correcta identificación es difícil con las técnicas clásicas	Penicilina y aminoglucósidos
Nocardia spp.	Flora de la boca Pacientes con prótesis cardíacas. Más en inmunodeprimidos	Curso subagudo	Hemocultivos	Imipenem y amikacina Cotrimoxazol
Erysipelothrix rhusiopathiae	Flora comensal de multitud de animales Adquisición a través del contacto con animales y sus productos (granjeros, veterinarios, carniceros, pescadores…) Pacientes con valvulopatía previa	Hasta en un 40 % de los casos es posible ver la lesión cutánea (erisipeloide) que es el punto de entrada Mortalidad alta (38 %), posiblemente por el retraso diagnóstico	Hemocultivos	Betalactámicos
Corynebacterium diphteriae (no toxigénica)	Puede ocurrir en brotes Faringitis como antecedente en pacientes con valvulopatía previa También en UDVP (procedentes de la piel)	Curso subagudo	Hemocultivos	Penicilina y aminoglucósido

UDVP: usuarios de drogas por vía pareneteral.

Tabla 4. Endocarditis infecciosas causadas por bacilos grampositivos.

mostrado como una causa no infrecuente de endocarditis protésica de curso indolente.[79,80] El tratamiento de elección es la penicilina para la mayoría de las especies de anaerobios causantes de EI, o metronidazol si no hay respuesta o se aísla una especie de *Bacteroides* no sensible a la penicilina.

4 Endocarditis infecciosa causada por otros microorganismos poco frecuentes

4.1 Bacilos gramnegativos fermentadores y enterobacterias

Su frecuencia ha aumentado en lo últimos años como consecuencia de los casos nosocomiales o relacionados con la asistencia sanitaria.[81,82] *Escherichia coli* es el más frecuente y suele afectar a pacientes diabéticos y con infecciones o manipulaciones del tracto urinario. Las diversas especies de *Klebsiella, Enterobacter, Proteus, Citrobacter* y *Serratia* son agentes causales raros y producen endocarditis que se caracterizan por su gravedad al afectar a pacientes de edad avanzada y muy deteriorados, y también por las frecuentes resistencias a los antimicrobianos. Para su tratamiento suelen emplearse cefalosporinas de tercera o cuarta generación, o quinolonas (en los pacientes alérgicos a los betalactámicos o si los microorganismos son productores de betalactamasas). Puede añadirse un aminoglucósido, pero no se dispone de estudios que hayan demostrado claramente su utilidad y hay que tener precaución por su toxicidad renal en estos pacientes tan deteriorados. La mortalidad es alta y con frecuencia es necesario el tratamiento quirúrgico.

Achromobacter xylosoxidans[83] es un patógeno que produce infecciones relacionadas con catéteres, especialmente en pacientes en hemodiálisis, que en ocasiones pueden cursar con endocarditis asociada. Esta especie suele ser muy resistente a los antimicrobianos, por lo que a menudo hay que emplear penicilinas con actividad antipseudomónica, carbapenemes o dosis altas de cotrimoxazol.

4.2 Bacilos gramnegativos no fermentadores

Pseudomonas spp. se describió antaño en pacientes UDVP y cada cierto tiempo reaparece en brotes que afectan a esta población.[84,85] Sin embargo, también es posible observarla de manera esporádica en casos nosocomiales, igual que *Stenotrophomonas maltophilia*[86] y *Acinetobacter* spp.[87] El tratamiento antimicrobiano de estos patógenos es difícil y complejo debido a su frecuente resistencia múltiple a la mayoría de los antimicrobianos por diferentes mecanismos, lo que hace que haya que utilizar fármacos poco habituales,[88,89] así como recurrir a menudo al tratamiento quirúrgico, y que la mortalidad sea alta.

4.3 Otros patógenos muy poco frecuentes

En las tablas 2 a 4 se describen las características más relevantes de la EI causada por microorganismos muy poco frecuentes.

Addendum

El Grupo Andaluz para el Estudio de las Infecciones Cardiovasculares está enmarcado dentro de la Sociedad Andaluza de Enfermedades Infecciosas, y formado por internistas miembros de la sociedad con especial dedicación a las enfermedades infecciosas cardiovasculares. Los investigadores principales en cada centro son: Hospital Universitario Virgen del Rocío (Sevilla): Arístides de Alarcón González; Hospital Universitario Virgen Macarena (Sevilla): Juan Gálvez Acebal; Hospital Universitario Carlos Haya (Málaga): Jose M.ª Reguera Iglesias y Antonio Plata; Hospital Universitario Virgen de la Victoria (Málaga): Josefa Ruiz Morales y Radka Ivanova; Hospital General Juan Ramón Jiménez (Huelva): Jose M.ª Lomas Cabezas y Francisco Martínez-Marcos; Hospital Costa del Sol (Marbella, Málaga): Javier de la Torre Lima y Mariam Noureddine; Hospital Universitario Virgen de las Nieves (Granada): Carmen Hidalgo-Tenorio.

BIBLIOGRAFÍA

1. Elliott TS, Foweraker J, Gould FK, Perry JD, Sandoe JA, Working Party of the British Society for Antimicrobial Chemotherapy. Guidelines for the antibiotic treatment of endocarditis in adults: report of the Working Party of the British Society for Antimicrobial Chemotherapy. J Antimicrob Chemoter. 2004; 54: 971-81.

2. Baddour LM, Wilson WR, Bayer AS, Fowler VG Jr, Bolger AF, Levison ME, *et al.* Infective endocarditis: diagnosis, antimicrobial therapy, and management of complications. A statement for healthcare professionals from the Committee on Rheumatic Fever, Endocarditis, and Kawasaki Disease, Council on Cardiovascular Disease in the Young, and the Councils on Clinical Cardiology, Stroke, and Cardiovascular Surgery and Anesthesia, American Heart Association: endorsed by the Infectious Diseases Society of America. Circulation. 2005; 111: e394-434.

3. Habib G, Hoen B, Tornos P, Thuny F, Prendergast B, Vilacosta I, *et al.* Guidelines on the prevention, diagnosis, and treatment of infective endocarditis (new version 2009): the Task Force on the Prevention, Diagnosis, and Treatment of Infective Endocarditis of the European Society of Cardiology (ESC). Endorsed by the European Society of Clinical Microbiology and Infectious Diseases (ESCMID) and the International Society of Chemotherapy (ISC) for Infection and Cancer. Eur Heart. 2009; 30: 2369-413.

4. Brouqui P, Raoult D. New insight into the diagnosis of fastidious bacterial endocarditis. FEMS Immunol Med Microbiol. 2006; 47: 1-13.

5. Hoen B, Selton-Suty V, Lacassin F, Etienne J, Briancon S, Leport C, *et al.* Infective endocarditis in patients with negative blood cultures: analysis of 99 cases from a one-year nationwide survey in France. Clin Infect Dis. 1995; 20: 501-6.

6. Lamas CC, Eykyn SJ. Blood culture negative endocarditis: analysis of 63 cases presenting over 25 years. Heart. 2003; 89: 258-62.

7. Houpikian P, Raoult D. Blood culture-negative endocarditis in a reference center: etiologic diagnosis of 348 cases. Medicine (Balt). 2005; 84: 162-73.

8. Siegman-Igra Y, Kaufman O, Keysary A, Rzotkiewicz S, Shalit I. Q fever endocarditis in Israel and a worldwide review. Scand J Infect Dis. 1997; 29: 41-9.

9. Palmer SR, Young SEJ. Q-fever endocarditis in England and Wales, 1975-81. Lancet. 1982; 2: 1448-9.

10. Anguita Sánchez MP, Torres Calvo F, Castillo Domínguez JC, Delgado Ortega M, Mesa Rubio D, Ruiz Ortiz M, *et al.* Pronóstico a corto y largo plazo de la endocarditis infecciosa en pacientes no usuarios de drogas por vía parenteral. Resultados durante un período de 15 años (1987-2001). Rev Esp Cardiol. 2005; 58: 1188-96.

11. Derrick EH. Q fever, new fever entity: clinical features, diagnosis and laboratory investigation. Med J Aust. 1937; 2: 281-99.

12. De Alarcón A, Villanueva JL, Viciana P, López-Cortés L, Torronteras R, Bernabéu M, *et al.* Q fever: epidemiology, clinical features and prognosis. A study from 1983 to 1999 in the South of Spain. J Infect. 2003; 47: 110-6.

13. Raoult D, Tissot-Dupont H, Foucault C, Gouvernet J, Fournier PE, Bernit E, *et al.* Q fever 1985-1998. Clinical and epidemiologic features of 1,383 infections. Medicine (Balt). 2000; 79: 109-23.

14. Fenollar F, Fournier P, Carrieri MP, Habib G, Messana T, Raoult D. Risk factors and prevention of Q fever endocarditis. J Infect Dis. 2001; 33: 312-6.

15. Stein A, Raoult D. Q fever endocarditis. Eur Heart J. 1995; 16(Suppl B): 19-23.

16. Fenollar F, Fournier PE, Raoult D. Molecular detection of *Coxiella burnetii* in the sera of patients

with Q fever endocarditis or vascular infection. J Clin Microbiol. 2004; 42: 4919-24.

17. Peacock MG, Phillip RN, Williams JC, Faulkner RS. Serological evaluation of Q fever in human: enhanced phase I titers of immunoglobulin G and A are diagnostic of Q fever endocarditis. Infect Inmun. 1983; 41: 1089-98.

18. Brouqui P, Dupont HT, Drancourt M, Berland Y, Etienne J, Leport C, *et al*. Chronic Q fever. Ninety-two cases from France, including 27 cases without endocarditis. Arch Intern Med. 1993; 153: 642-8.

19. Raoult D, Houpikian P, Tissot Dupont H, Riss JM, Arditi-Djiane J, Brouqui P. Treatment of Q fever endocarditis: comparison of 2 regimens containing doxycycline and ofloxacin or hydroxychloroquine. Arch Intern Med. 1999; 159: 167-73.

20. Mogollón MV, Anguita MP, Aguado JM, Tornos P, Miró JM, Gálvez-Acebal J, *et al*. Endocarditis por fiebre Q en España. Características clínicas y evolución. Enferm Infecc Microbiol Clin. 2011; 29(2): 109-16.

21. Million M, Thuny F, Richet H, Raoult D. Long-term outcome of Q fever endocarditis: a 26-year personal survey. Lancet Infect Dis. 2010; 10: 527-35.

22. Fournier P, Lelievre H, Eykyn SJ, Mainardi JL, Marrie TJ, Bruneel F, *et al*. Epidemiologic and clinical characteristics of *Bartonella quintana* and *Bartonella henselae* endocarditis. Medicine (Balt). 2001; 80: 245-51.

23. Dreier J, Vollmer T, Freytag CC, Bäumer D, Körfer R, Kleesiek K. Culture negative infectious endocaritis caused by *Bartonella* spp.: 2 case reports and a review of the literature. Diagn Microbiol Infect Dis. 2008; 61: 476-83.

24. Maurin M, Birtles R, Raoult D. Current knowledge of *Bartonella* species. Eur J Clin Microbiol Infect Dis. 1997; 16: 487-506.

25. La Scola B, Raoult D. Culture of *Bartonella quintana* and *Bartonella henselae* from human samples: a 5-year experience (1993 to 1998). J Clin Microbiol. 1999; 37: 1899-905.

26. Fournier PE, Mainardi JL, Raoult D. Value of microimmunofluorescence for the diagnosis and follow-up of *Bartonella* endocarditis. Clin Diagn Lab Immunol. 2002; 9: 795-801.

27. Raoult D, Fournier PE, Vandenesch F, Mainardi JL, Eykyn SJ, Nash J, *et al*. Outcome and treatment of *Bartonella* endocarditis. Arch Intern Med. 2003; 163: 226-30.

28. Relman DA, Schmidt TM, MacDermott RP, Falkow S. Identification of the uncultured bacillus of Whipple's disease. N Engl J Med. 1992; 327: 293-301.

29. Fournier PE, Thuny F, Richet H, Lepidi H, Casalta JP, Arzouni JP, *et al*. Comprehensive diagnostic strategy for blood culture-negative endocarditis: a prospective study of 819 new cases. Clin Infect Dis. 2010; 51: 131-40.

30. Raoult D, Birg ML, La Scola B, Fournier PE, Enea M, Lepidi H, *et al*. Cultivation of the bacillus of Whipple's disease. N Engl J Med. 2000; 342: 620-5.

31. Cope AP, Heber M, Wilkins EG. Valvular tuberculous endocarditis: a case report and review of the literature. J Infect. 1990; 21: 293-6.

32. Wallace Jr RJ, Musser JM, Hull SI, Silcox VA, Steele LC, Forrester GD, *et al*. Diversity and sources of rapidly growing mycobacteria associated with infections following cardiac surgery. J Infect Dis. 1989; 159: 708-16.

33. Rumisek J D, Albus RA, Clarke JS. Late Mycobacterium chelonei bioprosthetic valve endocarditis: activation of implanted contaminant? Ann Thorac Surg. 1985; 39: 277-9.

34. Tsai WC, Hsieh HC, Su HM, Lu PL, Lin TH, Sheu SH, *et al*. *Mycobacterium abscessus* endocarditis: a case report and literature review. J Med Sci. 2008; 24: 481-6.

35. Jacomo V, Musso D, Gevaudan MJ, Drancourt M. Isolation of blood-borne Mycobacterium avium by using the nonradioactive BACTEC 9000 MB system and comparison with a solid-culture system. J Clin Microbiol. 1998; 36: 3703-6.

36. Viscidi R, Geller A, Caplan W, Natsios GA, Gleckman RA. Prosthetic valve endocarditis caused by Mycobacterium chelonei: case report and literature review. Heart Lung. 1982; 11: 555-9.

37. McCabe RE, Baldwin JC, McGregor CA, Millar DC, Vosti KL. Prosthetic valve endocarditis caused by *Legionella pneumophila*. Ann Intern Med. 1984; 100: 525-7.

38. Tompkins LS, Roessler BJ, Redd SC, Markowitz LE, Cohen ML. *Legionella* prosthetic-valve endocarditis. N Engl J Med. 1988; 318: 530-5.

39. Park D, Pugliese A, Cunha BA. *Legionella micdadei* prosthetic valve endocarditis. Infection. 1994; 22: 213-15.

40. Fenollar F, Gauduchon V, Casalta JP, Lepidi H, Vendensch F, Raoult D. Mycoplasma hominis endocarditis: two case reports and a review. Clin Infect Dis. 2004; 38: e21-4.

41. Hidalgo-Tenorio C, Pasquau J, López-Checa S, López-Ruz MA. Endocarditis por Mycoplasma hominis. Enferm Infecc Microbiol Clin. 2006; 24: 470-1.

42. Scapini JP, Flynn LP, Sciacaluga S, Morales L, Cadario ME. Confirmed *Mycoplasma pneumoniae* endocarditis. Emerg Infect Dis. 2008; 14: 1664-5.

43. Shapiro DS, Kenney SC, Johnson M, Davis CH, Knight ST, Wyrick PB. Brief report: *Chlamydia psittaci* endocarditis diagnosed by blood culture. N Engl J Med. 1992; 326: 1192-5.

44. Goura R, Pereyre S, Frikha I, Hammami N, Clero M, Sahnoun Y, *et al.* Culture-negative endocarditis due to *Chlamydia pneumoniae.* J Clin Microbiol. 2002; 40: 718-20.

45. Maurin M, Eb F, Etienne J, Raoult D. Serological cross-reactions between *Bartonella* and *Chlamydia* species: implications for diagnosis. J Clin Microbiol. 1997; 35: 2283-7.

46. Frenkel A, Hirsh W. Spontaneous development of L forms of Streptococci requiring secretions of other bacteria or sulfhydryl compounds for normal growth. Nature. 1961; 191: 728-30.

47. Bouvet A, Grimont F, Grimont PAD. *Streptococcus defectivus* sp nov. and *Streptococcus adjacens* sp nov. nutriotionally variant streptococci from human clinical specimens. Int J Syst Bacteriol. 1989; 39: 290-4.

48. KawamuraY, Hou WG, Sultana F, Liu S, Yamamoto H, Ezaki T. Transfer of *Streptococcus adjacens* and *Streptococcus defectivus* to *Abiotrophia* gen. nov. as *Abiotrophia adiacens* comb. nov. and *Abiotrophia defectiva* comb. nov., respectively. Int J Syst Bacteriol. 1995; 45: 798-803.

49. Collins MD, Lawson PA. The genus Abiotrophia (Kawamura et al.) is not monophyletic: proposal of *Granulicatella* gen. nov., *Granulicatella adiacens* comb. nov., *Granulicatella elegans* comb. nov. and *Granulicatella balaenopterae* comb. nov. Int J Syst Evol Microbiol. 2000; 50: 365-9.

50. Roberts RB, Krieger AG, Schiller NL, Gross KC. *Viridans* streptococcal endocarditis: the role of various species, including pyridoxaldependent streptococci. Rev Infect Dis. 1979; 1: 955-66.

51. Peterson CE. Media-dependent subculture of nutritionally variant streptococci. Am J Clin Pathol. 1981; 75: 634-66.

52. Bouvet A. Human endocarditis due to nutritionally variant streptococci: Streptococcus adjacens and Streptococcus defectivus. Eur Heart J. 1995; 16(Suppl B): 24-7.

53. Christensen JJ, Gruhn N, Facklam RR. Endocarditis caused by Abiotrophia species. Scand J Infect Dis. 1999; 31: 210-2.

54. Henry NK, Wilson WR, Roberts RB, Acar JF, Geraci JE. Antimicrobial therapy of experimental endocarditis caused by nutritionally variant viridans group streptococci. Antimicrob Agents Chemother. 1986; 30: 465-7.

55. Durack DT, Kaplan EL, Bisno AL. Apparent failures of endocarditis prophylaxis. Analysis of 52 cases submitted to a national registry. JAMA. 1983; 250: 2318-22.

56. La Scola B, Raoult D. Molecular identification of Gemella species from three patients with endocarditis. J Clin Microbiol. 1998; 36: 866-71.

57. López-Dupla M, Creus C, Navarro O, Raga X. Association of *Gemella morbillorum* endocarditis with adenomatous polyps and carcinoma of the colon: case report and review. Clin Infect Dis. 1996; 22: 379-80.

58. Pinsky RL, Piscitelli V, Patterson JE. Endocarditis caused by relatively penicillin-resistant Stomatococcus mucilaginosus. J Clin Microbiol. 1989; 27: 215-6.

59. Relman DA, Ruokk K, Ferraro MJ. Stomatococcus mucilaginosus endocarditis in an intravenous drug abuser. J Infect Dis. 1987; 155: 1080-1.

60. Das M, Badley AD, Cockerill FR, Steckelberg JM, Wilson WR. Infective endocarditis caused by HACEK microorganisms. Annu Rev Med. 1997; 48: 25-33.

61. Grand A, Laye JM, Etienne J, Pernot F, Durand de Gevigney G, Delahaye F, *et al.* Endocardite infectieuse a Actinobacillus actinomycetemcomitans. Huit nouvelles observations. Arch Mal Coeur Vaiss. 1994; 87: 1721-9.

62. Berbari EF, Cockerill FR, Steckelberg JM. Infective endocarditis due to unusual or fastidious microorganisms. Mayo Clin Proc. 1997; 72: 532-42.

63. Navas E, Guerrero A, Cobo J, Loza E. Faster isolation of *Brucella* spp. from blood by isolator compared with BACTEC NR. Diagn Microbiol Infect Dis. 1993; 16: 79-81.

64. Reguera JM, Alarcón A, Miralles F, Pachón J, Juárez C, Colmenero JD. *Brucella* endocarditis: clinical, diagnostic, and therapeutic approach. Eur J Clin Microbiol Infect Dis. 2003; 22: 647-50.

65. Fernández-Guerrero M, Verdejo C, Azofra J, De Górgolas M. Hospital acquired infective endocarditis not associated with cardiac surgery: an emerging problem. Clin Infect Dis. 1995; 20: 16-23.

66. Rubinstein E, Lang R. Fungal endocarditis. Eur Heart J. 1995; 16: 84-9.

67. Pierrotti LC, Baddour LM. Fungal endocarditis 1995-2000. Chest. 2002; 122: 302-10.

68. Thuny F, Fournier PE, Casalta JP, Gouriet F, Lepidi H, Riberi A, *et al.* Investigation of blood culture negative early prosthetic endocarditis reveals high prevalence of fungi. Heart. 2010; 96: 743-7.

69. Benjamin DK Jr, Miró JM, Hoen B, Steinbach WJ, Fowler VG Jr, Olaison L, *et al. Candida* endocarditis: contemporary cases from the International Collaboration of Infectious Endocarditis Merged Database (ICE-mD). Scand J Infect Dis. 2004; 36: 453-5.

70. Kalokhe AS, Rouphael N, El Chami MF, Workowski KA, Ganesh G, Jacob JT. *Aspergillus* endocarditis: a review of the literature. Int J Infect Dis. 2010; 14: e1040-7.

71. Muehrcke DD, Lytle BW, Cosgrove M. Surgical and long-term antifungal therapy for fungal prosthetic valve endocarditis. Ann Thorac Surg. 1995; 60: 538-43.

72. Baddley JW, Benjamin DK Jr, Patel M, Miró J, Athan E, Barsic B, *et al. Candida* infective endocarditis. Eur J Clin Microbiol Infect Dis. 2008; 27: 519-29.

73. Baddour LM. Long-term suppresive therapy for fungal endocarditis. Clin Infect Dis. 1996; 23: 1338-9.

74. Rajendram R, Alp NJ, Mitchell AR, Bowler IC, Forfar JC. *Candida* prosthetic valve endocarditis cured by caspofungin therapy without valve replacement. Clin Infect Dis. 2005; 40: e72-4.

75. Nevado J, De Alarcón A, Hernández A. Caspofungin: a new therapeutic option for fungal endocarditis. Clin Microbiol Infect. 2005; 11: 248.

76. Lye DC, Hughes A, O'Brien D, Athan E. *Candida* glabrata prosthetic valve endocarditis treated successfully with fluconazole plus caspofungin without surgery: a case report and literature review. Eur J Clin Microbiol Infect Dis. 2005; 24: 753-5.

77. Kolander SA, Cosgrove EM, Molav AI. Clostridial endocarditis. Report of a case caused by Clostridium bifermentans and review of the literature. Arch Intern Med. 1989; 149: 455-6.

78. Moyano R, Gómez-Mateos JM, Lozano de León F, Flórez C, Jiménez-Ocaña C, Gamboa F. *Clostridium bifermentans:* an exceptional agent of endocarditis. Clin Infect Dis. 1994; 18: 837.

79. Lalani T, Person AK, Hedayati SS, Moore L, Murdoch DR, Hoen B, *et al. Propionibacterium* endocarditis: a case series from the International Collaboration on Endocarditis Merged Database and Prospective Cohort Study. Scand J Infect Dis. 2007; 39: 840-8.

80. Clayton JJ, Baig W, Reynolds GW, Sandoe AT. Endocarditis caused by *Propionibacterium* species:

a report of three cases and a review of clinical features and diagnostic difficulties. J Med Microbiol. 2006; 55: 981-7.

81. Morpeth S, Murdoch D, Cabell CH, Karchmer AW, Pappas P, Levine D, *et al.* Non-HACEK negative bacillus endocarditis. Ann Intern Med. 2007; 147: 829-35.

82. Nouredine M, De la Torre-Lima J, Ivanova R, Martínez-Marcos FJ, Lomas-Cabezas JM, Plata-Ciézar A, *et al.* Endocarditis sobre válvulas izquierdas por bacilos gram-negativos: epidemiología y características clínicas. Enferm Infecc Microbiol Clin. 2011; 29(4): 276-281.

83. Ahmed MS, Nistal C, Jayan R, Kuduvalli M, Anijeet HK. *Achromobacter xylosoxidans,* an emerging pathogen in catheter-related infection in dialysis population causing prosthetic valve endocarditis: a case report and review of literature. Clin Nephrol. 2009; 71: 350-4.

84. Wieland M, Lederman MM, Kline-King C, Keys TF, Lerner PI, Bass SN, *et al.* Left-sided endocarditis due to *Pseudomonas aeruginosa.* A report of 10 cases and review of the literature. Medicine (Balt). 1986; 65: 180-9.

85. Reyes MP, Ali A, Mendes RE, Biedenbach DJ. Resurgence of *Pseudomonas endocarditis* in Detroit, 2006-2008. Medicine (Balt). 2009; 88: 294-301.

86. Khan IA, Mehta NJ. Stenotrophomonas maltophilia endocarditis: a systematic review. Angiology. 2002; 53: 49-55.

87. Malik AS. *Acinetobacter endocarditis* in children: a case report and review of the literature. Infection. 1995; 23: 306-8.

88. Falagas ME, Kastoris AC, Karageorgopoulos DE, Rafailidis PI. Fosfomycin for the treatment of infections caused by multidrug-resistant non-fermenting Gram-negative bacilli: a systematic review of microbiological, animal and clinical studies. Int J Antimicrob Agents. 2009; 34: 111-20.

89. Giamarellou H, Poulakou G. Multidrug-resistant Gram-negative infections: what are the treatment options? Drugs. 2009; 69: 1879-90.

Capítulo 7

Endocarditis protésica e infecciones asociadas con los electroestimuladores intracardíacos

I. Vilacosta,[1] C. Sarriá,[2] E. Pozo[1]

[1] Servicio de Cardiología,
  Hospital Universitario San Carlos, Madrid
[2] Servicio de Medicina Interna-Infecciosas,
  Hospital de la Princesa, Madrid

Correspondencia:
Dr. Isidre Vilacosta
ivilac@medynet.com

1 Endocarditis protésica

1.1 Introducción

La endocarditis protésica (EP) es la infección de las prótesis valvulares y una de las formas más graves de endocarditis. Tiene lugar en el 1 a 6 % de todos los pacientes portadores de una prótesis valvular y, al ser la cirugía de sustitución valvular un procedimiento habitual, el número absoluto de casos va progresivamente en aumento.[1] Muchos pacientes requerirán cirugía, bien en el periodo activo de la infección o unos meses después de la hospitalización. En general, su pronóstico es peor que el de la endocarditis sobre válvula nativa (EVN), y su prevención resulta fundamental.

1.2 Epidemiología

La incidencia de la EP oscila entre un 0,3 y un 1,2 % por paciente y año.[1] El riesgo de sufrir una EP es mayor durante los dos primeros meses tras la cirugía, va disminuyendo durante los meses siguientes y se estabiliza a partir del primer año.[2] No todas las series de pacientes con endocarditis coinciden en si éstas son más frecuentes en las prótesis mecánicas o en las biológicas. Algunos autores encuentran una mayor incidencia en las prótesis mecánicas, otros en las biológicas y otros no detectan diferencias significativas.[2] Una explicación a estos resultados tan dispares podría estar en que las prótesis mecánicas se infectan con más facilidad en los primeros meses después de la cirugía, y las biológicas más tardíamente, de tal manera que el riesgo acumulado a los 5 años de la cirugía valvular es similar.[2] Los pacientes que presentan una mayor probabilidad de sufrir una EP son los que se han sometido a múltiples recambios valvulares y aquellos en que la sustitución valvular se llevó a cabo por una EVN.[2]

1.3 Clasificación

Las EP se han clasificado en precoces y tardías, en función del tiempo transcurrido desde la implantación de la prótesis hasta la aparición de los síntomas de endocarditis. Cuando éstos se presentan durante el primer año desde la cirugía se denomina EP precoz, y tardía cuando aparecen más allá del año de la operación.[3] El fundamento de esta división radica en el distinto perfil microbiológico observado antes y después de ese tiempo, y en el mecanismo patogénico. En la forma precoz, la endocarditis se adquiere en el periodo perioperatorio, en el quirófano durante la intervención o como consecuencia de una infección de la herida quirúrgica, de vías periféricas o de catéteres centrales y sondas urinarias. En ella predominan los estafilococos coagulasa negativos (ECN), *Staphylococcus aureus* y los enterococos.[3] Por el contrario, la EP tardía se adquiere fuera del hospital, en la comunidad, o asociada a bacteriemias relacionadas con el cuidado sanitario, y por consiguiente los patógenos implicados son similares a los encontrados en la EVN. Esta clasificación no ofrece una apropiada descripción de la forma de presentación clínica en cada periodo, lo cual no permite al clínico saber qué manifestaciones puede esperar en cada momento y reconocer precozmente la enfermedad. En fechas recientes se ha propuesto una clasificación que correlaciona el periodo diagnóstico con la forma de presentación clínica y los microorganismos causales, lo que podría ayudar al reconocimiento más precoz de la enfermedad y a un menor retraso diagnóstico:

- EP precoz: diagnosticada en las primeras 8 semanas tras la cirugía, causada generalmente por *S. aureus* y ECN.
- EP intermedia: diagnosticada entre 9 semanas y 1 año después de la cirugía, con predominio de ECN.
- EP tardía: diagnosticada después del año de la cirugía, con un perfil microbiológico parecido al de la EVN, aunque con una mayor frecuencia de ECN.[4]

1.4 Anatomía patológica

Al igual que en la EVN, la lesión característica es la vegetación. Puede haber una o varias, y su color es diverso: si se trata de una endocarditis aguda suelen ser masas de color rosáceo, mientras que son de color blanquecino o marrón si la lesión es subaguda o crónica.[5] El color depende en gran medida de los constituyentes de la vegetación; así, el predominio de fibrina y plaquetas le confiere un tono marrón. El tamaño también es variable y va desde pequeños nódulos verrucosos, que en algunos casos pueden pasar desapercibidos por el patólogo, hasta masas friables de varios centímetros de longitud. Salvo en el caso de la endocarditis fúngica, que se caracteriza por vegetaciones grandes, el tamaño depende poco del microorganismo causante.[5] En alguna serie, la incidencia de vegetaciones es menor en la EP que en la EVN.[6]

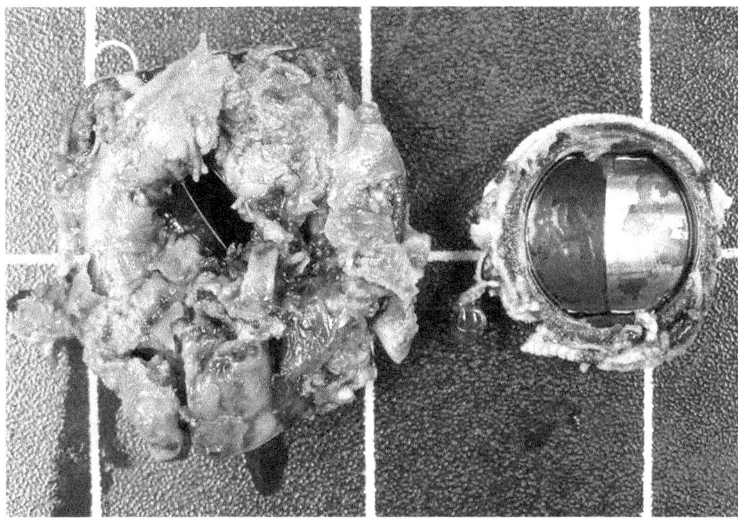

Figura 1. Izquierda: prótesis mitral mecánica con endocarditis. Obsérvese la gran masa de vegetaciones que rodea al anillo mitral e interfiere con el movimiento de los hemidiscos. Derecha: a modo de comparación, prótesis mecánica aórtica del mismo paciente libre de infección.

Además de las vegetaciones, en la EP es muy habitual la extensión perianular de la infección.[7] Desde un punto de vista fisiopatológico, es preciso distinguir la afectación de las prótesis biológicas y la de las prótesis mecánicas. En las prótesis biológicas u homoinjertos la infección asienta fundamentalmente en los velos y produce una valvulitis. Las vegetaciones también suelen localizarse en los velos y con menor frecuencia en el anillo. El tipo de disfunción protésica más frecuente es la insuficiencia valvular secundaria a desgarros, perforaciones y destrucción parcial o completa de los velos de la bioprótesis. La estenosis de la prótesis por grandes vegetaciones es excepcional. Las complicaciones perianulares y la dehiscencia protésica son menos frecuentes que en las prótesis mecánicas[5]. En estas últimas, la infección no afecta al material protésico sino a los productos biológicos, como fibrina, trombos organizados y tejido fibroso, que recubren el anillo. La infección asienta de forma característica en el anillo de sutura (véase la figura 1); se trata, pues, de una anulitis y en consecuencia las complicaciones perianulares son muy frecuentes. La infección no destruye la prótesis, produce típicamente una dehiscencia y, en algunos casos, disfunción de los discos o hemidiscos.

Entre las complicaciones perianulares de la endocarditis se encuentran los abscesos, los seudoaneurismas y las fístulas[7] (véase la figura 2). El absceso es una zona de necrosis con material purulento contenido dentro de una cápsula fibrosa, sin comunicación con la luz vascular. Por el contrario, el seudoaneurisma es una cavidad «abierta», en comunicación con el torrente circulatorio, generalmente a través de una rotura de la pared aórtica. Desde el punto de vista fisiopatológico, el drenaje espontáneo de un absceso puede conducir a la formación de un seudoaneurisma. Alternativamente, la infección (aortitis) podría debilitar de manera directa la pared aórtica, disecarla y formar un seudoaneurisma sin necesidad de tener que pasar por la formación de un absceso. En cualquier caso, la cavidad formada no tiene todas las capas de la pared aórtica normal, y de ahí el nombre de seudoaneurisma.[5] Como

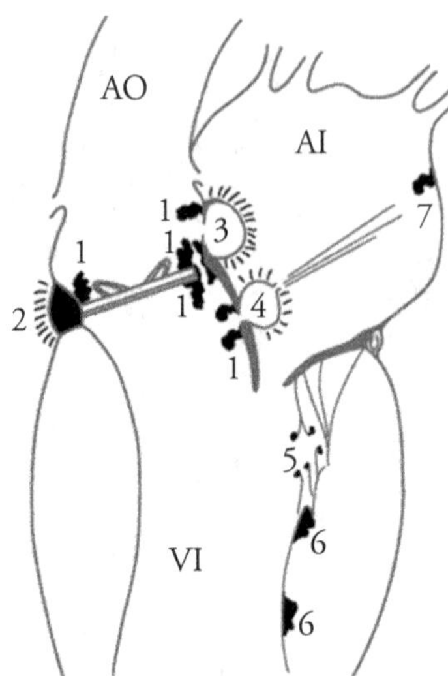

Figura 2. Esquema de las diversas complicaciones posibles de la endocarditis sobre una prótesis aórtica mecánica. 1: vegetaciones; 2: absceso anular; 3: seudoaneurisma aórtico; 4: seudoaneurisma mitral secundario al impacto del chorro regurgitante aórtico infectado sobre el velo anterior mitral (el seudoaneurisma está perforado); 5: cuerdas rotas y con vegetaciones, todo secundario al chorro regurgitante aórtico infectado; 6: abscesos en el músculo papilar y la pared ventricular; 7: vegetación en la pared de la aurícula izquierda secundaria a la regurgitación mitral (lesión de chorro). AI: aurícula izquierda; AO: aorta; VI: ventrículo izquierdo.

consecuencia de la extensión de la infección o por rotura de estas cavidades perivalvulares puede producirse una fístula o comunicación entre dos cavidades cardíacas adyacentes. Las complicaciones perianulares son más frecuentes en la EP aórtica que en la mitral.[7] En algunos estudios se ha encontrado una menor incidencia de estas complicaciones en la endocarditis sobre prótesis biológicas. La extensión perianular de la EP aórtica y la presencia de lesiones destructivas cerca del tabique membranoso puede acompañarse de distintos grados de bloqueo auriculoventricular, o incluso bloqueos de rama. En la actualidad es infrecuente que la infección comunique con la cavidad pericárdica, porque el diagnóstico y el tratamiento son más rápidos que antaño. No obstante, cuando esto ocurre, el derrame pericárdico es purulento y el pronóstico ominoso. El derrame pericárdico asociado a la EP suele ser secundario a insuficiencia cardíaca, hipertensión pulmonar o reactivo a la infección, y rara vez es purulento.[7]

1.5 *Patogenia*

La patogenia de la EP es más compleja que la de la EVN, pero están presentes los elementos fundamentales para que se desarrolle la enfermedad:[2]

- Lesión endotelial: traumatismo del anillo valvular durante la cirugía que favorece la formación de un trombo de fibrina y plaquetas.

- Factores hemodinámicos: chorro de alta velocidad transprotésico, orificio relativamente estrecho y paso de flujo de una cavidad de alta presión a otra de baja presión. La presencia de pequeños chorros de regurgitación protésicos y periprotésicos no supone ninguna sobrecarga hemodinámica, pero sí reúnen las características para contribuir al desarrollo de la infección.

- Microorganismos que pueden alcanzar la prótesis por contaminación de ésta durante la cirugía o por vía hematógena.

Las prótesis mecánicas de pirolito o de otros materiales no permiten la adherencia de microorganismos a los discos de la prótesis si están libres de material trombótico.[1] Habitualmente colonizan y se instalan en el trombo de fibrina y plaquetas localizado en la interfase anillo-prótesis, dando lugar a las vegetaciones (véase la figura 1), y a partir de ahí pueden invadir el tejido cardíaco y formar abscesos, seudoaneurismas y fístulas. Algunos microorganismos, como *S. aureus*, tienen en su superficie unas proteínas que reconocen y se unen al trombo y al endotelio valvular, por lo que presentan una especial facilidad para colonizarlos. Tanto *S. aureus* como los ECN anidan en dicha interfase y se adhieren al anillo protésico, formando biocapas donde sobreviven protegiéndose de los antibióticos.[8] Hay otros mecanismos, no bien conocidos, que favorecen la adhesión del patógeno al endotelio lesionado, entre ellos la elaboración de dextrano por el microorganismo y de fibronectina por las células endoteliales.[2]

En el caso de las bioprótesis, el estrés continuo que origina el movimiento repetitivo de los velos conduce a la degeneración de éstos, altera la superficie endotelial y predispone a la formación del trombo de fibrina y plaquetas. La infección puede colonizar tanto los velos como el anillo protésico. Cuando se infectan los velos, la patogenia de la enfermedad es similar a la de la EVN y da lugar a perforación y destrucción valvular, mientras que cuando la infección se instala en el anillo simula la de las prótesis mecánicas y son frecuentes los abscesos y los seudoaneurismas periprotésicos.

1.6 Etiología

Cualquier microorganismo puede producir una EP, pero la mayoría de ellas están causadas por un reducido número de especies. Los estafilococos son los microorganismos aislados con más frecuencia,[9,10] seguidos de los enterococos y los estreptococos. En una serie propia de tres hospitales (H. Clínico de Madrid, H. Universitario de Valladolid y H. de la Princesa), de 749 endocarditis izquierdas, 299 (39,7 %) eran sobre válvula protésica, en el 53,5 % de ellas el microorganismo causal era un ECN y en el 25,2 % era *S. aureus*.

Según la clasificación actual, el perfil microbiológico de la EP precoz es diferente al de la EP tardía. En la primera, siguiendo con datos de nuestra serie, predominan los ECN (36,2 %) y *S. aureus* (13,3 %), que en muchos casos son resistentes a la meticilina. Otros microorganismos implicados son los enterococos, los bacilos gramnegativos y los hongos (*Candida albicans* y *Aspergillus* spp.). La etiología de la EP tardía se parece a la de la EVN.[1] Los estafilococos, *S. aureus* (11,9 %) y los ECN (17,3 %) siguen siendo muy importantes, y es más frecuente que sean sensibles a la meticilina si la adquisición no tiene relación con los cuidados sanitarios. De los ECN que causan EP precoz, el más frecuente es *Staphylococcus epidermidis*, mientras que en la EP tardía se detecta tanto *S. epidermidis* como otras especies (*S. hominis, S. lugdunensis*, etc.). Otros microorganismos causantes de EP tardía son los estreptococos del grupo *viridans, Streptococcus bovis* y los enterococos (habitualmente *Enterococcus faecalis*) y, con menor frecuencia, *Coxiella burnetii* y *Propionibacterium acnes*.[11]

1.7 Presentación clínica

Las manifestaciones clínicas de la EP no son muy distintas de las de la EVN. No obstante, hay una serie de particularidades que merecen ser comentadas. Cuando ocurre en las primeras 8 semanas tras la cirugía, el paciente se presenta con fiebre alta, soplo e insuficiencia cardíaca grave. En el periodo intermedio hay manifestaciones clínicas menos expresivas, la fiebre puede ser de bajo grado (hasta en un 20% de los casos ausente) y asociada a síndrome constitucional, fundamentalmente astenia, y puede detectarse un nuevo soplo y trastornos de la conducción cardíaca. Ello retrasa el diagnóstico, permitiendo una progresiva extensión perianular, y la mortalidad es más alta. La EP tardía tiene una presentación clínica muy parecida a la EVN.[4]

Las manifestaciones clínicas pueden estar influenciadas por el microorganismo causal, especialmente en la endocarditis por *S. aureus*. La forma más grave de EP precoz podría deberse a una prevalencia más alta de *S. aureus* en este periodo temprano. Sin embargo, hay una alta prevalencia de ECN tanto en la EP precoz como en la intermedia. Diversas hipótesis pueden explicar por qué la presentación clínica es diferente en cada periodo, como la variabilidad en el inóculo, la distinta virulencia de las cepas o la afectación de la inmunidad del huésped. La EP tardía por *P. acnes* puede presentarse con escasos síntomas infecciosos, predominando la disfunción protésica. La infección pasa clínicamente desapercibida y en un control ecocardiográfico posterior puede detectarse una regurgitación valvular, en muchos casos periprotésica, o una obstrucción progresiva de la prótesis.[11]

1.8 Hallazgos ecocardiográficos

La ecocardiografía transesofágica (ETE) es la técnica de elección para el diagnóstico de los pacientes con EP. Su sensibilidad y exactitud diagnóstica en la detección de vegetaciones y complicaciones perianulares son claramente superiores a las de la ecocardiografía transtorácica (ETT).[12] De todos modos, ambas modalidades son complementarias y tanto las lesiones anatómicas como sus consecuencias hemodinámicas se estudian mejor combinando las dos técnicas.[1,13]

En los pacientes con prótesis mecánicas se ha de explorar el grado de movimiento de los discos y hemidiscos, pero el estudio ecocardiográfico tiene que centrarse en el anillo protésico, donde suelen localizarse las vegetaciones y las complicaciones perianulares. En los enfermos con prótesis biológicas las vegetaciones pueden encontrarse tanto en el anillo como en los velos. La endocarditis es una causa importante de disfunción de la bioprótesis y sigue en frecuencia a su deterioro estructural. Cuando la infección afecta a las valvas a menudo se acompaña de destrucción tisular y regurgitación valvular.

La regurgitación protésica valvular o perivalvular puede detectarse y cuantificarse con Doppler color, continuo y pulsado, utilizando las fórmulas y los parámetros habituales. La aparición de una dehiscencia protésica es un criterio mayor de endocarditis y suele ir acompañada de una regurgitación perivalvular importante. La ETT, y sobre todo la ETE, pueden detectar una dehiscencia parcial de la prótesis que en ocasiones, si es importante, origina un movimiento protésico típico denominado «cabeceo protésico». Esto tan sólo ocurre cuando la dehiscencia de la sutura periprotésica ocupa al menos un tercio de la circunferencia del anillo valvular. Es importante tener en cuenta que entre el 10 y el 15 % de los pacientes portadores de prótesis tienen insuficiencia valvular periprotésica de grado leve en ausencia de infección.[14,15] Aunque es mucho menos frecuente, la infección de la prótesis puede ocasionar una obstrucción protésica, ya sea afectando directamente al orificio valvular con una gran masa vegetante (véase la figura 1) o interceptando el mecanismo de apertura. La ETE es superior a la ETT en la evaluación del mecanismo de la obstrucción. Es posible cuantificar el grado de obstrucción mediante Doppler continuo.

Las reverberaciones y la atenuación de los elementos de la prótesis disminuyen la capacidad de la ecocardiografía para detectar vegetaciones. Por ello, en la EP, tanto la ETT como la ETE tienen una menor sensibilidad para detectar vegetaciones y complicaciones perianulares que en la EVN.[12] Por tanto, hay que recordar que en los pacientes portadores de una prótesis valvular, una ETE negativa no descarta una endocarditis, y si la sospecha clínica es alta conviene repetir el estudio.

El Doppler continuo puede ser útil para detectar una regurgitación mitral protésica, bien al demostrar directamente la señal regurgitante o al mostrar un aumento de la velocidad del flujo transmitral, lo que refleja un incremento del volumen de sangre anterógrado como consecuencia de la regurgitación. Un cambio en las características del flujo transprotésico, con respecto a un estudio previo, es más importante que los datos aislados de un solo estudio. Debería realizarse siempre una ETT inmediatamente después de la cirugía, antes del alta hospitalaria del paciente, con la cual poder comparar estudios posteriores.[1,12,13] También puede efectuarse una ETE tras la intervención quirúrgica en los pacientes con extensión perianular de la infección, para analizar el resultado de la cirugía y poder comparar los hallazgos ecocardiográficos posquirúrgicos con los de futuros estudios si fuera necesario, pues en ellos la ETT es difícil de interpretar.

La existencia de hilos de sutura anclados al anillo protésico o de trombos periprotésicos (véase la figura 3) da lugar a imágenes ecocardiográficas que pueden confundirse fácilmente con vegetaciones. El diagnóstico diferencial más importante es distinguir una masa vegetante de un trombo protésico. Este último suele ser menos móvil y en general no se acompaña de regurgitación perivalvular. En ocasiones pueden detectarse pequeños filamentos de fibrina móviles adheridos al anillo protésico. Aunque son más frecuentes en las prótesis mecánicas, también se observan en las biológicas. Se localizan en la superficie auricular de la prótesis mitral o en la ventricular de la prótesis aórtica. Su característica morfología filamentosa y su movimiento caótico, entrando y saliendo del plano ecocardiográfico, permiten diferenciarlos de las vegetaciones.[14] Estos filamentos de fibrina se observan a menudo en prótesis normofuncionantes, y es improbable que tengan algún significado clínico.

En la actualidad, la implantación de una prótesis aórtica biológica por vía transfemoral o transapical es una alternativa al recambio valvular aórtico convencional. Al igual que las

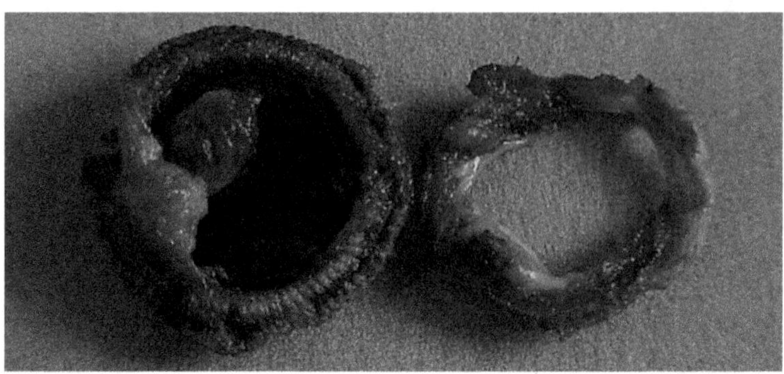

Figura 3. Izquierda: prótesis aórtica mecánica con un trombo. Derecha: pannus periprotésico.

demás prótesis, pueden infectarse tanto de forma precoz, en el laboratorio de hemodinámica o en el quirófano de cirugía cardíaca, como tardía durante la evolución del paciente.[16] La ETE es muy superior a la ETT para el diagnóstico de la infección. Es de gran ayuda utilizar la ETE realizada inmediatamente tras la implantación de la prótesis como referencia para comparar la obtenida cuando se sospecha infección valvular.

1.9   Diagnóstico

Algunos pacientes con EP tendrán una presentación clínica típica que conducirá rápidamente a su diagnóstico. En otros casos, las manifestaciones clínicas pueden ser atípicas y la presentación subaguda o crónica, lo cual dificultará el diagnóstico. La endocarditis es una causa importante de disfunción protésica. Ante un enfermo portador de una prótesis en quien aparece una insuficiencia valvular o perivalvular, debe considerarse la endocarditis en su diagnóstico diferencial.

Para realizar el diagnóstico de EP se utilizan los criterios de la Universidad de Duke.[17] Así, el diagnóstico se basa en dos pilares fundamentales: el resultado de los hemocultivos y la ecocardiografía. La identificación del agente causal es fundamental para poder pautar el tratamiento adecuado. Por ello, antes de iniciar la antibioticoterapia hay que extraer muestras de sangre para hemocultivos. Como en todo paciente con endocarditis, también es importante el cultivo de cualquier material potencialmente infectado (válvula, vegetaciones, émbolos arteriales, lesiones cutáneas, etc.). La sonicación de la prótesis puede aumentar el rendimiento diagnóstico. A pesar de todos los esfuerzos para detectar el microorganismo implicado, en aproximadamente un 11 % de los casos de EP los cultivos son negativos y con mayor frecuencia en la EP precoz.[2] Cuando los cultivos sean negativos, las pruebas serológicas y el análisis molecular pueden facilitar el diagnóstico microbiológico.

En el postoperatorio inmediato, la ecocardiografía comporta dificultades diagnósticas y se han de tener en cuenta una serie de consideraciones:

- Con frecuencia puede observarse una regurgitación perivalvular leve tras un recambio valvular. Aunque la EP se asocia a regurgitación perivalvular, la regurgitación periprotésica también puede aparecer en ausencia de proceso infeccioso. La regurgitación periprotésica que aparece en los días o semanas posteriores a la cirugía puede deberse al fallo de las suturas, que se han liberado de su inserción en el anillo. La calcificación del anillo mitral es un factor de riesgo de regurgitación periprotésica. Habitualmente, en este periodo, si la regurgitación es leve no suele ser secundaria a una endocarditis.

- Inmediatamente tras el recambio valvular a menudo se observa un engrosamiento periprotésico de la raíz aórtica, como resultado de una reacción inflamatoria local, que no hay que confundir con la formación de un absceso. Si el engrosamiento es mayor de 10 mm y no ocupa todo el perímetro aórtico, sino que está localizado, es más probable que se trate de un absceso. Si se detectan pequeños espacios ecolucentes en el interior del engrosamiento, lo más probable es que se trate de un absceso con áreas de necrosis y licuefacción. En algunos casos, sólo la evolución y la repetición de la ETE proporcionan el diagnóstico definitivo.[14]

- La presencia de una bacteriemia en el postoperatorio no necesariamente implica la infección de la prótesis valvular. En un estudio con 171 pacientes portadores de una prótesis valvular que presentaron bacteriemias nosocomiales, el 43 % desarrolló una EP.[18] Si la bacteriemia es por microorganismos gramnegativos, y en especial si la puerta de entrada es conocida, pocas veces se tratará de una EP precoz. Como siempre, es fundamental integrar todos los elementos clínicos, microbiológicos y ecocardiográficos para llegar al diagnóstico correcto.

Por todas estas limitaciones, los criterios de Duke tienen una menor sensibilidad para el diagnóstico de EP que en el caso de la EVN.[1,13] Por tanto, algunos pacientes con endocarditis no reunirán los criterios suficientes para alcanzar el diagnóstico definitivo. En consecuencia, si la sospecha de endocarditis es alta, debe prevalecer el juicio clínico e instaurarse tratamiento antimicrobiano.

1.10 *Tratamiento*

El tratamiento de la EP sigue los principios generales para cualquier endocarditis infecciosa y se basa en la administración de una combinación de antibióticos bactericidas, según la sensibilidad del microorganismo aislado. Se utiliza la vía parenteral, a dosis altas y durante un periodo de tiempo prolongado. En más del 50 % de los casos el tratamiento requiere el concurso de la cirugía para la erradicación definitiva de la infección.[1] Por tanto, parece conveniente que estos pacientes sean tratado en centros con experiencia en endocarditis y que dispongan de una unidad de cirugía cardíaca.

1.10.1 *Tratamiento antibiótico*

Tras la extracción de sangre para hemocultivo se iniciará el tratamiento. Si el enfermo está séptico o se encuentra hemodinámicamente inestable, debe iniciarse el tratamiento empírico

Formas clínicas (causas más probables)	Tratamiento de elección[a]	Tratamiento alternativo[a]
Menos de 1 año desde la intervención (*S. epidermidis*, *S. aureus*, enterococos, bacilos gramnegativos)	Daptomicina o vancomicina + gentamicina + rifampicina[b]	Daptomicina o vancomicina + carbapenem + rifampicina[b]
Más de 1 año desde la intervención (ECN, *S. aureus*, estreptococos, enterococos, grupo HACEK, difteroides)	Daptomicina o vancomicina + gentamicina + rifampicina[b]	Ampicilina + cloxacilina + gentamicina
Endocarditis protésica asociada a cuidados sanitarios (SARM, enterococos, *S. epidermidis* resistentes a la meticilina, bacilos gramnegativos)	Daptomicina o vancomicina + carbapenem	Vancomicina + cloxacilina + amikacina

ECN: estafilococos coagulasa negativos; HACEK: Haemophilus *spp.,* Actinobacillus actinomycetemcomitans, Cardiobacterium hominis, Eikenella corrodens *y* Kingella kingae; *SARM:* S. aureus *resistente a la meticilina.*
[a] Dosis: ampicilina 2 g/4 h i.v.; cloxacilina 2 g/4 h i.v.; gentamicina 1 mg/kg/8 h i.v.; daptomicina 8-12 mg/kg/24 h i.v.; vancomicina 30 mg/kg/24 h dividida en dos dosis i.v.; rifampicina 300 mg/8 h i.v./v.o.; amikacina 15-20 mg/kg/24 h dividida en 2 dosis i.v.; carbapenemes: imipenem/cilastatina 0,5-1 g/8 h i.v.; meropenem 1-2 g/8 h i.v.; doripenem 0,5-1 g/8 h i.v.
[b] Añadir sólo si sepsis grave.

Tabla 1. Tratamiento antibiótico empírico en la endocarditis protésica.

de inmediato. Por el contrario, si la situación clínica lo permite, el comienzo del tratamiento empírico puede demorarse 24 o 36 h en espera de los resultados de los hemocultivos. El tratamiento antibiótico empírico dependerá de si la EP es precoz o tardía (véase la tabla 1). En la EP precoz predominan los estafilococos resistentes a la meticilina, por lo que la mayoría de las guías incluyen en el tratamiento empírico la vancomicina y la gentamicina. Sin embargo, desde hace unos años está disponible la daptomicina, un antibiótico lipopeptídico activo frente a bacterias grampositivas, incluyendo *S. aureus* y ECN, tanto sensibles como resistentes a la meticilina. Presenta una actividad bactericida muy rápida, mayor que la de la vancomicina, y penetra bien en la biocapa. Su combinación con otros antibióticos (gentamicina, rifampicina o fosfomicina) es sinérgica o aditiva. Es escasamente nefrotóxico y no produce alteración de la función vestibular ni auditiva. En los modelos animales de endocarditis por *S. aureus* y ECN resistentes a la meticilina, la daptomicina ha sido superior a la vancomicina. No se han realizado estudios aleatorizados que comparen la daptomicina con la cloxacilina o la vancomicina en pacientes con endocarditis izquierda. Sin embargo, sí hay algunas series pequeñas y retrospectivas, y también un buen número de casos aislados, que demuestran la eficacia de la daptomicina en la endocarditis izquierda por estafilococos. Por todo ello, la daptomicina a dosis altas (10 mg/kg/día) es una alternativa para el tratamiento empírico de la EP precoz.[19]

Tanto la experiencia clínica como los resultados en modelos animales de endocarditis indican que la rifampicina tiene un papel clave en el tratamiento de las infecciones estafilocócicas asociadas a material protésico. Por ello, las guías de endocarditis de la Sociedad Europea de Cardiología la incluyen en el tratamiento empírico de la EP precoz.[1] Como los estafilococos muestran una alta tasa de mutaciones en el gen sobre el que actúa la rifampicina, las guías americanas de endocarditis recomiendan demorar el uso de este antibiótico hasta saber si el microorganismo es sensible a la vancomicina y la gentamicina, y así evitar el desarrollo de resistencias.[13] En nuestra opinión, si el paciente se encuentra en una situación séptica grave conviene añadir rifampicina al tratamiento empírico, por su importante y rápida potencia antiestafilocócica y su capacidad para penetrar en la biocapa. Si no es éste el caso, puede iniciarse el tratamiento 48 h más tarde que los otros antibióticos. En los pacientes en quienes no se pueda administrar gentamicina, como aquellos con insuficiencia renal grave, puede utilizarse en su lugar una quinolona (ciprofloxacino o levofloxacino).[10]

Algunos autores recomiendan añadir un betalactámico con actividad frente a bacilos gramnegativos cuando la infección tiene lugar en los primeros 2 meses tras el implante valvular.[10] En nuestra experiencia, la EP precoz por bacilos gramnegativos es muy poco frecuente, por lo que consideramos que tal recomendación tiene que reservarse para aquellos hospitales donde esta causa sea más prevalente.

Se ha sugerido que en la EP tardía se administre el mismo tratamiento antibiótico empírico que en la EVN.[1] En los pacientes cuya presentación clínica sea aguda debe asociarse cloxacilina. Sin embargo, puesto que los microorganismos más habituales en este tipo de endocarditis siguen siendo (en España) los ECN, podría emplearse la misma pauta empírica que en la EP precoz.

El tratamiento antibiótico específico para los microorganismos más frecuentemente detectados en la EP se describe con detalle en otro capítulo. En general, la duración del tratamiento es de 6 semanas a partir del primer día de tratamiento efectivo. Sin embargo, en aquellos enfermos en quienes tras ser intervenidos el cultivo de la válvula es positivo, se recomienda 6 semanas a partir del día de la intervención, con independencia de que previamente hubieran recibido unos días de tratamiento antibiótico.[1]

1.10.2 Tratamiento quirúrgico

En muchos pacientes, la destrucción de los velos protésicos y del tejido adyacente a la prótesis, o la naturaleza del microorganismo infectante, obligan a un tratamiento combinado médico y quirúrgico. En nuestra serie, un 65,7 % de los pacientes con EP precoz y un 58,9 % de los que presentaron EP tardía fueron intervenidos quirúrgicamente durante la hospitalización. El objetivo de la cirugía consiste en retirar todo el material protésico, la exéresis completa de los tejidos infectados, el drenaje y la exclusión de la circulación de los abscesos y seudoaneurismas, la corrección y reconstrucción de los defectos que haya causado la infección, y la implantación de una nueva prótesis, un homoinjerto o un tubo valvulado, según la extensión de la infección y las preferencias del cirujano.

Las últimas recomendaciones de la Sociedad Europea de Cardiología para el tratamiento de la endocarditis insisten tanto en las indicaciones de cirugía como en el momento más apropiado para llevarla a cabo.[1] La tendencia actual está a favor de una intervención cada vez más precoz en el curso de la endocarditis. La mayoría de los pacientes con EP precoz, endocarditis por estafilococos, insuficiencia cardíaca o complicaciones perianulares, tienen un alto riesgo de presentar una evolución desfavorable y van a requerir cirugía. Por el contrario, muchos enfermos con EP tardía, no estafilocócica y sin complicaciones perianulares, tendrán una buena evolución y no será necesaria la cirugía.

Las tres principales complicaciones de la EP son también las tres mayores indicaciones de cirugía: la insuficiencia cardíaca, la infección no controlada y las embolias.[1] En el capítulo correspondiente se desarrollan con detalle cada una de estas indicaciones de cirugía en la EP.

1.10.3 *Tratamiento anticoagulante*

Si un paciente con una prótesis valvular está recibiendo anticoagulantes, éstos deben mantenerse durante el episodio de endocarditis.[2] Una vez establecido el diagnóstico, los anticoagulantes orales deben sustituirse por heparina sódica intravenosa en administración continua, de modo que al suspenderla desaparezca rápidamente el efecto anticoagulante. Si el paciente sufre un accidente vascular cerebral en el curso de la endocarditis, el cese inmediato del efecto anticoagulante puede evitar la transformación hemorrágica del infarto. Hay que tener en cuenta que el ictus en la endocarditis puede ser secundario a la rotura de un aneurisma micótico o de un vaso por una arteritis piógena. En estos casos, también debe retirarse el tratamiento anticoagulante.

La EP por *S. aureus* merece un comentario aparte. Se ha documentado que los infartos isquémicos en la endocarditis causada por este microorganismo suelen ser extensos y con tendencia a la transformación hemorrágica. También se ha constatado que la arteritis piógena es más frecuente en la endocarditis por *S. aureus*,[2] lo cual favorece la hemorragia cerebral. Todo ello ha llevado a algún grupo a aconsejar suspender la anticoagulación con fines profilácticos en la EP por *S. aureus* durante los primeros días (fase séptica) de la enfermedad.[20]

Por último, conviene recordar que la rifampicina es un potente inductor enzimático y aumenta el metabolismo de los dicumarínicos, por lo que cuando estos fármacos se administran conjuntamente se requerirá un aumento de la dosis del dicumarínico. Al suspender la rifampicina, una vez terminado el tratamiento antibiótico, será necesario reducir la dosis de anticoagulante.

1.11 *Pronóstico*

La mortalidad hospitalaria de la EP en las distintas series varía entre el 20 y el 40 %, dependiendo de las características clínicas de los pacientes y del tratamiento que recibieron;[1] en nuestra experiencia es del 32 %. La supervivencia a los 5 años de la cirugía oscila entre el 54 y el 87 %.[1] Para la EP tardía se ha comunicado una mortalidad del 41 % a los 5 años y del 48 % a los 10 años.[21] En la mayoría de las series se observa que una vez superada la fase hospitalaria, sobre todo si el paciente ha sido intervenido, la mortalidad a largo plazo está más en relación con el perfil clínico del paciente y su comorbilidad que con la endocarditis.

Al igual que ocurre en el paciente con EVN, es importante realizar una valoración pronóstica inicial, en las primeras 48 h, para así poder estratificar el riesgo e indentificar aquellos enfermos que pueden beneficiarse de una estrategia más enérgica.[22] Son varios los factores que se han asociado a un mal pronóstico en la EP: la edad, la infección por estafilococos, la EP precoz (sobre todo en los dos primeros meses tras la cirugía), la insuficiencia cardíaca, el accidente vascular cerebral y las complicaciones perianulares.

El paciente con EP tiene más riesgo de recurrencias, tanto recaídas como reinfecciones, que aquél con EVN. Las complicaciones perianulares, los microorganismos resistentes y el cultivo positivo de la válvula extraída son factores de riesgo para que recurra la enfermedad.

1.12 Prevención

Para prevenir la enfermedad es fundamental seguir unas normas básicas: adecuada preparación del paciente antes de la cirugía, profilaxis antibiótica perioperatoria, asepsia en la técnica quirúrgica y un escrupuloso cuidado en el postoperatorio (fundamentalmente en lo que se refiere a cura de las heridas y colocación de catéteres intravenosos). Todas estas medidas van encaminadas a prevenir la EP precoz, mientras que para la EP tardía se tendrá en cuenta una buena higiene dental y de la piel, tratar precozmente las infecciones que pueden causar bacteriemia y, sobre todo, extremar las medidas de asepsia en los procedimientos invasivos y retirar lo antes posible las vías intravasculares.

Los pacientes con prótesis valvulares tienen un alto riesgo de endocarditis y han de recibir profilaxis.[1,23] Las guías de la Sociedad Europea de Cardiología aconsejan la profilaxis antibiótica sólo en aquellos procedimientos dentales que incluyan la manipulación del tejido gingival o de la zona periapical de los dientes, o la perforación de la mucosa bucal (2 g de amoxicilina o ampicilina, o 600 mg de clindamicina en los alérgicos a la penicilina, 30-60 min antes del procedimiento). No se recomienda la profilaxis en los procedimientos gastrointestinales, genitourinarios y respiratorios.[1]

2 Infecciones asociadas con electroestimuladores intracardíacos

2.1 Introducción

Cada vez es más frecuente la implantación de marcapasos, desfibriladores automáticos implantables (DAI) y dispositivos para tratamiento de resincronización cardíaca (TRC). En el año 2009, en España se implantaron 4108 DAI, 1994 dispositivos de TRC y 729,2 marcapasos por millón de habitantes.[24,25] La patogénesis, el perfil microbiológico, las características clínicas y el tratamiento de la endocarditis sobre DAI son casi superponibles a los de la endocarditis sobre marcapasos. La endocarditis infecciosa sobre dispositivos de estimulación cardíaca es la infección de la porción intracardíaca del cable de estos sistemas endovasculares. Puede permanecer circunscrita al cable o extenderse a la válvula tricúspide, el endocardio mural y la vena cava superior. Aunque el uso de ETE ha mejorado su reconocimiento, en ocasiones todavía se retrasa el diagnóstico.

2.2 Epidemiología

La incidencia global oscila entre el 0,13 y el 7 %,[26-36] aunque los datos más actuales la sitúan en una tasa anual de 1,83 casos por millón de habitantes mayores de 15 años, 390 casos por millón de receptores de marcapasos[36] y 1,14 por mil dispositivos-año.[37-39] Los DAI tienen una probabilidad acumulativa de infección más alta que los marcapasos.[37] Es más frecuente en los hombres, especialmente en los DAI, y la edad media se sitúa alrededor de los 65 a 71 años.[28,30,37-39] Aproximadamente un tercio de los pacientes tienen alguna comorbilidad, entre las cuales la diabetes es la más frecuente,[29-31,40-45] pero también se encuentran neoplasias, alcoholismo, tratamiento con corticosteroides e insuficiencia renal crónica.[28-30,40-43] Los anticoagulantes son un factor predisponente[28,42,45] por el riesgo de desarrollar un hematoma posquirúrgico, que luego puede infectarse.

Algunos autores han señalado una mayor frecuencia de infecciones sobre los sistemas bicamerales,[34,39,45-48] probablemente en parte por la mayor dificultad para su extracción cuando se producen complicaciones locales. Otros factores que pueden favorecer la endocarditis sobre dispositivos de estimulación cardíaca son la infección o la erosión de la bolsa del generador.[37,40] La trombosis venosa local también podría ser un factor predisponente.[39,46,48] La mayoría de las trombosis venosas crónicas asociadas al cable permanecen asintomáticas, a no ser que se desarrollen sobre un cable desprotegido[49] o después de una infección de la bolsa del marcapasos.[50,51] Los pacientes pueden haber presentado complicaciones tras el primero y los subsecuentes implantes.[38] Un factor de riesgo importante es la realización de múltiples manipulaciones previas, que incluyen el recambio del generador, del electrodo o de ambos, y la limpieza o recolocación de la bolsa del generador.[28,31,34,36,38,41,52,53] La persistencia de más de un cable de marcapasos es un factor predisponente para la endocarditis.[45] Los cables que se rompen tras un intento fallido de extracción y los restos de cables infectados constituyen un factor de riesgo para endocarditis y para trombosis venosa.[50,54] También es mayor el riesgo de desarrollar infección sobre el marcapasos cuando ha habido fiebre en las 24 h previas a la implantación y si se ha colocado previamente un marcapasos temporal.[52] La endocarditis sobre marcapasos puede asociarse a endocarditis izquierda nativa o protésica.[36,37,52,53]

2.3 *Patogenia*

Los mecanismos patogénicos son:

- Contaminación local del marcapasos, que suele ocurrir durante la implantación y es el mecanismo más frecuente. Puede afectar al generador, al cable o a ambos. La duración del procedimiento, una asepsia inadecuada y la inexperiencia del operador pueden favorecer este mecanismo.[55,56] Da Costa *et al.*[55] evaluaron el papel de la flora bacteriana local en la infección del sistema del marcapasos y demostraron que las cepas asociadas a la infección y detectadas en los hemocultivos estaban presentes en la muestra operatoria cutánea durante su implantación y podían ocasionar endocarditis incluso 6 meses después de la inserción. Estos datos apoyan la hipótesis de que las infecciones tardías causadas por ECN se deben a la contaminación bacteriana local adquirida durante la cirugía. Klug *et al.*[57] encontraron una alta tasa de cultivos de cables intravasculares positivos cuando las manifestaciones clínicas de la infección estaban estrictamente limitadas al lugar de implantación (84,6-76,4 %). Esto sugiere que a menudo la infección comienza en la bolsa del generador y se extiende al cable. Puede producirse un absceso en la bolsa del

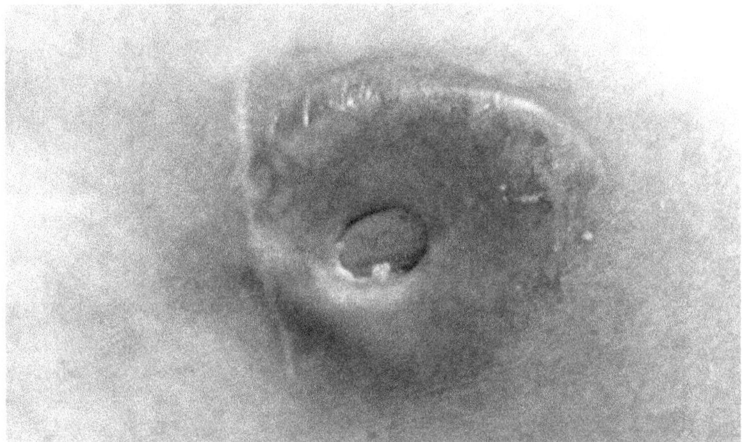

Figura 4. Erosión e infección de la bolsa del generador.

generador, tanto de forma aguda tras la cirugía como con un curso más indolente y manifestarse meses o incluso unos pocos años después.[55] La aparición de una masa fibrosa recubriendo la bolsa del marcapasos puede ser también una manifestación de infección.[58]

- Erosión cutánea o necrosis de la bolsa del generador, o de la piel adyacente al electrodo, que pueden actuar como puerta de entrada de microorganismos. Es posible que se exteriorice el generador (véase la figura 4), el cable del marcapasos o ambos. Algunos factores que favorecen esta complicación son una técnica y un lugar de implantación inadecuados, el deterioro del estado nutricional del paciente y el tamaño del generador. También puede ser que la erosión de la bolsa del generador esté ocasionada por una infección primaria de la bolsa.[55]

- Infección por vía hematógena, aunque es poco frecuente debido a que la porción intravascular del electrodo está recubierta por un tejido fibroso (endotelización del electrodo) que aísla el cable de la sangre. No obstante, este modo de contaminación ha representado hasta el 14 % en algunas series.[59] La siembra hematógena es improbable en los casos de bacteriemia por bacilos gramnegativos.[60,61] La fuente de bacteriemia puede ser un catéter venosos central, una prótesis valvular infectada, procedimientos terapéuticos invasivos o una infección local.[28,40,62,63]

La patogenia de la infección se explica por una interacción del dispositivo, el microorganismo y el huésped. Inicialmente, la unión de las bacterias al dispositivo está mediada por propiedades fisicoquímicas de la superficie de éste y de la superficie bacteriana. También las bacterias, en particular los cocos grampositivos, pueden adherirse a la célula endotelial y ser fagocitados por ella.[39] Tras la adherencia se produce una interacción específica de las adhesinas de superficie de las bacterias con el dispositivo en sí y con las proteínas de huésped que lo recubren.[64] Los ECN pueden unirse directamente a la superficie plástica de los polímeros por unas proteínas estructurales de superficie, tipo fimbrias, o por el polisacárido capsular PS/A (polisacárido/adhesina).[65] El dispositivo intravascular rápidamente se recubre de constituyentes séricos, tales como fibrinógeno, fibrinonectina y colágeno, que posibilitan que el estafilococo, sobre todo *S. aureus*, pueda adherirse por mecanismos mediados por proteínas de superficie. Las plaquetas también aumentan la capacidad de adhesión de *S. aureus* a los catéteres plásticos. La formación de la biocapa estabiliza la unión entre la células, y entre éstas y la superficie.[66] La biocapa cubre las células bacterianas y las protege frente a los mecanismos de defensa locales del huésped y frente a los antibióticos.[64] Tanto los ECN[67] como *S. aureus*[68] pueden formar biocapa en el cable del marcapasos. La selección de las variantes de colonias enanas de ECN puede aumentar su supervivencia.[37,69,70] La función de los granulocitos y de los monocitos locales es deficiente como consecuencia de la estimulación prolongada por el implante no fagocitable.[37,53]

2.4 Microbiología

Los microorganismos detectados con mayor frecuencia son los estafilococos, y en primer lugar los ECN, que incluyen otras especies además de *S. epidermidis*, como ocurre en la EVN izquierda.[28,30,41,48,53,61,71] *S. aureus* es la bacteria que predomina en los casos de infección precoz, mientras que los ECN causan la mayoría de las infecciones tardías.[28,30,3340,41] Hasta un tercio de las infecciones pueden ser polimicrobianas; una mezcla de varias cepas de estafilococos es el patrón más frecuente.[37,42,53,57] Las cepas de *S. epidermidis* aisladas pueden tener un perfil diferente de sensibilidad. Se han observado poblaciones policlonales de *S. epidermidis* en la endocarditis, y que esta policlonalidad se acompaña de diferentes sensibilidades antibióticas.[72] Con mucha menor frecuencia se detectan estreptococos, *P. acnes*, bacilos gramnegativos, hongos y otros microorganismos ambientales, como *Streptomyces* spp., *Rhodococcus equi* y micobacterias no tuberculosas.[28,30,33,37,41,42,48,53,73,74]

La mayoría de los estafilococos son sensibles a la meticilina[28,48,53] y, en nuestra experiencia, a la gentamicina. Este patrón de sensibilidad es diferente al que se encuentra en la EP izquierda, en la cual *S. epidermidis* generalmente es resistente a ambos fármacos. Tal diferencia puede deberse a la corta estancia peroperatoria y a la escasa duración del procedimiento, lo que hace que el paciente esté poco expuesto a la infección nosocomial.

Cuando la endocarditis sobre dispositivos de estimulación cardíaca es secundaria a una endocarditis izquierda el perfil microbiológico es diferente, acorde con los microorganismos causantes de la infección valvular. Los episodios producidos por cepas resistentes a la meticilina suelen ocurrir en pacientes con un tiempo de evolución de la enfermedad más largo y un mayor número de consultas e ingresos hospitalarios antes del diagnóstico,[60] o en la infección precoz (≤6 semanas desde el implante).[28] Chamis *et al.*[74] encontraron una alta tasa de *S. aureus* en pacientes con marcapasos o DAI que desarrollaron bacteriemia, y en la mayoría ésta se relacionó con la atención sanitaria.

2.5 Características clínicas

Klug *et al.*[28,52] clasificaron la endocarditis sobre dispositivos de estimulación cardíaca en aguda (precoz) cuando los síntomas aparecen hasta 6 semanas después de la última implantación y crónica (tardía) cuando aparecen a partir de las 6 semanas. En la forma precoz, el corto período entre la implantación y las manifestaciones clínicas de la infección facilita el diagnóstico. Junto con la sintomatología general puede haber o no síntomas locales. En la forma tardía, el tiempo transcurrido entre la última intervención sobre el dispositivo hasta el inicio de los síntomas puede ser muy largo, a veces de varios años, lo que hace que en muchos casos no se considere la endocarditis en el diagnóstico diferencial de la enfermedad del paciente y la certeza se retrase.[28,53] A menudo, el curso de la enfermedad es de carácter crónico o subagudo, y el paciente ha acudido en numerosas ocasiones al hospital, e incluso ingresado y dado de alta con un diagnóstico erróneo (el más frecuente infección de vías respiratorias). Algunos se recuperan espontáneamente de episodios de fiebre y tiritona, o responden a varios cursos de tratamiento antibiótico oral o parenteral. Así pues, posiblemente es el retraso diagnóstico y el tratamiento inapropiado lo que confiere gravedad a esta enfermedad.

En la mayoría de los pacientes la infección se manifiesta con fiebre y tiritona, con frecuencia de forma recurrente.[28,53] Un alto porcentaje de ellos tienen síntomas respiratorios asociados, como tos, disnea, dolor torácico, hemoptisis o expectoración, que son manifestaciones de una embolia pulmonar séptica asociada que raramente tiene consecuencias hemodinámicas.[28,48,53] Al contrario que en la endocarditis infecciosa derecha de los usuarios de drogas por vía parenteral (UDVP), la radiografía de tórax a menudo es normal, y cuando se desarrollan infiltrados suelen ser únicos, segmentarios y no cavitados; en muy pocas ocasiones hay empiema. Otras manifestaciones incluyen síndrome confusional agudo, fallo renal, síndrome constitucional, mialgias, artralgias y espondilodiscitis. La esplenomegalia y la glomerulonefritis son infrecuentes.[28,40,48,53,75] Algunos pacientes pueden desarrollar *shock* séptico, aunque es poco habitual[28,53] si se tratan correctamente. Los pacientes más graves suelen ser aquellos con infección por *S. aureus*.[53] Cuando la infección se extiende a la válvula tricúspide puede aparecer insuficiencia de esta válvula, situación que es frecuente en los pacientes portadores de marcapasos, ya que éste interfiere en la coaptación de los velos valvulares y se acompaña de insuficiencia leve, pero en caso de endocarditis puede haber un grado mayor de insuficiencia.[76,77] También se han descrito estenosis de la válvula tricúspide.[53,78] La extensión de la infección a la vena cava superior y a otras venas puede acompañarse de trombosis en ellas, y en la exploración se observa edema "en esclavina" o del miembro superior, así como circulación colateral. La leucocitosis, la anemia y la velocidad de sedimentación globular elevada no siempre están presentes.[31,51] En un 26 a 59 % de los casos aparece microhematuria.[31,60] El factor reumatoide rara vez se eleva.

2.6　Diagnóstico

La endocarditis sobre dispositivos de estimulación cardíaca ha de sospecharse en todo paciente con episodios de fiebre o tiritona, con o sin clínica respiratoria, sobre todo si está asociado a una bacteriemia estafilocócica continua sin otro foco de sepsis alternativo. La confirmación del diagnóstico se basa en los estudios microbiológicos, la histología y la ETE. Algunos pacientes no reúnen los criterios de endocarditis definitiva de Duke, sobre todo aquellos con hemocultivos negativos.[28] Por ello, algunos autores han propuesto otros criterios, que incluyen los síntomas locales y las infecciones pulmonares. En la actualidad, todavía no se ha llegado a un consenso y se siguen utilizando los de Duke.

2.6.1 Diagnóstico microbiológico

- Hemocultivos: la incidencia de hemocultivos negativos es muy alta.[29,53] Nosotros, al igual que otros autores,[56] hemos apreciado que la bacteriemia puede ser intermitente y que no todos los hemocultivos realizados son positivos. Estos hallazgos son concordantes con los de la endocarditis derecha experimental.[79,80] También la selección de variantes de las colonias enanas y la localización de los microorganismos en la biocapa pueden ser la causa de este fenómeno.[37,70] Por todo ello, debe recomendarse el estudio de cualquier estafilococo detectado en los hemocultivos, incluyendo su identificación y antibiograma, en los pacientes con sospecha de endocarditis sobre dispositivos de estimulación cardíaca. Se han de realizar dos tandas de hemocultivos antes de iniciar el tratamiento antibiótico. Aunque algunos autores no recomiendan la larga incubación,[11] todavía hay motivos para seguir haciéndolo. *P. acnes*, microorganismo causante de endocarditis sobre material protésico,[1,11] no crece habitualmente en los hemocultivos hasta la segunda semana de incubación; la propia fisiopatología de la enfermedad, con cepas de colonias enanas o crecimiento en la biocapa, puede retardar el crecimiento, y por último, la toma previa de antibióticos también puede influir en el tiempo de detección de los microorganismos.

- Cultivos de muestras quirúrgicas: la tasa de positividad de estos cultivos es alta, más para el cable que para las vegetaciones.[28,41,57,71] La sonicación del cable puede aumentar la rentabilidad diagnóstica. Por la misma razón que en los hemocultivos, también estas muestras se han de mantener en larga incubación. Pueden detectarse microorganismos adicionales a los hallados en los hemocultivos, o distintas cepas del mismo patógeno con sensibilidades antibióticas diferentes, lo que puede influir en el tratamiento subsecuente. Si no se cultivan todos los fragmentos de los cables es posible que no se detecten algunos microorganismos implicados en la infección.[57] Las técnicas de biología molecular pueden proporcionar el diagnóstico etiológico en aquellos episodios con cultivo negativo, y posiblemente evitar la larga incubación.

2.6.2 Diagnóstico ecocardiográfico

La ETE es más sensible que la ETT para la detección de vegetaciones en los pacientes con endocarditis sobre dispositivos de estimulación cardíaca (84-96 % frente a 30-54 %).[27,28,53,59,62,71,81] Hemos constatado que la presencia de un marcapasos bicameral solo o con cables abandonados se asocia a una menor sensibilidad diagnóstica de la ETE. Las sondas multiplano son mejores que las monoplano o biplano para detectar vegetaciones,[53,71] que pueden alcanzar un tamaño muy grande (véase la figura 5), aunque muchas veces son menores de 10 mm.[28,39,48,81] Si la evolución clínica es larga, puede haber una mayor tasa de detección de vegetaciones.[28,71] No obstante, se observa variabilidad en cuanto a la detección de vegetaciones y el tiempo de evolución de las manifestaciones clínicas. Las vegetaciones pueden ser únicas o múltiples, y habitualmente son muy móviles. La mayoría suelen estar adheridas al cable en su trayecto auricular o en la zona de la unión auriculoventricular, y con menor frecuencia se encuentran en la vena cava superior, la unión cavoauricular o la porción ventricular del electrodo. Puede

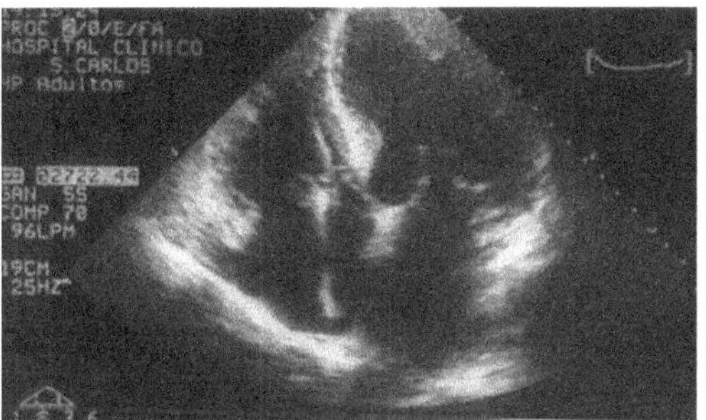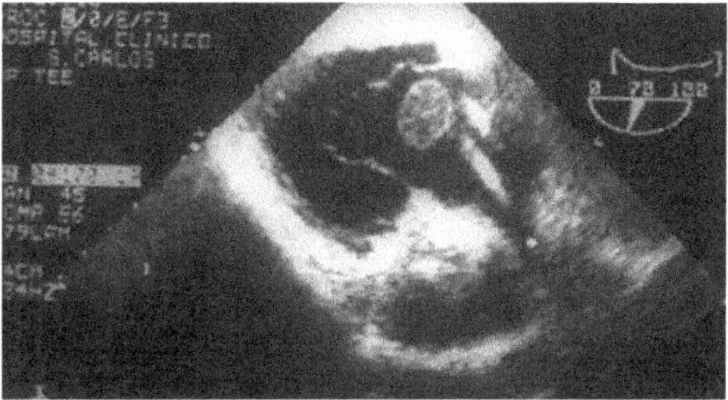

Figura 5. Ecocardiograma transtorácico (izquierda) y transesofágico (derecha) de un paciente con endocarditis sobre marcapasos. Se aprecia una gran vegetación adherida al cable.

haber vegetaciones en la válvula tricúspide, en el endocardio mural auricular o en el ventricular derecho. Como en el resto de los pacientes con endocarditis infecciosa, es obligado el estudio del resto de las válvulas.

A pesar de la alta rentabilidad de la ETE, su predicción no es absoluta, ya que se producen falsos negativos[28,71,81] por interferencias del cable o por no haber vegetaciones, ser muy pequeñas o estar localizadas en una zona alta de la vena cava superior. Por ello, una ETE negativa no descarta una endocarditis sobre un dispositivo de estimulación cardíaca, y cuando la sospecha es alta debe repetirse la exploración al cabo de unos días. La especificidad de esta técnica tampoco es del 100 %. El diagnóstico diferencial ha de incluir trombos y filamentos de fibrina adheridos al cable.[28] Tras el tratamiento, las vegetaciones pueden desaparecer, pero esto no significa que se haya curado la infección.

La cirugía puede proporcionar hallazgos adicionales, como una extensión, no detectada por la ETE, hacia la válvula tricúspide, la vena cava o la aurícula derecha, o la existencia de nuevas vegetaciones o de mayores tamaños. Esto ocurre con más frecuencia cuando los pacientes portan un marcapasos bicameral.

2.6.3 Otras exploraciones

La gammagrafía de ventilación/perfusión y la tomografía computerizada pulmonar son útiles en el diagnóstico de las embolias pulmonares sépticas.[28,82] En algunos pacientes se ha utilizado la gammagrafía con galio para detectar endocarditis sobre marcapasos. Cuando es negativa, posiblemente no haya infección,[83] aunque su valor está por determinar.

2.7 Tratamiento

El tratamiento de la endocarditis sobre dispositivos de estimulación cardíaca es combinado, con antibioticoterapia y retirada del dispositivo.[28,30,31,37,40,42,57,62,71,84,85] El tratamiento antibiótico puede controlar inicialmente la infección, pero los pacientes suelen recaer en semanas, meses o incluso años.[86]

2.7.1 Tratamiento antibiótico

Al igual que en la endocarditis izquierda, el tratamiento empírico podría orientarse por la presentación del cuadro clínico o según el tiempo transcurrido entre la implantación y el diagnóstico (véase la tabla 2).

Las endocarditis sobre dispositivos de estimulación cardíaca precoces suelen estar causadas por ECN resistentes a la meticilina o por *S. aureus*.[28] Aquellas con presentación clínica aguda, de menos de 15 días de evolución, con fiebre alta asociada y sepsis, es más posible que estén producidas por *S. aureus*. Por ello, el tratamiento recomendado sería daptomicina o vancomicina. La daptomicina está indicada en la endocarditis derecha por *S. aureus*. La experiencia con daptomicina ha sido favorable en series cortas de endocarditis sobre dispositivos de estimulación cardíaca y de endocarditis izquierda.[87,88] Se han descrito fracasos y desarrollo de resistencias durante el tratamiento de la endocarditis.[89,90] Para evitarlo se ha propuesto el uso de tratamiento combinado con rifampicina o gentamicina y elevar la dosis de daptomicina a 8-12 mg/kg/día.[91]

En las endocarditis sobre dispositivos de estimulación cardíaca tardías o con presentación clínica subaguda es muy probable que el microorganismo implicado sea un ECN sensible a la meticilina, y por tanto el tratamiento empírico podría ser cloxacilina con o sin gentamicina asociada. La gentamicina podría dar cobertura inicial al pequeño porcentaje de estafilococos resistentes a la meticilina. Si la endocarditis está relacionada con la atención sanitaria, se ha de cubrir *S. aureus* resistente a la meticilina y bacilos gramnegativos, incluyendo aquellos productores de betalactamasas de espectro extendido (véase la tabla 2). También en los pacientes con sepsis grave o *shock* séptico puede indicarse la misma combinación, y asociar rifampicina. Una vez identificado el microorganismo y determinada su sensibilidad anti-

Formas clínicas (causas más habituales)	Tratamiento de elección[a]	Tratamiento alternativo[a]
Menos de 6 semanas desde la implantación o curso clínico agudo (*S. aureus*, ECN resistentes a la meticilina)	Daptomicina o vancomicina +/- gentamicina	Daptomicina o vancomicina +/- gentamicina
Más de 6 semanas desde la implantación o curso clínico subagudo (ECN con frecuencia sensibles a la meticilina)	Cloxacilina +/- gentamicina	Daptomicina o vancomicina +/- gentamicina
Asociada con la atención sanitaria o curso con sepsis grave o *shock* séptico (*S. aureus* o ECN resistentes a la meticilina, enterococos, bacilos gramnegativos)	Daptomicina o vancomicina + carbapenem + rifampicina	Daptomicina o vancomicina + amikacina + rifampicina

ECN: estafilococos coagulasa negativos.

[a] Dosis: cloxacilina 2 g/4 h i.v.; gentamicina 1 mg/kg/8 h i.v.; daptomicina 6-10 mg/kg/24 h i.v.; vancomicina 30 mg/kg/24 h dividida en dos dosis i.v.; rifampicina 300 mg/8 h i.v./v.o.; amikacina 15-20 mg/kg/24 h dividida en 2 dosis i.v.; carbapenemes: imipenem/cilastatina 0,5-1 g/6 h i.v.; meropenem 1-2 g/8 h i.v.; doripenem 0,5-1 g/8 h i.v.

Tabla 2. Régimen terapéutico empírico para endocarditis infecciosa sobre dispositivos cardíacos endocavitarios.

biótica, se modificará el tratamiento a la pauta más idónea. Los pacientes con estafilococos sensibles a la meticilina pueden continuar el tratamiento con cefazolina o cloxacilina.

No se han realizado ensayos clínicos que determinen la duración óptima del tratamiento tras la extracción del dispositivo. La American Heart Association (AHA)[37] recomienda realizar hemocultivos después de retirar el cable y mantener el tratamiento durante 4-6 semanas si hay endocarditis, tromboflebitis séptica u osteomielitis, o si los hemocultivos persisten positivos después de la extracción a pesar de un tratamiento antimicrobiano adecuado. En nuestra opinión, hay un subgrupo de pacientes en quienes la duración del tratamiento antimicrobiano puede acortarse a 2 semanas, dada la evolución natural de la endocarditis derecha hacia la curación[79,80] y la experiencia clínica favorable en este tipo de endocarditis no complicada por *S. aureus* en los UDVP.[92] Este subgrupo incluye aquellos pacientes en quienes se retira todo el dispositivo, no se va a colocar uno nuevo, no presentan un curso clínico complicado (bacteriemia persistente, tromboflebitis de grandes vasos ni metástasis sépticas pulmonares), no están inmunodeprimidos y su infección no está producida por un microorganismo multirresistente.

Cuando la retirada del dispositivo sea imposible, o parte de él haya quedado retenida, es recomendable prolongar el tratamiento intravenoso hasta 6 semanas, seguido de tratamiento antibiótico supresor oral.

2.7.2　*Retirada del dispositivo*

Se debe retirar el dispositivo completo cuanto antes,[93] pues de otro modo la mortalidad es muy alta.[28,30,37] Sin embargo, la retirada del cable puede ser problemática por el crecimiento de tejido fibroso a su alrededor y en la punta del electrodo.[94,95] Hay dos formas de retirar el dispositivo: percutánea o quirúrgica.[28,29,36,41,53,60] No se han establecido indicaciones definidas para cada técnica, ni se dispone de estudios comparativos en cuanto a su seguridad.

La retirada percutánea puede realizarse por tracción manual directa o utilizando instrumentos intravasculares o láser.[93,96,97] De este procedimiento puede derivarse una serie de complicaciones, como lesión de las válvulas cardíacas, laceraciones venosas, arritmias, rotura del cable, embolia pulmonar séptica y taponamiento. Si el tiempo de implantación es menor de 6 meses, la probabilidad de poder retirar el cable por tracción es alta.[93] Varias publicaciones[28,41,48,60,71,98-100] han analizado los resultados de la retirada percutánea del dispositivo, como método de extracción inicial en la endocarditis sobre electroestimuladores intracardíacos; la frecuencia con la que se ha utilizado oscila entre el 12 y el 100 %. El porcentaje de extracción parcial o de complicaciones mecánicas oscila entre el 0 y el 52 %.[28,48,53,60,71,100] Estas complicaciones pueden ocurrir más a menudo en las infecciones tardías.[28] Aunque la mortalidad suele ser baja, Grammes *et al.*,[98] al retirar el dispositivo con un abordaje percutáneo en 100 pacientes, con una mediana desde la implantación de 32,5 meses, encontraron complicaciones durante la extracción del cable en el 5 % de los casos y 11 pacientes murieron por sepsis persistente. Es posible que la mortalidad dependa también de una adecuada selección de la técnica.

En la retirada mediante cirugía, la extracción suele efectuarse por esternotomía media y atriotomía, con o sin circulación extracorpórea; esta última presenta un mayor riesgo de extracción incompleta.[101,102] Con este procedimiento hay menos probabilidad de desgarrar estructuras cardíacas, evita en gran medida la diseminación de las vegetaciones y permite la realización simultánea de otras intervenciones, como la reconstrucción de la válvula tricúspide o la retirada de vegetaciones o trombos intracardíacos, así como la exploración de la vena cava superior y de las venas innominadas, por venotomía, para lograr la retirada completa de los cables. No obstante, la estancia del paciente en el hospital se alarga y puede haber morbilidad posquirúrgica. La mortalidad en relación con este procedimiento ha oscilado entre el 0 y el 16,7 %.[28,32,53,101,102,141,160] Se han comunicado retención de fragmentos del cable, insuficiencia tricúspide, embolia pulmonar y otras complicaciones posquirúrgicas. Con variable frecuencia se han realizado técnicas de reparación cardíaca.[32,41,53,60,101,102]

Para realizar extracciones percutáneas, el centro debe disponer de una unidad de cirugía cardíaca por si surgen complicaciones que la precisen. El riesgo de cada paciente tiene que ser estratificado para escoger la mejor técnica en cada caso, basándose en:

- El tiempo que el dispositivo lleva implantado: cuanto más tiempo, más probable es que la extracción sea incompleta.[97,102] Si el tiempo de implantación es menor de 6 meses y no hay extensión a la válvula tricúspide, la vena cava superior ni sus ramas, entonces el dispositivo puede extraerse por tracción. Los que lleven implantados un tiempo mayor podrían requerir para su extracción técnicas intravasculares o láser.[103]

- El tipo de dispositivo: los marcapasos bicamerales pueden ser difíciles de extraer.

- El tamaño de la vegetación: ha de considerarse la cirugía cuando sea lo suficientemente grande como para obstruir el tronco de la arteria pulmonar (≥ 2,5 cm).[1,97,100]

- La extensión de la endocarditis: si hay afectación del endocardio mural, de las paredes de la vena cava superior, o, especialmente, si hay destrucción importante de la válvula tricúspide, debe considerarse la cirugía.[11]

- Una extracción percutánea incompleta o imposible previa: se recomienda considerar la cirugía.[11,37]

- La trombosis local: ha de considerarse la cirugía, ya que el trombo infectado puede ser una fuente de bacteriemia y un riesgo para la reinfección del nuevo marcapasos implantado.

Ninguno de los procedimientos está exento de riesgo o morbilidad. Debe realizarse una radiografía de tórax y un ecocardiograma (preferiblemente transesofágico) después de retirar el dispositivo para verificar que la extracción ha sido completa, determinar la función de la válvula tricúspide y descartar vegetaciones o trombos residuales. Se recomienda retirar el dispositivo, aunque no haya signos ecocardiográficos de endocarditis infecciosa, en los pacientes que vayan a ser intervenidos por EVN o EP.[64] En caso de bacteriemia por *S. aureus*, si la ETE no demuestra endocarditis es recomendable retirar el dispositivo si la bacteriemia recurre después de un curso de antibiótico apropiado, no hay otra fuente de bacteriemia, ésta persiste más de 24 h, el dispositivo es un DAI, el paciente es portador de una válvula protésica o la bacteriemia aparece en los 3 primeros meses desde la implantación.[37] Cuando la bacteriemia sea por gramnegativos sólo se considerará la retirada del dispositivo cuando la infección recurra tras un tratamiento antibiótico correcto.[39]

Es importante reconsiderar la indicación de la implantación del marcapasos, pues en algunos pacientes no es necesaria. A quienes continúen precisando un marcapasos se les ha de colocar un sistema transitorio endovenoso con un electrodo de fijación activa.[37] Se desconoce qué momento es el más adecuado para reimplantar el dispositivo definitivo. Algunos autores[37,39] opinan que es seguro volver a colocar un sistema endovascular cuando los hemocultivos son negativos. La AHA recomienda que se retrase 2 semanas la colocación de un nuevo sistema endovascular cuando haya evidencia de infección valvular.[37] Quizás este periodo podría acortarse si la cirugía elimina todo el tejido infectado, como se viene realizando en la EP.

2.8 Pronóstico

El diagnóstico precoz y el tratamiento adecuado, con la retirada de todo el sistema, son fundamentales. En la actualidad, la endocarditis sobre dispositivos de estimulación cardíaca tiene un mejor pronóstico, con una mortalidad que oscila entre el 0 y el 14 %.[37,39,53,60,71] En general, las recaídas sólo ocurren cuando no se puede extraer todo o parte del dispositivo. Se han identificado como predictores de mortalidad la embolia sistémica, la insuficiencia tricúspide moderada o grave, la disfunción del ventrículo derecho y la insuficiencia renal.[104]

2.9 Prevención

Una estricta preparación antes de la intervención quirúrgica, una adecuada técnica y la máxima asepsia durante la implantación y las manipulaciones del sistema constituyen las medidas más importantes de prevención. Si se requiere colocar un marcapasos temporal, éste tiene que mantenerse el menor tiempo posible. Se recomienda profilaxis antibiótica antes de la implantación o de sucesivas manipulaciones del dispositivo.[37] La pauta recomendada es una cefalosporina de primera generación o bien un glucopéptido en caso de colonización por patógenos resistentes a los betalactámicos o alergia a éstos. Actualmente no hay evidencia científica para recomendar profilaxis antibiótica en los procedimientos dentales, gastrointestinales o genitourinarios para prevenir la infección de estos dispositivos.

BIBLIOGRAFÍA

1. Habib G, Hoen B, Tornos P, Thuny F, Prendergast B, Vilacosta I, *et al.* ESC Committee for Practice Guidelines (CPG). Guidelines on the prevention, diagnosis, and treatment of infective endocarditis (new version 2009): The Task Force on the Prevention, Diagnosis, and Treatment of Infective Endocarditis of the European Society of Cardiology (ESC). Eur Heart J. 2009; 30: 2369-413.

2. San Román JA, Vilacosta I, Sarriá C. Endocarditis protésica. En: Vilacosta I, Sarriá C, San Román JA, editores. Endocarditis infecciosa. Barcelona: Prous Science; 2002. p. 179-92.

3. López J, Revilla A, Vilacosta I, Villacorta E, González-Juanatey C, Gómez I, *et al.* Definition, clinical profile, microbiological spectrum, and prognostic factors of early-onset prosthe-

tic valve endocarditis. Eur Heart J. 2007; 28: 760-5.

4. San Martín J, Sarriá C, De las Cuevas SC, Duarte J, Gamallo C. Relevance of clinical presentation and period of diagnosis in prosthetic valve endocarditis. J Heart Valve Dis. 2010; 19: 131-8.

5. Vilacosta I, Aragoncillo P. Anatomía patológica. En: Vilacosta I, Sarriá C, San Román JA, editores. Endocarditis infecciosa. Barcelona: Prous Science; 2002. p. 31-46

6. Habib G, Thuny F, Avierinos JF. Prosthetic valve endocarditis: current approach and therapeutic options. Prog Cardiovasc Dis. 2008; 50: 274-81.

7. Graupner C, Vilacosta I, San Román JA, Ronderos R, Sarriá C, Fernández C, et al. Periannular extension of infective endocarditis. J Am Coll Cardiol. 2002; 39: 1204-11.

8. Otto M. Staphylococcal biofilms. Curr Top Microbiol Immunol. 2008; 322: 207-28.

9. Wang A, Athan E, Pappas PA, Fowler VG Jr, Olaison L, Paré C, et al. Contemporary clinical profile and outcome of prosthetic valve endocarditis. JAMA. 2007; 297: 1354-61.

10. Almirante B, Miró JM. Infecciones asociadas a las válvulas protésicas cardíacas, las prótesis vasculares y los dispositivos de electroestimulación cardíacos. Enferm Infecc Microbiol Clin. 2008; 26: 647-64.

11. Guío L, Sarriá C, De las Cuevas C, Gamallo C, Duarte J. Endocarditis crónica sobre válvula protésica por Propionibacterium acnes: una causa insospechada de disfunción protésica. Rev Esp Cardiol. 2009; 62: 167-77.

12. Habib G, Badano L, Tribouilloy C, Vilacosta I, Zamorano JL. Recommendations for the practice of echocardiography in infective endocarditis. Eur J Echocardiograph. 2010; 11: 202-19.

13. Baddour LM, Wilson WR, Bayer AS, Fowler VG Jr, Bolger AF, Levison ME, et al. Infective endocarditis: diagnosis, antimicrobial therapy, and management of complications. A statement for healthcare professionals from the Committee on Rheumatic Fever, Endocarditis, and Kawasaki Disease, Council on Cardiovascular Disease in the Young, and the Councils on Clinical Cardiology, Stroke, and Cardiovascular Surgery and Anesthesia, American Heart Association: endorsed by the Infectious Diseases Society of America. Circulation. 2005: 111: e394-e434.

14. Vilacosta I, San Román JA, Sarriá C. Ecocardiografía y endocarditis izquierda. En: Vilacosta I, Sarriá C, San Román JA, editores. Endocarditis infecciosa. Barcelona: Prous Science; 2002. p. 131-60.

15. Anguera I, Miró JM, Vilacosta I, Almirante B, Anguita M, Muñoz P, et al. Aorto-cavitary fistulous tract formation in infective endocarditis: clinical and echocardiographic features of 76 cases and risk factors for mortality. Eur Heart J. 2005; 26: 288-97.

16. Carnero-Alcázar M, Maroto Castellanos LC, Cobiella Carnicer J, Rodríguez Hernández JE. Transapical aortic valve prosthetic endocarditis. Interact Cardiovasc Thorac Surg. 2010; 11: 252-3.

17. Li JS, Sexton DJ, Mick N, Nettles R, Fowler VG Jr, Ryan T, et al. Proposed modifications to the Duke criteria for the diagnosis of infective endocarditis. Clin Infect Dis. 2000; 30: 633-8.

18. Fang G, Keys TF, Gentry LO, Harris AA, Rivera N, Getz K, et al. Prosthetic valve endocarditis resulting from nosocomial bacteremia. A prospective, multicenter study. Ann Intern Med. 1993; 119: 560-7.

19. Levine DP, Lamp KC. Daptomycin in the treatment of patients with infective endocarditis: experience from a registry. Am J Med. 2007; 120: S28-33.

20. Tornos P, Almirante B, Mirabet S, Permanyer G, Pahissa A, Soler-Soler J. Infective endocarditis due to Staphylococcus aureus. Deletereous effect of anticoagulant therapy. Arch Intern Med. 1999; 159: 473-5.

21. Tornos P, Almirante B, Olona M, Permanyer G, González T, Carballo J, et al. Clinical outcome and long-term prognosis of late prosthetic valve endocarditis: a 20-year experience. Clin Infect Dis. 1997; 24: 381-6.

22. San Román JA, López J, Vilacosta I, Luaces M, Sarriá C, Revilla A, et al. Prognostic stratification of patients with left-sided endocarditis determined at admission. Am J Med. 2007; 120: 369 e1-e7.

23. Wilson W, Taubert KA, Gewitz M, Lockhart PB, Baddour LM, Levison M, et al. Prevention of infective endocarditis: guidelines from the American Heart Association. A guideline from the American Heart Association Rheumatic Fever, Endocarditis, and Kawasaki Disease Committee, Council on Cardiovascular Disease in the Young, and the Council on Clinical Cardiology, Council on Cardiovascular Surgery and Anesthesia, and the Quality of Care and Outcomes Research Interdisciplinary Working Group. Circulation. 2007; 116: 1736-54.

24. Alzueta J, Linde A. Barrera A, Peña J, Peinado R. VI informe oficial del Grupo de Trabajo de Desfibrilador Automático Implantable de la Sociedad Española de Cardiología 2009. Rev Esp Cardiol. 2010; 63: 1468-81.

25. Coma Samartín R, Sancho-Tello de Carranza MJ, Ruiz-Mateas F, Leal del Ojo- González J, Fidalgo Andrés ML. VII informe oficial de la Sección de

Estimulación Cardíaca de la Sociedad Española de Cardiología 2009. Rev Esp Cardiol. 2010; 63: 1452-67.

26. O'Nunain S, Pérez I, Roelke M, Osswald S, McGovern BA, Brooks DR, *et al*. The treatment of patients with infected implantable cardioverter-defibrillator systems. J Thorac Cardiovasc Surgery. 1997; 113: 121-9.

27. Victor F, de Place C, Leclerq C, Camus C, Gras D, Le Helloco A, *et al*. Infectious ocurring in permanent endocavitary pacemaker leads: values of transesophageal echocardiography. Arch Mal Coeur Vaiss. 1995; 88: 1875-81.

28. Klug D, Lacroix D, Savoye C, Goullard L, Grandmougin D, Hennequin JL, *et al*. Systemic infection related to endocarditis on pacemaker leads. Clinical presentation and management. Circulation. 1997; 95: 2098-107.

29. Baños R, Goméz J, Sanchéz B, De la Morena G, Simarro E, García del Real F. Endocarditis por cable del marcapaso: análisis de 11 casos. Enferm Infecc Microbiol Clin. 2000; 18: 267-70.

30. Arber N, Prass E, Copperman Y, Schapiro JM, Meiner V, Lossos IS. *et al*. Pacemaker endocarditis. Medicine. 1994; 73: 299-305.

31. Da Costa A, Kirkorian G, Chevalier PH, Cerisier A, Chalvidan T, Obadia JF, *et al*. Infections secondaries à l'implantattion d'un stimulateur cardiaque. Arch Mal Coeur. 1998; 91: 753-7.

32. Wilhelm MJ, Schmid CH, Hammel D, Kerber S, Loick HM, Herrmann M, *et al*. Cardiac pacemaker infection: surgical management with and without extracorporeal circulation. Ann Thorac Surg. 1997; 64: 1707-12.

33. Bluhm G. Pacemaker infection: a clinical study with special reference to prophylactic use of some isoxazolyl penicillins. Acta Med Scand. 1985; 699(Suppl): 1-62.

34. Kiviniemi MS, Pirnes MA, Eranën HJK, Kettunen RVJ, Hartikainen JEK. Complications related to permanent pacemaker therapy. PACE. 1999; 22: 711-20.

35. Brodman R, Frame R, Andrews C, Furman S. Removal of infected transvenous leads requiring cardiopulmonary bypass or inflow oclussion. J Thorac Cardiovasc Surg. 1992; 103: 649-54.

36. Duval X, Selton-Suty C, Alla F, Salvador-Mazenq M, Bernard Y, Weber M, *et al*. Endocarditis in patients with a permanent pacemaker: a 1-year epidemiological survey on infective endocarditis due to valvular and/or pacemaker infection. Clin Infect Dis. 2004; 39: 68-74.

37. Baddour LM, Epstein AE, Erickson CC, Knight BP, Levison ME, Lockhart PB, *et al*. Update on cardiovascular implantable electronic device infections and their management. Circulation. 2010; 121: 458-77.

38. Uslan DZ, Sohail MR, Sauver JL, Friedman PA, Hayes DL, Stoner SM, *et al*. Permanent pacemaker and implantable cardioverter-defibrillator infection: a population-based study. Arch Intern Med. 2007; 167: 669-75.

39. Sohail MR, Uslan DZ, Khan AH, Friedman PA, Hayes DL, Wilson WR, *et al*. Management and outcome of permanent pacemaker and implantable cardioverter-defibrillator infections. J Am Coll Cardiol. 2007; 49: 1851-9.

40. Wade JS, Cobbs CG. Infections in cardiac pacemakers. Curr Clin Top Inf Dis. 1988; 9: 44-61.

41. Cacoub P, Leprince P, Natf P, Hausfater P, Dorent R, Wechsler B, *et al*. Pacemaker infective endocarditis. Am J Cardiol. 1998; 82: 480-4.

42. Choo MH, Holmes DR, Gersh BJ, Maloney JD, Merideth J, Pluth JR, *et al*. Permanent pacemaker infections: characterization and management. Am J Cardiol. 1981; 48: 559-64.

43. Bloom H, Heeke B, Leon A, Mera F, Delurgio D, Beshai J, *et al*. Renal insufficiency and the risk of infection from pacemaker or defibrillator. Pacing Clin Electrophysiol. 2006; 29: 142-5.

44. Lekkerkerker JC, van Nieuwkoop C, Trines SA, van der Bom JG, Bernards A, van de Velde ET, *et al*. Risk factors and time delay associated with cardiac device infections: Leiden Device Registry. Heart. 2009; 95: 715-20.

45. Sohail MR, Uslan DZ, Khan AH, Friedman PA, Hayes DL, Wilson WR, *et al*. Risk factor analysis of permanent pacemaker infection. Clin Infect Dis. 2007; 45: 166-73.

46. Sarriá C, Vilacosta I, San Román JA. Clinical of pacemaker endocarditis. Clin Res Cardiol. 2007; 6: 449.

47. Chauhan A, Grace AA, Newell Stone DL, Shapiro LM, Schofield PM, Petch MC. Early complications after dual chamber versus single chamber pacemaker implantation. PACE. 1994; 17: 2012-5.

48. Massoure PL, Reuter S, Lafitte S, Laborderie J, Bordachard P, Clementy J, *et al*. Pacemaker endocarditis: clinical features and management of 60 consecutive cases. Pacing Clin Electrophysiol. 2007; 30: 12-9.

49. Mitrovic V, Thormann J, Schlepper M, Neuss H. Thrombotic complications with pacemakers. Int J Cardiol. 1983; 2: 363-74.

50. Bracke F, Meijer A, van Gelder LM. Pacemaker lead complications: when is extraction appropiate and what can learn from published data? Heart. 2001; 85: 254-9.

51. Mazzetti H, Dussaut A, Tentori C, Dussat E, Lazzari JO. Superior vena cava occlusion and/or

syndrome related to pacemaker leads. Am Heart J. 1993; 25: 831-7.

52. Klug D, Balde M, Pavin D, Hidden-Lucet F, Clementy J, Sadoul N, *et al.* Risk factors related to infections of implanted pacemakers and cardioverter-defibrillators: results of a large prospective study. Circulation. 2007; 116: 1349-55.

53. Vilacosta I, Sarriá C, San Román JA. Endocarditis sobre marcapasos. En: Vilacosta I, Sarriá C, San Román JA, editores. Endocarditis infecciosa. Barcelona: Prous Science; 2002. p. 223-41.

54. Martí V, Gurgui M, Padró JM, Oter R, Rodríguez O. Complicaciones asociadas con electrodos de marcapasos no funcionantes retenidos en el sistema cardiovascular. Rev Esp Cardiol. 1994; 47: 81-5.

55. Da Costa A, Lelièvre H, Kirkorian G, Célard M, Chevalier P, Vandenesch F, *et al.* Role of preaxillary flora in pacemaker infections. A prospective study. Circulation. 1998; 97: 1791-5.

56. Al-Khatib SM, Lucas FL, Jollis JG, Malenka DJ, Wennberg DE. The relation between patients' outcomes and the volume of cardioverter defibrillator implantation procedures performed by physicians treating Medicare beneficiaries. J Am Coll Cardiol. 2005; 46: 1536-40.

57. Klug D, Wallet F, Kacet S, Courcol RJ. Detailed bacteriologic tests to identify the origin of transvenous pacing system infections indicate a high prevalence of multiple organisms. Am Heart J. 2005; 149: 322-8.

58. Hossein Almassi G, Edmiston CE, Olinger GN. Fibrous ball: a new manifestation of chronic defibrillator and pacemaker infection. Ann Thorac Surg. 1999; 67: 1782-3.

59. Kugener H, Rey JL, Tribouilloy C. Endocardites infectieuses sur sondes de stimulation endocavitaire permanentes: intérêt de l'echocardiographie et revue de la literature. Ann Cardiol Angeiol. 1993; 42: 331-8.

60. Laguno M, Miró O, Font C, De la Sierra A. Pacemaker-related endocarditis. Report of 7 cases and review of the literature. Cardiology. 1998; 90: 244-8.

61. Camus C, Leport C, Raffi F, Michelet C, Cartier F, Vilde JL. Sustained bacteremia in 26 patients with a permanent endocardial pacemaker: assesment of wire removal. Clin Infect Dis. 1993; 17: 46-55.

62. Voet JG, Vandekerckhove M, Muyldermans LL, Missault LH, Matthys LJ. Pacemaker lead infection, report of three cases and review of the literature. Heart. 1999; 81: 88-91.

63. Gouëllo JP, Asfar P, Brenet O, Konatchet A, Gwennola B, Alquier P. Nosocomial endocarditis in the intensive care unit: an analysis of 22 cases. Crit Care Med. 2000; 28: 377-82.

64. Veenstra GJ, Cremers FF, van Dijk H, Fleer A. Ultrastructural organization and regulation of a biomaterial adhesion of Staphylococcus epidermidis. J Bacteriol. 1996; 178: 537-41.

65. Peters G, Locci R, Pulverer G. Adherence and growth of coagulase negative staphylococci on surfaces of intravenous catheters. J Infect Dis. 1982; 146: 479-82.

66. Sarriá C, Vilacosta I, San Roman JA. Fisiopatología de la endocarditis. En: Vilacosta I, Sarriá C, San Roman JA, editores. Endocarditis infecciosa. Barcelona: Prous Science; 2002. p. 15-24.

67. Peters G, Saborowski F, Locci R, Pulverer G. Investigations on staphylococcal infections of transvenous endocardial pacemaker electrodes. Am Heart J. 1984; 108: 359-65.

68. Marrie TJ, Nelligan J, Costerton JW. A scanning and transmission electron microscopic study of an infected endocardial pacemaker lead. Circulation. 1982; 66: 1339-41.

69. Baddour LM, Bettmann MA, Bolger AF. Nonvalvular cardiovascular device-related infections. Circulation. 2003; 108: 2015-31.

70. Von Eiff C, Vaudaux P, Kahl BC, Lew D, Emler S, Schmidt A, *et al.* Bloodstream infections caused by small-colony variants of coagulase-negative Staphylococci following pacemaker implantation. Clin Infect Dis. 1999; 29: 932-4.

71. Victor F, De Place C, Camus C, Le Breton H, Leclerq C, Pavin D, *et al.* Pacemaker lead infection: echocardiographic features, management, and outcome. Heart. 1999; 81: 82-7.

72. Van Wijngaerden E, Peetermans WE, Van Lierde S, Van Eldere J. Polyclonal Staphylococcus endocarditis. Clin Infect Dis. 1997; 25: 69-71.

73. Chua AG, Ding J, Schoch PE, Cunha BA. Pacemaker-induced endocarditis due to Propionibacterium acnes. Clin Infect Dis. 1998; 27: 1541-2.

74. Chamis AL, Peterson GE, Cabell CH, Corey GR, Sorrentino RA, Greenfield RA, *et al. Staphylococcus aureus* bacteremia in patients with permanent pacemakers or implantable cardioverter-defibrillators. Circulation. 2001; 104: 1029-33.

75. Barnes E, Frankel A, Brown EA, Woodrow D. Glomerulonephritis associated with permanent pacemaker endocarditis. Am J Nephrol. 1995; 15: 436-8.

76. Schwartz IS, Pervez N. Bacterial endocarditis associated with a permanent transvenous cardiac pacemaker. JAMA. 1971; 218: 736-7.

77. Panidis IP, Kotler MN, Mintz GS, Segal BL, Ross JJ. Right heart endocarditis. Clinical and echocardiographic features. Am Heart J. 1984; 107: 759-64.

78. Unger P, Clevenbergh P, Crasset V, Selway P, Le

Clerc JL. Pacemaker-related endocarditis inducing tricuspid estenosis. Am Heart J. 1997; 133: 605-7.

79. Garrison PK, Freedman LR. Experimental endocarditis. I. Staphylococcal endocarditis in rabbits resulting from placement of a polyethylene catheter in the right side of the heart. Yale J Biol Med. 1970; 42: 394-410.

80. Durack DT, Beeson P.B, Petersdorf RG. Experimental bacterial endocarditis. III: Production and progress of the disease in rabbits. Br J Exp Path. 1973; 54: 142-51.

81. Vilacosta I, Sarriá C, San Román JA, Jiménez J, Castillo JA, Iturralde J, *et al.* Usefulness of transesophageal echocardiography for diagnosis of infected transvenous permanent pacemakers. Circulation. 1994; 89: 2684-7.

82. Zakynthinos E, Vassilakopoulos T, Mpetsou A, Malagari E, Roussos C, Zakynthinos SG. Fever in patients with pacemakers: the necessity of performing transesophageal echocardiography early. Intensive Care Med. 2000; 26: 1157-61.

83. Molina JE. Undertreatment and overtreatment of patients with infected antiarrythmic implantable devices. Ann Thorac Surg. 1997; 63: 504-9.

84. Brodman R, Frame R, Andrews C, Furman S. Removal of infected transvenous leads requiring cardiopulmonary bypass or inflow oclussion. J Thorac Cardiovasc Surg. 1992; 103: 649-54.

85. Harjula A, Järvinen A, Virtanen KS, Mattila S. Pacemaker infectious-treatment with total or partial pacemaker system removal. Thorac Cardiovasc Surgeon. 1985; 33: 218-22.

86. Moriñigo JL, Sánchez PL, Martín F, Arribas A, Ledesma C, Martín Luengo C. Perforación de un electrodo epicárdico: una evolución atípica. Rev Esp Cardiol. 2000; 53: 752-4.

87. Tascini C. Clinical experience with daptomycin monotherapy for pacemaker (PM)/implantable cardiac defibrillator (ICD) infections and endocarditis. 10th International Symposium on Modern Concepts in Endocarditis and Cardiovascular Infections. Napoli, Italia; 2009.

88. Das I, Saluja T, Steeds R. Use of daptomycin in complicated cases of infective endocarditis. Eur J Clin Microbiol Infect Dis. 2011 (en prensa).

89. Gudiol F, Aguado JM, Pascual A, Pujol M, Almirante B, Miró JM, *et al.* Documento de consenso sobre el tratamiento de la bacteriemia y la endocarditis causada por Staphylococcus aureus resistente a la meticilina. Enferm Infecc Microbiol Clin. 2009; 27: 105-15.

90. Segreti JA, Crank CW, Finney MS. Daptomycin for the treatment of gram-positive bacteremia and infective endocarditis: a retrospective case series of 31 patients. Pharmacotherapy. 2006; 26: 347-52.

91. Bassetti M, Nicco E, Ginocchio F, Ansaldi F, de Florentiis D, Viscoli C. High-dose daptomycin in documented *Staphylococcus aureus* infections. Int J Antimicrob Agents. 2010; 36: 459-61.

92. Chambers HF, Miller RT, Newman MD. Right-side *Staphylococcus aureus* endocarditis in intravenous drug abusers: two week combination therapy. Ann Intern Med. 1988; 109: 619-24.

93. Love CJ. Current concepts in extraction of transvenous pacing and ICD leads. Cardiol Clin. 2000; 18: 193-217.

94. Candinas R, Duru F, Schneider J, Lüscher TF, Stokes K, Chem B. Postmortem analysis of encapsulation around long-term ventricular endocardial pacing leads. Mayo Clin Proc. 1999; 74: 120-25.

95. Byrd CL, Wilkoff BL, Love CJ, Sellers TD, Turk KT, Reeves R, *et al.* Intravascular extraction of problematic or infected permanent pacemaker leads 1994-96. PACE. 1999; 22: 1348-57.

96. Nguyen KT, Neese P, Kessler DJ. Successful laser-assisted percutaneous extraction of four pacemakers leads associated with large vegetations. Pacing Clin Electrophysiol. 2000; 23: 1260-2.

97. Smith MC, Love CJ. Extraction of transvenous pacing and ICD leads. Pacing Clin Electrophysiol. 2008; 31: 736-52.

98. Grammes JA, Schulze CM, Al-Bataineh M, Yesenosky GA, Saari CS, Vrabel MJ, *et al.* Percutaneous pacemaker and implantable cardioverter-defibrillator lead extraction in 100 patients with intracardiac vegetations defined by transesophageal echocardiogram. J Am Coll Cardiol. 2010; 55: 886-94.

99. Meier-Ewert HK, Gray ME, John RM. Endocardial pacemaker or defibrillator leads with infected vegetations: a single-center experience and consequences of transvenous extraction. Am Heart J. 2003; 146: 339-44.

100. Ruttmann E, Hangler HB, Kilo J, Hofer D, Muller LC, Hintringer F, *et al.* Transvenous pacemaker lead removal is safe and effective even in large vegetations: an analysis of 53 cases of pacemaker lead endocarditis. Pacing Clin Electrophysiol. 2006; 29: 231-6.

101. Del Río A, Anguera I, Miró JM, Mont L, Fowler VG Jr, Azqueta M, *et al.* Surgical treatment of pacemaker and defibrillator lead endocarditis: the impact of electrode lead extraction on outcome. Chest. 2003; 124: 1451-9.

102. Castedo Mejuto E, Toquero Ramos J, Brugos Lázaro R, García Monterero C, Castro Conde A, Ortigosa Aso J, *et al.* Tratamiento de la in-

fección del cable de estimulación cardíaca intravenoso mediante circulación extracorpórea. Rev Esp Cardiol. 1999; 52: 628-31.

103. Jones SO 4th, Eckart RE, Albert CM, Epstein LM. Large, single-center, single-operator experience with transvenous lead extraction: outcomes and changing indications. Heart Rhythm. 2008; 5: 520-5.

104. Baman TS, Gupta SK, Valle JA, Yamada E. Risk factors for mortality in patients with cardiac device-related infection. Circ Arrhythm Electrophysiol. 2009; 2: 29-34.

Capítulo 8

Endocarditis infecciosa y cuidados intensivos

B. Caralt, F. Roma, J. Serra, J. Rello

Servei de Medicina Intensiva y Unitat Postoperatòria
de Cirurgia Cardíaca
Hospital Universitari Vall d'Hebron
Universitat Autònoma de Barcelona
Barcelona

Correspondencia:
Dr. Jordi Rello
jrello.hj23.ics@gencat.cat

1   Introducción. Características de la endocarditis infecciosa en cuidados intensivos

La endocarditis infecciosa (EI) es una enfermedad que afecta al endocardio y que es poco frecuente, pero de especial importancia debido a su gravedad. Se manifiesta en forma de bacteriemia persistente o por sus complicaciones. Las tres causas principales de ingreso en una unidad de cuidados intensivos (UCI) a causa de ella son: *shock* séptico o sepsis de origen no filiado (el diagnóstico de EI en esta situación generalmente se realiza durante la estancia en la propia UCI), EI diagnosticada previamente que presenta complicaciones graves en su evolución, y postoperatorio inmediato de sustitución o reparación valvular como parte del tratamiento de la EI. En este sentido, durante el año 2010 ingresaron en la Unidad de Postoperatorio de Cirugía Cardíaca (UPCC) del Hospital Vall d'Hebron de Barcelona 519 pacientes. En ellos, 264 procedimientos quirúrgicos (50,8 %) fueron por sustitución o recambio valvular, y 29 fueron operados por EI en fase aguda (10,9 % de todas las cirugías valvulares), con una edad media de 66 años.

A partir de nuestra experiencia, en este capítulo se revisarán las condiciones específicas de la EI en la UCI, antes y después de la cirugía, sin entrar a fondo en consideraciones sobre su tratamiento médico y quirúrgico, que se desarrollan ampliamente en otros capítulos de este libro.

2   Epidemiología de la endocarditis infecciosa en la UCI: concepto de endocarditis relacionada con la asistencia sanitaria

La epidemiología de la EI ha cambiado durante los últimos años, y ello también se refleja en el perfil de los pacientes que ingresan en la UCI. La enfermedad ha evolucionado para afectar de manera predominante a personas de edad avanzada que la desarrollan por procedimientos relacionados con el sistema de salud; es la denominada «ERAS» (endocarditis relacionada a la atención sanitaria), que en la actualidad se estima que supone entre un 14 y un 31 % de todos los casos de EI. Como consecuencia, también se ha observado un cambio en los microorganismos causantes, pues la flora oral estreptocócica ha sido desplazada a un segundo lugar y en el momento actual los estafilococos son la principal causa de EI.[1-5] La alta incidencia de *Staphylococcus aureus* se relaciona con el incremento de los pacientes que requieren hemodiálisis crónica, con los pacientes afectados de diabetes mellitus y con la alta prevalencia del uso de dispositivos intravasculares. En algunos países, la prevalencia de usuarios de drogas por vía parenteral (UDVP) también es un factor de riesgo que debe tenerse en cuenta.

La ERAS se divide en EI nosocomial (los síntomas aparecen a partir de las 48 h de ingreso hospitalario o hasta transcurridos los primeros 6 meses después del alta) y EI nosohusial, que es la derivada de cualquier manipulación médica diagnóstica o terapéutica durante los 6 meses previos al diagnóstico, aunque no se haya producido ningún ingreso hospitalario (procedimientos realizados en régimen ambulatorio).[6] En este tipo de EI no hay diferencias entre sexos y los factores de riesgo más frecuentes son la bacteriemia asociada al uso de catéteres venosos (32 %), el recambio valvular previo (12,8 %), la fístula arteriovenosa para hemodiálisis (9 %) y la manipulación urológica (6,4 %). Es de especial importancia destacar la bacteriemia por catéter asociada a *S. aureus* como patógeno principal, que se relaciona con un 75 % de las bacteriemias originadas en vías venosas periféricas, un 14 % en caso de catéteres venosos centrales transitorios y hasta un 40 % con catéteres venosos centrales permanentes. Presentará una complicación hasta el 82 % de los pacientes con ERAS, y por encima del 50 % tendrán más de una de estas complicaciones. Esto ha aumentado el número de ingresos por EI en la UCI, y hasta un 56,4 % de los pacientes presentan indicaciones de cirugía durante la evolución de la EI, aunque sólo llegarán a operarse el 21,8 % debido a la múltiple comorbilidad que presentan.

3 Causas de admisión en la UCI por endocarditis infecciosa

Se dispone de pocos estudios que describan la EI en el marco de los cuidados intensivos. Los trabajos de Karth *et al.*,[7] realizados en varios centros de Viena, y de Mourvillier *et al.*[8] en Francia, han proporcionado estudios de cohortes que facilitan el análisis de esta situación. La incidencia de EI representa un 0,8-3 % de todos los pacientes de la UCI, con una mortalidad muy alta, superior al 50 % en algunas series.[7,9] Más de la mitad de los pacientes ya están diagnosticados de EI a su ingreso en la UCI, mientras que el 45 % se diagnostican durante su estancia en ella. Entre los pacientes con EI conocida, el ingreso en la UCI se debe a una mala evolución de la enfermedad; las tres complicaciones relevantes de la enfermedad más frecuentes son la insuficiencia cardíaca (29-64 %), el *shock* séptico (21-26 %) y el deterioro neurológico (15-40 %). Se requiere ventilación mecánica en un alto porcentaje, hasta un 79 %, de los casos, así como medicación inotrópica y vasopresora (73 %). En la mayoría de los pacientes se diagnostica una EI que afecta a las válvulas izquierdas, y es especialmente frecuente la EI de válvula nativa por *S. aureus* (64-79 %). El 21 % de los enfermos con afectación de válvulas nativas se diagnosticó de EI nosocomial, normalmente atribuida a la inserción de catéteres endovasculares, a heridas quirúrgicas o como resultado de otras medidas invasivas (procedimientos intestinales, intubación orotraqueal, entre otros). En más del 60 % de los pacientes fue necesaria la cirugía. La mortalidad intrahospitalaria descrita es del 54 %, con el *shock* séptico y el *shock* cardiogénico como sus principales causas predisponentes. Los factores independientes predictores de mortalidad son la presencia de *shock* séptico, la insuficiencia renal aguda, las complicaciones neurológicas y el estado de inmunodepresión.[8]

4   Complicaciones de la endocarditis infecciosa: principales indicaciones quirúrgicas

Se estima que cerca del 50 % de los pacientes con EI requiere tratamiento quirúrgico durante su hospitalización, porcentaje que es mayor (más del 60 %) en aquellos que requieren ingreso en la UCI.[7] La afectación es similar en válvulas nativas y válvulas protésicas. La cirugía se considera de emergencia si se realiza durante las primeras 24 h, o urgente si se hace durante los primeros días.

Las tres mayores indicaciones de cirugía temprana son la insuficiencia cardíaca, la infección no controlada y la prevención de episodios embólicos. En los pacientes que se someten a cirugía, la infección persistente y el fallo renal son factores de riesgo independientes de muerte posquirúrgica. La mortalidad pericirugía y la morbididad varían según el agente infeccioso, la extensión de la destrucción de las estructuras cardíacas y la situación hemodinámica del paciente en el momento de la intervención. En el momento actual, la mortalidad global se encuentra en un 5-15 % en los pacientes seleccionados (jóvenes, sin comorbilidad importante, con indicaciones quirúrgicas claras, como insuficiencia cardíaca o absceso perivalvular). Revisiones recientes sobre pacientes con EI ingresados en la UCI que requieren cirugía muestran unas tasas de mortalidad superiores al 45 %, teniendo como factores de riesgo independientes el *shock* séptico o cardiogénico, la embolización en el sistema nervioso central (SNC) y el estado de inmunodepresión.[8]

Los pacientes ingresados en la UCI requieren cirugía de emergencia con mayor frecuencia, y en esta situación, un retraso de la intervención comporta una elevada mortalidad. Tanto es así que se ha descrito que los pacientes con infección no controlada y estancia preoperatoria prolongada presentan una mayor tasa de recurrencias en el postoperatorio temprano: hasta un 27 % de recurrencias tras cirugía de EI con infección no controlada, y regurgitaciones paravalvulares en cirugía de abscesos aórticos (hasta un 57 %).[9-12]

Otra revisión sobre los determinantes de supervivencia en pacientes con endocarditis aórtica determinó que cerca del 60 % de las intervenciones quirúrgicas en la EI se realiza durante la fase aguda, mientras que sólo el 40 % son en la fase de resolución de la infección.[11] Las indicaciones para la cirugía en fase aguda más frecuentes fueron la insuficiencia cardíaca, la sepsis persistente, la presencia de imágenes de vegetación en el ecocardiograma, la embolización periférica y las arritmias. La mortalidad global de esta serie fue del 12,5 %, mientras que en el grupo de infección resuelta fue del 7 % y en el de EI en fase aguda de la infección del 15 %. Los factores predictores independientes de mortalidad fueron una clase funcional de la New York Heart Association (NYHA) alta (clase IV) y la EI sobre válvula protésica. Las recurrencias observadas fueron causadas por estafilococos. Los datos publicados sobre las recurrencias de la EI describen una ausencia de recurrencia en un período determinado y en torno al 83-85 % a los 10 años. La mayoría de los estudios coinciden en estos resultados, así como en la recomendación de indicación quirúrgica agresiva temprana para optimizar los resultados, especialmente en los pacientes con enfermedad no estreptocócica o EI sobre válvula protésica.

Las complicaciones postquirúrgicas más frecuentes son la coagulopatía grave (que ocasiona hemorragias en el postoperatorio o taponamiento cardíaco), la insuficiencia renal aguda (con el consiguiente requerimiento de sistemas de hemofiltración de diferentes modalidades), los accidentes vasculares cerebrales, el síndrome de disfunción sistólica grave, la neumonía y el bloqueo auriculoventricular, que comporta la necesidad de un sistema de electroestimulación cardíaca.[11,12] Tanto la insuficiencia renal aguda como la insuficiencia cardíaca se consideran factores predictores de mortalidad durante la estancia hospitalaria, así como los abscesos, la trombocitopenia, una clase funcional alta de la NYHA y el requerimiento de cirugía de emergencia.[11-16]

La insuficiencia cardíaca es la complicación más habitual de la EI (50-60 % de los pacientes) y también la indicación más frecuente para la cirugía en estos pacientes. Se ha valorado que el tratamiento médico implica una mayor mortalidad que la atención combinada médico-quirúrgica (60 % frente al 29 %),[9] sobre todo en caso de afectación de la válvula aórtica. Para la evaluación de la insuficiencia cardíaca es de especial importancia la ecocardiografía transtorácica (ETT), tanto para el diagnóstico como para el seguimiento, así como la determinación del propéptido natriurético de tipo B (proBNP). Aunque no haya clínica de fallo cardíaco importante, los hallazgos ecocardiográficos de presión telediastólica elevada (cierre prematuro de la válvula mitral) o la presencia de hipertensión pulmonar moderada o grave son indicación de cirugía temprana. La insuficiencia cardíaca moderada o grave es el mayor predictor de mortalidad hospitalaria y a los 6 meses del diagnóstico de EI.

La segunda causa más frecuente (20-40 % de los casos)[16,17] de indicación quirúrgica es una infección no controlada. En este grupo se incluyen la infección persistente, que se define como fiebre que no remite en 5-10 días de tratamiento antibiótico correcto, y la extensión perivalvular (formación de abscesos, seudoaneurismas y fístulas). En el primer caso se recomienda cambiar los catéteres intravenosos y repetir los cultivos y el ecocardiograma u otras técnicas de imagen para descartar focos de infección intracardíaca o extracardíaca, como abscesos esplénicos, vertebrales o renales. Otra causa de fiebre persistente podría ser la infección valvular causada por microorganismos con resistencia múltiple a los antibióticos (*S. aureus* resistente a la cloxacilina o *Enterococcus* spp. resistente a la vancomicina), o por hongos o levaduras. La afectación perianular ha de sospecharse en caso de fiebre persistente o de aparición de un nuevo bloqueo cardíaco, y es la más frecuente en la interfibrosa mitroaórtica, en casos de afectación de prótesis valvular aórtica. En esta situación se recomienda realizar una ecocardiografía transesofágica (ETE) para el diagnóstico y el seguimiento (la sensibilidad de la ETT es inferior al 50 % en estos casos), y suele ser necesaria la intervención quirúrgica.

La prevención de episodios embólicos relacionados con la migración de las vegetaciones cardíacas es otra complicación grave y una indicación de cirugía. El riesgo global de embolización en el transcurso de una EI es alto, pues un 20-50 % de los pacientes la presentará, aunque al menos un 20 % son silentes. El riesgo de nuevos episodios después de iniciar el tratamiento antibiótico permanece elevado durante la primera semana y posteriormente disminuye, sobre todo después de 2 semanas de haber iniciado el tratamiento antibiótico (6-21 %). Por todo ello, debe seleccionarse a los pacientes con alto riesgo de embolización y realizar la cirugía durante la primera semana para obtener los máximos beneficios. En la predicción del riesgo de episodios embólicos el ecocardiograma desempeña un papel fundamental; los pacientes con mayor riesgo son los que presentan imágenes de grandes vegetaciones móviles localizadas en la valva anterior mitral, en especial vegetaciones mayores de 10 mm y en EI causadas por *S. aureus*. El lugar más frecuente de embolización es el SNC (un 40-65 % de las embolizaciones), sobre todo en el territorio de la arteria cerebral media, y el bazo en caso de EI de cavidades izquierdas, mientras que si están afectadas las cavidades derechas los émbolos se dirigirán al pulmón.

Aparte de los tratamientos quirúrgico y antibiótico correctos, se ha investigado el posible efecto beneficioso del tratamiento antitrombótico (trombólisis, anticoagulantes o antiagregantes plaquetarios) para la prevención de embolias en los pacientes con EI, pero en la actualidad no se dispone de suficiente evidencia para recomendarlo durante la fase aguda de la EI por el riesgo de hemorragia intracraneal.[17,18]

5 Actuación durante el postoperatorio

La atención de los pacientes que ingresan en la UCI durante el postoperatorio inmediato de una reparación o sustitución valvular[19] por una EI es muy similar a la realizada durante un postoperatorio de recambio valvular por cualquier otra causa. Es importante mantener el tratamiento antibiótico previo y ajustar su duración al resultado del cultivo de la pieza quirúrgica (válvula nativa, vegetaciones o material protésico). Se procede a protocolos de sedoanalgesia, según la previsión de extubación precoz o no, para la correcta adaptación a la ventilación mecánica. La exploración inicial ha de centrarse en el corazón, los pulmones y la perfusión periférica. La monitorización hemodinámica, con determinación de las presiones arterial pulmonar y capilar, así como la medida del gasto cardíaco y las resistencias, son importantes en relación al ajuste del tratamiento.

Durante las horas iniciales es de principal importancia la revisión constante del débito de los drenajes quirúrgicos (indicativo de sangrado mediastínico), las cifras de presión arterial (valores sistólicos inferiores a 90 mmHg o de presión arterial media inferiores a 60 mmHg normalmente suponen hipovolemia) y la frecuencia cardíaca. La hipovolemia debe tratarse con fluidoterapia y, si no hay respuesta, se recomienda administrar empíricamente cloruro cálcico (500 mg i.v.) y fármacos vasoactivos. En los pacientes que no respondan al tratamiento ha de realizarse un estudio electrocardiográfico y prepararse para un inminente paro cardíaco, e incluso una esternotomía de emergencia en caso de sangrado masivo. Es importante el análisis del ritmo cardíaco y proceder a tratar posibles alteraciones, con cardioversión inmediata en caso de fibrilación ventricular, o bien con estimulación de marcapasos, preferiblemente atrioventricular (modos DDI o DVI, si se dispone de cables auriculares), en caso de bloqueo cardíaco. Para completar el seguimiento inicial debe realizarse una radiografía de tórax a fin de descartar alteraciones en la silueta cardíaca y en el parénquima pulmonar, y comprobar la situación del tubo orotraqueal y de los catéteres vasculares centrales. Es necesario ajustar los diferentes parámetros del respirador según la evolución clínica y los controles gasométricos, así como controlar el débito urinario, la coloración y la perfusión del paciente, y el débito de los drenajes.

<table>
<tr><th colspan="2">Características del paciente</th></tr>
<tr><td colspan="2">– Edad avanzada
– Infección de válvula protésica
– Diabetes mellitus dependiente de insulina
– Otra comorbilidad (afectación renal, pulmonar...)</td></tr>
<tr><th colspan="2">Complicaciones de la propia endocarditis infecciosa</th></tr>
<tr><td colspan="2">– Insuficiencia cardíaca
– Insuficiencia renal
– Embolia en el sistema nervioso central
– *Shock* séptico
– Complicación perianular</td></tr>
</table>

Microorganismo causante
– *Staphylococcus aureus* – Hongos o levaduras – Determinados bacilos gramnegativos
Hallazgos ecocardiográficos
– Complicación perianular – Regurgitación grave en las válvulas izquierdas (mitral o aórtica) – Disfunción protésica grave – Fracción de eyección izquierda disminuida – Hipertensión pulmonar – Cierre mitral prematuro u otros signos de presión diastólica alta – Vegetaciones de gran tamaño

Tabla 1. Factores de mal pronóstico en los pacientes con endocarditis infecciosa.

6 Pronóstico

En caso de requerir ingreso en la UCI, la mortalidad de estos enfermos es mucho mayor. En algunas revisiones,[8,9] la tasa de mortalidad es del 54 %, con un 34 % de las muertes después de la cirugía y el 20 % restante en el grupo tratado farmacológicamente. En el análisis univariado se observó que había relación entre el pronóstico, la leucocitosis superior a $15 \times 10^9/l$ y la presencia de insuficiencia renal aguda; en el análisis multivarido, el único factor de riesgo independiente para la mortalidad fue la insuficiencia renal aguda.

Los cuatro factores principales de mal pronóstico en la EI son: 1) las características basales del paciente (principalmente determinada comorbilidad); 2) la presencia de complicaciones (cardíacas o no cardíacas); 3) el tipo de microorganismo causante de la infección (peor pronóstico en caso de EI por *S. aureus*, bacilos gramnegativos, como las enterobacterias o los no fermentadores, y hongos o levaduras), y 4) los hallazgos ecocardiográficos (véase la tabla 1). Así, un paciente con EI de cavidades izquierdas, insuficiencia cardíaca, complicaciones perianulares o infección por *S. aureus*, tiene un alto riesgo de muerte y requiere cirugía en la fase aguda de la enfermedad.

7 Conclusiones

La EI continúa representando un reto de atención en los pacientes ingresados en la UCI. Es una emergencia médica, y la demora en trasladarlos puede resultar fatal. El objetivo de los intensivistas es salvarles la vida y evitar complicaciones que mermen su calidad de vida. El cambio en los microorganismos causantes, el incremento de la edad y la mejoría del diagnóstico, gracias a las técnicas ecocardiográficas, han modificado su presentación. Aun así, la EI tiene una alta mortalidad. La decisión más controvertida es el momento de la indicación quirúrgica. Las principales indicaciones para la cirugía son la insuficiencia cardíaca, la infección no controlada y las complicaciones embólicas. El postoperatorio es complicado, y con frecuencia se producen fallo renal, *shock* y episodios neurológicos. Estos pacientes deben derivarse temprano a centros de referencia que dispongan de cirugía cardíaca, donde la asistencia por equipos multidisciplinarios con amplia experiencia contribuye a reducir las complicaciones y mejorar la supervivencia.

Agradecimientos

Los autores agradecen al personal de la UPCC del Hospital Universitari Vall d'Hebron su asesoramiento y los comentarios críticos que han contribuido a mejorar este capítulo.

Bibliografía

1. McDonald JR. Acute infective endocarditis. Infect Dis Clin North Am. 2009; 23: 643-64.
2. Gentry CN, McDonald JR. Acute infective endocarditis. En: Rello J, Kollef M, Díaz E, Rodríguez A, editores. Infectious diseases in critical care. 7th ed. Berlín, Heidelberg: Springer; 2007; p. 271-83.
3. Hill EE, Herijgers P, Herregods MC, Peetermans WE. Evolving trends in infective endocarditis. Clin Microbiol Infect. 2006; 12: 5-12.
4. Hoen B, Alla F, Selton-Suty C, Beguinot I, Bouvet A, Briancon S, *et al.* Changing profile of infective endocarditis: results of a 1-year survey in France. JAMA. 2002; 288: 75-81.
5. Haddad SH, Arabi YM, Memish ZA, Al Shimemeri AA. Nosocomial infective endocarditis in critically ill patients: a report of three cases and review of the literature. Int J Infect Dis. 2004; 8: 210-6.
6. Fernández-Hidalgo N, Almirante B, Tornos P, Pigrau C, Sambola A, Igual A, *et al.* Contemporary epidemiology and prognosis of health care-associated infective endocarditis. Clin Infect Dis. 2008; 47: 1287-97.
7. Karth GD, Koreny M, Binder T, Knapp S, Zauner C, Valentin A, *et al.* Complicated infective endocarditis necessitating ICU admission: clinical course and prognosis. Crit Care. 2002; 6: 149-54.
8. Mourvillier B, Trouillet J, Timsit J, Baudot J, Chastre J, Regnier B, *et al.* Infective endocarditis in the intensive care unit: clinical spectrum and prognostic factors in 228 consecutive patients. Intensive Care Med. 2004; 30: 2046-52.
9. Croft CH, Woodward W, Elliott A, Commerford PJ, Barnard CN, Beck W. Analysis of surgical versus medical therapy in active complicated native valve infective endocarditis. Am J Cardiol. 1983; 51: 1650-5.
10. Larbalestier RI, Kinchla NM, Aranki SF, Couper GS, Collins JJ, Cohn LH. Acute bacterial endocarditis. Optimizing surgical results. Circulation. 1992; 86(5 Suppl): II68-74.
11. Aranki SF, Santini F, Adams DH, Rizzo JR, Couper GS, Kinchla NM, *et al.* Aortic valve endocarditis. Determinants of early survival and late morbidity. Circulation. 1994; 90: II175-82.
12. Chu VH, Cabell CH, Benjamin DK Jr, Kuniholm EF, Fowler VG Jr, Engemann J, *et al.* Early predictors of in-hospital death in infective endocarditis. Circulation. 2004; 109: 1745-9.
13. Wallace SM, Walton BI, Kharbanda Rk, Hardy R, Wilson AP, Swanton RH. Mortality from infective endocarditis: clinical predictors of outcome. Heart. 2002; 88: 53-60.
14. Leblebicioglu H, Yilmaz H, Tasova Y, Alp E, Saba R, Caylan R, *et al.* Characteristics and analysis of risk factors for mortality in infective endocarditis. Eur J Epidemiol. 2006; 21: 25-31.
15. Alexiou C, Langley SM, Stafford H, Lowes JA, Livesey SA, Monro JL. Surgery for active culture-positives endocarditis: determinants of early and late outcome. Ann Thorac Surg. 2000; 69: 1448-54.
16. Anguera I, Miró JM, Cabell CH, Abrutyn E, Fowler VG Jr, Hoen B, *et al.* Clinical characteristics and outcome of aortic endocarditis with periannular abscess in the International Collaboration on Endocarditis Merged Database. Am J Cardiol. 2005; 96: 976-81.

17. European Society of Cardiology Guidelines. Guidelines on the prevention, diagnosis, and treatment of infective endocarditis. Eur Heart J. 2009; 30: 2369-413.

18. Tornos P, Almirante B, Mirabet S, Permayer G, Pahissa A, Soler-Soler J. Infective endocarditis due to *Staphylococcus aureus:* deleterious effect of anticoagulant therapy. Arch Intern Med. 1999; 159: 473-5.

19. Bojar RM. Admission to the ICU and monitoring techniques. En: Bojar RM, editor. Manual of perioperative care in adult cardíac surgery. 4th ed. Cambridge: Blackbell Publishing; 2007. p. 217-34.

Capítulo 9

El modelo experimental de la endocarditis infecciosa. Lecciones aprendidas y posibilidades de futuro

J. Gavaldà,[1] C. García de la Mària,[2] J.M. Miró[2]

[1] Servei de Malalties Infeccioses
Hospital Universitari Vall d'Hebron
Universitat Autònoma de Barcelona
Barcelona

[2] Servei de Malalties Infeccioses
Hospital Clínic-IDIBAPS
Universitat de Barcelona
Barcelona

Correspondencia:
Dr. José María Miró
mmmiro@ub.edu

1   Introducción. Los modelos animales

Los modelos animales constituyen una valiosa herramienta para el estudio de las enfermedades infecciosas en general y de la endocarditis infecciosa (EI) en particular. Contribuyen de forma decisiva al conocimiento de su fisiopatología[1-3] y al desarrollo de tratamientos antibióticos para su prevención y tratamiento. Estos modelos nos permiten evaluar la eficacia de nuevos fármacos o de combinaciones de algunos ya conocidos. Se observa una relación transversal entre los resultados obtenidos en los estudios con modelos animales y la posterior aplicación del conocimiento adquirido en el enfermo. Se han descrito numerosos modelos animales que, según su propósito específico, características y valor predictivo, pueden asignarse a diferentes categorías.[4]

Los modelos de selección básicos utilizados en las primeras fases del estudio de un antimicrobiano son los modelos monoparamétricos y *ex vivo*, que permiten la valoración de un único o varios parámetros de una forma fácil y rápida. Los modelos discriminativos son técnicamente más complicados y se diseñan para tener una aproximación lo más real posible al curso de las enfermedades infecciosas en los humanos. Con estos modelos es posible evaluar el potencial efecto terapéutico de los antibióticos, así como diferenciar y delimitar las indicaciones en que serán efectivos en los seres humanos. Sus características principales se recogen en la tabla 1.

Los modelos experimentales presentan una serie de ventajas e inconvenientes que condicionan su desarrollo. Entre las ventajas cabe destacar que los modelos *in vivo* suponen una mayor aproximación a la realidad clínica que los estudios *in vitro*. Son modelos muy

Técnica de infección	Simple
Organismo causante Puerta de entrada Diseminación en el cuerpo	Idénticos o lo más similar posible a la situación en humanos
Afectación de los tejidos Gravedad, curso y duración de la enfermedad	Predecible Reproducible Susceptible de análisis
Sensibilidad a la quimioterapia	Medible y reproducible

Tabla 1. Características de un modelo animal discriminativo ideal.[15]

utilizados en el estudio de la predicción de la eficacia, están bien estandarizados y la comparación de los datos es fiable. Las infecciones son controladas y reproducibles, y en el animal interactúan multitud de variables que influyen en la eficacia del tratamiento. Además, los estudios de eficacia en modelos animales pueden llevarse a cabo con tamaños muestrales relativamente pequeños, con 15-20 animales por grupo de tratamiento.

Entre las limitaciones cabe destacar su laboriosidad, así como la necesidad de instalaciones específicas. Las mayores objeciones a estos modelos son la manera de inducir la infección (que suele ser poco natural, con inóculos en concentraciones altas y administrados de forma fulminante) y la falta de similitud de la farmacocinética de los antibióticos entre los animales empleados y el ser humano.

En este capítulo se describen el modelo de endocarditis experimental (EE) y su aplicación en el estudio de la EI estafilocócica y estreptocócica, y los patógenos más prevalentes.[5] También se comenta, de forma resumida, la aplicación del modelo animal de farmacocinética humanizada a la EE como medio para superar uno de sus mayores inconvenientes. En el apartado final se comentan los resultados de los estudios experimentales con nuevos fármacos o con combinaciones de ellos más destacables en la bibliografía reciente.

2 Modelo de endocarditis experimental

2.1 *Modelo animal de endocarditis experimental aórtica*

El modelo experimental de endocarditis aórtica es discriminativo y principalmente se lleva a cabo en conejos o ratas.

2.1.1 *Modelo en conejo*

En la actualidad se utiliza una modificación de la técnica descrita por Garrison y Freedman en 1970.[6] El procedimiento consiste en provocar una endocarditis trombótica no bacteriana al lesionar la válvula aórtica con un catéter, con la posterior colonización e infección de la vegetación. Los animales son anestesiados y por la arteria carótida derecha se les inserta un catéter de polietileno estéril, a través de una pequeña incisión, hasta emplazarlo en el ventrículo izquierdo.[6] El catéter se deja instalado durante todo el procedimiento. A continuación, se cateteriza la vena yugular derecha para poder administrar los antibióticos. A las 24-48 h del cateterismo se inocula la cepa bacteriana por la vena periférica de la oreja para provocar las vegetaciones en la válvula aórtica. Transcurridas 16-48 h se obtiene una muestra de sangre, para asegurar la presencia de endocarditis, y se administra tratamiento durante 2 días.[7] Los animales se sacrifican (con una sobredosis de pentobarbital sódico) cuando han transcurrido seis vidas medias del antibiótico, una vez finalizada la infusión. A continuación se efectúa la autopsia del animal y se disecan asépticamente las vegetaciones de la válvula aórtica, que se cultivan tal como se explica a continuación.

2.1.1.1　Cultivo de tejidos

En los modelos experimentales en animales, el resultado del cultivo de los tejidos infectados es el parámetro más importante para valorar la eficacia del tratamiento antibiótico.[7] Puede realizarse de forma cualitativa (presencia o no de crecimiento) o cuantitativa (se determina el número de unidades formadoras de colonias [UFC] por gramo de tejido). El tejido objeto de estudio se extrae, pesa y homogeneiza en un medio líquido con un volumen conocido (2 ml de caldo de tripticasa-soja). Se efectúan diluciones y se siembran en placas de agar apropiadas según el microorganismo. Tras la incubación se hace el recuento de las UFC y se calcula el número de bacterias por gramo de tejido.[8] El resto del homogeneizado se cultiva para poder detectar el crecimiento bacteriano, en caso de que el número de UFC/g de tejido sea inferior a 10^2 UFC/ml, que se define como el límite de detección de esta técnica (se le asigna el número 2). En caso de que ambos cultivos sean negativos, se asume que la vegetación se ha esterilizado durante el tratamiento y se le asigna el número 0.

2.1.1.2　Análisis de los datos

Los resultados de los grupos de tratamiento objeto del estudio pueden expresarse como medianas e intervalo de los intercuartiles 25 y 75, o bien como medias y desviación estándar. El test de Fisher se utiliza para comparar los porcentajes de vegetaciones estériles y evaluar las posibles diferencias; la *t* de Student para comparar medias y el test no paramétrico de Mann-Whitney para comparar medianas se aplican en el estudio de las posibles diferencias en las reducciones de las densidades bacterianas en las vegetaciones ($\log_{10}$ UFC/g vegetación).[7]

2.1.2　Modelo en rata

El modelo de EE en rata fue descrito por Santoro y Levison en 1978.[9] El procedimiento se lleva a cabo de igual modo que en el modelo en conejo. El inóculo y la extracción de sangre se realizan por la vena y la arteria central de la cola, respectivamente. La infección en las vegetaciones de las válvulas lesionadas alcanza una densidad menor, del orden de 10^6 UFC/g, que en el modelo en conejo, en el cual se logra una densidad de 10^9 UFC/g (más próxima a la observada en las vegetaciones en los humanos). Este hecho puede suponer una dificultad para detectar la presencia de subpoblaciones resistentes al tratamiento en el modelo en rata.[10]

2.2   Estudios de farmacocinética

La eficacia *in vivo* de un antimicrobiano se ve afectada por su farmacocinética y su farmacodinamia. Por ello, antes de iniciar los estudios *in vivo* ha de llevarse a cabo el estudio farmacocinético de los antimicrobianos que se vaya a estudiar. Hay que tener en cuenta que los animales de menor tamaño (conejo, cobaya, rata, ratón) tienen tasas metabólicas más altas y eliminan los fármacos más rápido que el ser humano. Así, los fármacos se administran a los animales a una dosis mayor para que alcancen unas concentraciones séricas similares a las obtenidas en los humanos, ya que sus vidas medias son más cortas. Esta diferencia en los perfiles farmacocinéticos es una de las mayores limitaciones de los modelos animales. Para solventar este problema se han diseñado diferentes modelos farmacocinéticos.

2.2.1   Modelo de farmacocinética humanizada

El modelo de farmacocinética humanizada aquí descrito se basa en la administración al animal de dosis decrecientes de antibiótico, por vía intravenosa, mediante una bomba de infusión controlada por ordenador que permite simular en el animal el perfil sérico del antibiótico en los humanos.[11] Para poder aplicar este modelo matemático, primero deben estudiarse los principales parámetros farmacocinéticos del antibiótico en los animales. En un segundo paso se aplica el modelo matemático que nos permite conocer las dosis que debemos administrar a los animales en cada período de tiempo, para pasar de un perfil farmacocinético animal a uno humanizado. Por último, se lleva a cabo el estudio de la farmacocinética humanizada en los animales para comprobar que la aproximación es correcta. Este sistema permite infundir diferentes volúmenes en intervalos de tiempo concretos, así como repetir la secuencia tantas veces como se desee. Por tanto, si se considera una secuencia como la administración de una dosis de un antimicrobiano en los humanos, puede administrarse al animal un tratamiento que simule al máximo la administración en éstos.[11]

2.3   Modelo in vitro de endocarditis experimental

Descrito inicialmente por Garrison *et al.*,[12] se trata de un modelo farmacodinámico monocompartimental en el cual puede simularse un proceso infeccioso por medio de un compartimento central y otro periférico, por los que fluye el medio de cultivo renovando el líquido de los compartimentos y eliminando los residuos. McGrath *et al.*[13] modificaron el modelo, de tal manera que permite simular el proceso de infección de la endocarditis al sustituir el compartimento periférico por unos coágulos de fibrina suspendidos de monofilamentos que simulan las vegetaciones valvulares. Los antibióticos se administra por inyección en bolo

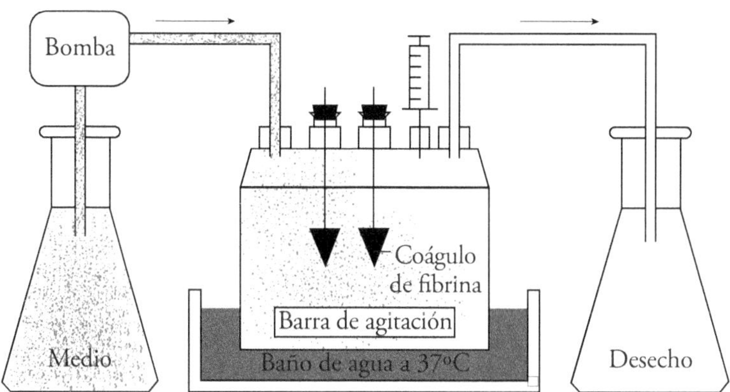

Figura 1. Modelo de endocarditis in vivo.[13]

o mediante bombas de infusión (modelo de farmacocinética humanizada) en el compartimento central, donde por agitación se mezcla constantemente el medio. Todo el aparato se suspende en un baño de agua que se mantiene a 37 ºC (véase la figura 1).

3   Aplicaciones de los modelos experimentales

3.1   *Lecciones aprendidas del modelo animal en la patogenia de la endocarditis infecciosa*

Los estudios realizados con los modelos experimentales en animales han aportado información y conocimiento sobre el desarrollo natural de la EI, así como sobre los mecanismos de patogenicidad que presentan los microorganismos. En el elegante estudio de Overholser *et al.*,[14] realizado en 1989, se produjo en las ratas una infección periodontal mediante ligadura de los dos primeros molares del maxilar y dieta rica en sacarosa. Posteriormente se utilizó un catéter transaórtico para inducir las vegetaciones estériles de la válvula aórtica y 24 h más tarde se extrajeron los molares. Los autores observaron que en las ratas con infección periodontal, inducida durante 10 y 14 semanas, las extracciones tenían como resultado una incidencia de endocarditis bacteriana del 24 y el 50 %, respectivamente. Los patógenos más prevalentes fueron los estreptococos del grupo *viridans*. Resulta interesante destacar que en este modelo de EE la bacteriemia se origina a partir de la flora oral del propio animal y no con un inóculo bacteriano externo. Este modelo se ha utilizado de forma efectiva para evaluar la eficacia de las pautas de profilaxis antibiótica en la prevención de la EI, tras las extracciones dentales en infecciones periodontales.

Recientemente se ha publicado un estudio[15] que tuvo como objetivo evaluar la infectividad en los animales al reproducir una bacteriemia de baja intensidad (10^3 UFC/ml), pero de mayor duración, en comparación con el tradicional inóculo único y de alta concentración (10^6 UFC/ml). Los resultados demuestran que no es necesaria una bacteriemia de mayor intensidad y apoyan la hipótesis de que la exposición acumulada a bacteriemias de bajo grado representa un mayor riesgo para contraer EI en el ser humano.

A pesar de que las EI causadas por *Streptococcus* spp. y *Staphylococcus aureus* comparten el lugar de infección primaria, su patogénesis y evolución clínica presentan importantes diferencias.[16] Mientras que los estreptococos se adhieren a las válvulas cardíacas con una lesión endotelial preexistente, *S. aureus* puede colonizar tanto las válvulas dañadas como las ilesas. Estas interacciones están mediadas por diferentes adhesinas de superficie. Los estreptococos producen glucanos, adhesinas de la matriz extracelular, como por ejemplo proteínas que se unen a la fibronectina (FimA) y factores agregantes de plaquetas (antígenos de fase I y fase II, *pblA*, *pblB* y *pblT*), todos ellos implicados en el proceso de patogénesis. *S. aureus* produce proteínas de unión al fibrinógeno (ClfA) y a la fibrinonectina (FnBPA y FnBPB), así como factores de agregación plaquetaria, que median en los procesos de colonización e invasión del tejido valvular. Tras la colonización, las bacterias promueven la formación y maduración de las vegetaciones al desencadenar la actividad procoagulante local. La vegetación resultante, a su vez, protege a las bacterias de los mecanismos de defensa del huésped. Las plaquetas contribuyen al crecimiento de la vegetación, pero también liberan péptidos con actividad bactericida que pueden inhibir o matar a las bacterias.[16] Si se trata de *S. aureus*, después de la colonización valvular tiene lugar la invasión tisular, estrechamente asociada a la expresión de adhesinas de la superficie y de factores de secreción (como enzimas o toxinas) que están fuertemente regulados por los genes *agr* y *sar*. La expresión discordante de estos factores de virulencia (p. ej., manifestada por una secreción excesiva de a-hemolisinas) puede ser determinante para la supervivencia de la bacteria.

3.2 Lecciones aprendidas del modelo animal para el tratamiento de la endocarditis infecciosa

A partir de los resultados obtenidos en los estudios con los modelos experimentales se han ido estableciendo unos principios generales de tratamiento de la endocarditis infecciosa:

- El uso de antibióticos con actividad bactericida, solos o en combinación, para lograr la esterilización de las vegetaciones.

- La concentración bacteriana en el seno de la vegetación madura es muy alta ($>10^8$ UFC/g). Además, la actividad metabólica de las bacterias en el interior de la vegetación está disminuida (fase estacional del crecimiento) respecto a las bacterias que se sitúan sobre su superficie (fase exponencial del crecimiento).

- En un estudio ya clásico, Cremieux *et al.*[17] demostraron que la penetración de los antibióticos en el seno de la vegetación varía en función del fármaco.

Estos factores explican en parte la menor sensibilidad bacteriana *in vivo* a muchos antimicrobianos y, por tanto, que la duración del tratamiento de la EI debe ser más prolongada que en otras infecciones.

3.2.1 Endocarditis causadas por estafilococos

3.2.1.1 Fosfomicina en combinación con betalactámicos

La combinación de fosfomicina con diferentes betalactámicos se ha mostrado eficaz, tanto en estudios *in vitro* como *in vivo*, para el tratamiento de las infecciones por *S. aureus*, sensibles (SASM) o resistentes (SARM) a la meticilina.[18-21] Asimismo, con la combinación de fosfomicina con otros antibióticos no betalactámicos, como linezolid (combinación bacteriostática), quinupristina-dalfopristina (combinación bactericida) o moxifloxacino, se han publicado datos sobre la sinergia observada frente a aislamientos de *Staphylococcus epidermidis* y *S. aureus*, incluidas una cepa SARM y otra con sensibilidad disminuida a los glucopéptidos (GISA).[22]

Utilizando el modelo en conejos con farmacocinética humanizada[23,24] se ha demostrado la eficacia de la combinación de fosfomicina con betalactámicos (sobre todo con ceftriaxona e imipenem) para el tratamiento de la EE por SARM. Esta combinación fue más efectiva que la monoterapia con vancomicina en el tratamiento de la EE por SARM (con una concentración mínima inhibitoria [CMI] de vancomicina de 2 µg/ml) o GISA.[23,24] En un buen ejemplo de traslación, estos resultados llevaron a la elaboración de un ensayo clínico del cual ya se han presentado los resultados preliminares de nueve pacientes con EI por SARM en quienes había fracasado la vancomicina y se demostró la eficacia y la seguridad de esta combinación.[25]

3.2.1.2 Quinupristina-dalfopristina

En el modelo de EE, la asociación quinupristina-dalfopristina se ha mostrado igual de eficaz que la vancomicina para esterilizar las vegetaciones producidas por cepas de SARM sensibles o que mostraban resistencia inducible *in vitro* a las estreptograminas de tipo B.[26,27] En el caso de cepas con resistencia constitutiva, la combinación no se mostró eficaz, lo que se atribuyó inicialmente a la diferente vida media de ambos componentes y a su distinta penetración en el interior de las vegetaciones.[27] Al cambiar la posología tampoco mejoraron los resultados.[28] En combinación con betalactámicos[28] o con vancomicina[29], quinupristina-dalfopristina resultó más efectiva que los antibióticos en monoterapia. También se ha comunicado su sinergia con la rifampicina para cepas de SARM sensibles a estos antimicrobianos o resistentes a la dalfopristina.[30]

3.2.1.3 Linezolid

El linezolid ha demostrado eficacia en los modelos de EE causados por cepas de SASM[31] o SARM[32] en que los animales se trataron con dosis de 25, 50 y 75 mg/kg/día, por vía oral, en comparación con vancomicina en dosis de 25 mg/kg/día. Se observó que el porcentaje de esterilización de las vegetaciones conseguido con las dosis de 50 y 75 mg/kg/día de linezolid y de 25 mg/kg/día de vancomicina era similar.[32] En otro estudio se compararon los resultados de tratar a los animales con diferentes pautas de vancomicina o linezolid,[33] y se halló que el linezolid administrado de forma intermitente tenía efecto bacteriostático, mientras que la infusión continua mostraba efecto bactericida. El mismo grupo ha publicado resultados sobre la sinergia obtenida con la combinación de linezolid más imipenem en el modelo de EE por SARM.[34] El incremento de la dosis de linezolid a 600 mg/8 h por vía i.v. durante los primeros 2 días puede mejorar su actividad antibacteriana. En un estudio que evaluó la actividad de dos pautas de linezolid frente a vancomicina, utilizando un sistema de farmacocinética humanizada en los modelos de EE por SARM y GISA, a las 48 h de tratamiento la actividad de linezolid, simulando la administración de 600 mg/12 h i.v., fue inferior a la de la vancomicina simulando la administración de 1 g/12 h i.v. Sin embargo, la actividad del linezolid mejoró de forma importante y fue similar a la de la vancomicina cuando se administraron 600 mg/8 h i.v. durante las primeras 48 h de tratamiento.[35] En cualquier caso, ha de tenerse en cuenta que el linezolid es un antibiótico bacteriostático, con un perfil de seguridad que hace poco aconsejables los tratamientos prolongados, y del cual existe poca experiencia en la endocarditis por SARM, por lo que no se recomienda su uso clínico.

3.2.1.4 Daptomicina

La daptomicina tiene una rápida actividad bactericida frente a los estafilococos en general y frente a *S. aureus* en particular. Diversos estudios han evaluado su eficacia *in vivo* en la EE estafilocócica, utilizándola en monoterapia[36,37] o asociada a otros antimicrobianos.[38,39] Al comparar la daptomicina (8 mg/kg/8 h), la teicoplanina (12,5 mg/kg/12 h o 40 mg/kg/12 h) y la vancomicina (17,5 mg/kg/6 h) utilizando una cepa de SASM y otra de SARM,[36] se observó que la daptomicina fue igualmente eficaz que la teicoplanina en dosis altas y superior a la teicoplanina en dosis bajas y a la vancomicina. En un modelo de farmacocinética humanizada[37] se ha estudiado la eficacia de la daptomicina (6 mg/kg/día) en comparación con dos pautas de vancomicina (la dosis recomendada [30 mg/kg/d] o una dosis mayor [60 mg/kg/d para alcanzar un área bajo la curva/CMI >350]) frente a una cepa de SARM (CMI de vancomicina 2 µg/ml) y una cepa de GISA. El estudio mostró que la pauta de daptomicina fue más efectiva que las dos de vancomicina en el tratamiento de las vegetaciones infectadas con la cepa GISA. Con dosis más altas de daptomicina (equivalentes a 10 mg/kg/día en los humanos) se observó eficacia frente a las cepas con CMI de daptomicina de 2 µg/ml.[40] En la actualidad está aprobado el uso de daptomicina para el tratamiento de la endocarditis derecha por *S. aureus* (tanto sensible como resistente a la meticilina). Sin embargo, su actividad en la endocarditis izquierda, en particular la causada por SARM, es muy pobre, por lo que han de realizarse más estudios clínicos para establecer qué dosis de daptomicina (≥ 10 mg/kg) o que combinaciones sinérgicas de antibióticos podrían recomendarse para su tratamiento.

En varios trabajos se ha establecido la eficacia de la daptomicina en combinación con otros antimicrobianos. La eficacia de la adición de rifampicina se ha evaluado en dos estudios.[38,39] El primero comparó la daptomicina frente a la vancomicina, tanto en monoterapia como asociadas a rifampicina, frente a SARM en un modelo de EE en ratas.[38] Según sus resultados, la daptomicina (40 mg/kg) fue significativamente más eficaz que la vancomicina (150 mg/kg), y asociada a la rifampicina fue más eficaz que cuando se utilizó en monoterapia. En el otro estudio, en conejos,[39] al comparar la eficacia de la daptomicina sola o en combinación con gentamicina o rifampicina para una cepa de SARM se observó que ninguno de los dos esquemas superaba la eficacia de la daptomicina en monoterapia, pero que la asociación con gentamicina era superior que con rifampicina. También se ha utilizado el modelo experimental para estudiar la eficacia de la adición de oxacilina a la daptomicina frente a cepas de SARM que presentaban resistencia a la daptomicina, y la combinación resultó más activa que la daptomicina en monoterapia.[41]

La daptomicina también se ha mostrado eficaz al administrarse en monoterapia en un modelo experimental frente a cepas de *S. epidermidis* resistentes a la oxacilina y con sensibilidad disminuida a los glucopéptidos.[42]

3.2.1.5   Telavancina

Un reciente estudio ha evaluado la eficacia de la telavancina en un modelo de farmacocinética humanizada para el tratamiento de la EE en conejos infectados con dos cepas diferentes de GISA.[7] Aunque esterilizó más vegetaciones y redujo la densidad de bacterias en las vegetaciones, del orden de 2 log más que la vancomicina, las diferencias no fueron significativas. En un estudio anterior[43] los resultados mostraron que frente a SARM no hubo diferencias estadísticamente significativas en comparación con la vancomicina, mientras que frente a GISA la telavancina fue significativamente más activa que la vancomicina.

3.2.1.6   Nuevos fármacos

Las cefalosporinas con actividad frente a la PBP2a, como la ceftarolina,[44,45] el ceftobiprol[46-48] y BMS-247243,[49] son unos nuevos antimicrobianos de amplio espectro. Todas ellas han mostrado eficacia en modelos de EE por SARM[45,47,48] y GISA.[44,46] Otros fármacos que se han evaluado en modelos animales de EE por SARM incluyen nuevos glucopéptidos, como la dalvabancina,[50] la oritavancina[51] y evernimicina;[52] nuevas quinolonas, como el garenoxacino (BMS-284756);[53] nuevos carbapenemes parenterales, como CP5609,[54] y oxazolidinonas de segunda generación, como PNU-288034.[55]

3.2.2   Endocarditis causadas por estreptococos

3.2.2.1   Estreptococos del grupo *viridans*

La aparición de estreptococos del grupo *viridans* que presentan resistencia a la penicilina y a otros antibióticos supone una dificultad para el tratamiento de la EI. Aunque no hay acuerdo unánime para su tratamiento, la American Heart Association recomienda utilizar las mismas pautas que en la EI causada por enterococos, pero hay poca información clínica sobre su eficacia. A este respecto, se realizó un estudio[56] que tenía como fin evaluar la eficacia de la penicilina, la ceftriaxona y la vancomicina en monoterapia o asociadas a gentamicina en el modelo de EE causada por una cepa de *Streptococcus mitis* resistente a la penicilina. Los resultados pusieron de manifiesto la eficacia de la ceftriaxona y la vancomicina en monoterapia. La adición de gentamicina supuso un efecto sinérgico con los tres antibióticos, mejorando su actividad. De todos los esquemas evaluados, la combinación más eficaz fue la de vancomicina con gentamicina.

En los últimos años se han publicado pocos trabajos sobre la eficacia de nuevos antimicrobianos en el tratamiento de la EE por estreptococos del grupo *viridans*. Se ha estudiado la eficacia de diversas quinolonas, como garenoxacino o levofloxacino, y los resultados han sido dispares.[53,57]

3.2.2.2   Endocarditis causadas por enterococos

El tratamiento de los pacientes con endocarditis enterocócica causada por cepas con alta resistencia a los aminoglucósidos suponía un grave problema hasta que se demostró la eficacia de la combinación de dos betalactámicos, ampicilina y ceftriaxona, en el tratamiento de estos casos. Se trata de un magnífico ejemplo de efecto de traslación: desde la investigación básica en el laboratorio, pasando por la fase intermedia con el estudio en modelos animales, hasta la aplicación en el paciente. En la segunda mitad de la década de 1990 se comunicó la existencia de sinergia *in vitro* entre la ampicilina y la cefotaxima[58,59] o la ceftriaxona[60] frente a cepas de *Enterococcus faecalis* con resistencia de alto grado a los aminoglucósidos. A continuación se realizaron los estudios *in vivo* que confirmaron la eficacia de la terapia combinada en las cepas con alta resistencia[59,60] y en las sensibles a los aminoglucósidos.[61] En el año 2007 se publicaron los resultados del primer estudio abierto observacional en pacientes con EI por *E. faecalis*, con y sin alta resistencia a los aminoglucósidos, tratados con esta combinación, que permitían concluir que es eficaz y podría constituir la pauta de elección para las endocarditis por *E. faecalis* con alta resistencia a los aminoglucósidos, y ser una alternativa válida en cualquier paciente con riesgo elevado de nefrotoxicidad.[62] Para las infecciones por *Enterococcus* spp. que presentan resistencia a los glucopéptidos, el tratamiento óptimo aún no está establecido.

La tigeciclina, una nueva glicilciclina, se ha mostrado eficaz en el tratamiento en monoterapia de la EE en rata[63] y en conejo,[64] y en combinación con daptomicina.[65]

La actividad de la daptomicina en monoterapia se valoró en un estudio[66] en comparación con amoxicilina, vancomicina o teicoplanina frente a cepas sensibles o resistentes a los glucopéptidos. La daptomicina mostró una actividad similar a la de la amoxicilina y la vancomicina, pero fue superior a la teicoplanina frente a las cepas sensibles y la pauta más activa frente a la cepa resistente a la vancomicina.

El estudio comparativo de quinupristina-dalfopristina en monoterapia o combinada con gentamicina, teicoplanina, imipenem o levofloxacino, frente a una cepa de *E. faecium* multirresistente, reveló que la pauta más efectiva era la combinación de quinupristina-dalfopristina con imipenem o levofloxacino.[67]

El linezolid en monoterapia no se mostró activo frente a una cepa de *E. faecium* resistente a los glucopéptidos.[68] La oritavancina, un nuevo lipoglucopéptido, sí ha resultado eficaz en monoterapia[69] y en combinación con gentamicina[70] frente a cepas resistentes a los glucopéptidos, con una discreta actividad en forma de descensos moderados en la densidad de bacterias en las vegetaciones.

4 Conclusiones

Los modelos animales de experimentación han demostrado su eficacia, contribuyendo al conocimiento de las infecciones y de los factores que influyen en su tratamiento. El desarrollo de estos modelos permite probar diferentes estrategias terapéuticas y conocer los factores determinantes del éxito o del fracaso terapéutico. En concreto, el modelo animal de EI ha permitido conocer aspectos decisivos sobre la fisiopatología, la profilaxis y el tratamiento de esta enfermedad. En este capítulo se ha detallado la metodología de los principales modelos de EI (modelo animal en rata y conejo, y modelo *in vitro*). También se han revisado, en la bibliografía reciente, los avances en el tratamiento de las endocarditis estafilocócicas (*S. aureus* y estafilococos coagulasa negativos) y estreptocócicas (estreptococos del grupo *viridans* y enterococos). Y se han comentado los estudios sobre nuevos antibióticos en monoterapia o en combinación que están siendo evaluados en diferentes fases, de los cuales algunos pueden llegar a convertirse en opciones viables para el tratamiento de las EI producidas por microorganismos multirresistentes.

Bibliografía

1. Clawson CC, White JG. Platelet interaction with bacteria. I. Reaction phases and effects of inhibitors. Am J Pathol. 1971; 82: 367-80.
2. Kurpiewski GE, Forrester LE, Campbell BJ, Barret JT. Platelet aggregation by *Streptococcus pyogenes*. Infect Immun. 1983; 39: 704-8.
3. Sullam PM, Valone FH, Mills J. Mechanisms of platelet aggregation by viridans group streptococci. Infect Immun. 1987; 55: 1743-50.
4. Zak O, Sande M, editores. Handbook of animal models of infection. London (UK): Academic Press; 1999.
5. Fowler VG Jr, Miró JM, Hoen B, Cabell CH, Abrutyn E, Rubinstein E, *et al. Staphylococcus aureus* endocarditis: a consequence of medical progress. JAMA. 2005; 293: 3012-21.
6. Garrison PK, Freedman LB. Experimental endocarditis I. Staphylococcal endocarditis in rabbits resulting from placement of a polyethylene catheter in the right side of the heart. Yale J Biol Med. 1970; 42: 394-410.
7. Miró JM, García-de-la-Mària C, Armero Y, De-Lazzari E, Soy D, Moreno A, *et al.* Efficacy of telavancin in the treatment of experimental endocarditis due to glycopeptide-intermediate *Staphylococcus aureus.* Antimicrob Agents Chemother. 2007; 51: 2373-7.
8. Miró JM, Gatell JM, editores. Modelos experimentales en patología infecciosa. Fundación Dr. Antonio Esteve. Barcelona: Doyma; 2000.
9. Santoro J, Levison ME. Rat model of experimental endocarditis. Infect Immun. 1978; 19: 915-8.
10. Héraïef E, Glauser MP, Freedman LR. Natural history of aortic valve endocarditis in rats. Infect Inmun. 1982; 37: 127-31.
11. Gavaldà J, Cardona PJ, Almirante B, Capdevila JA, Laguarda M, Pou L, *et al.* Treatment of experimental endocaditis due to *Enteroccus faecalis* using once-daily dosing regimen of gentamicin plus simulated profiles of ampicillin in human serum. Antimicrob Agents Chemother. 1996; 40: 173-8.
12. Garrison MW, Vance-Bryan K, Larson T, Toscano JP, Rotschafer J. Assessment of effects of protein binding on daptomycin and vancomycin killing of *Staphylococcus aureus* by using an in vitro pharmacodynamic model. Antimicrob Agents Chemother. 1990; 34: 1925-31.
13. McGrath B, Kang SL, Kaatz GW, Rybak M. Bactericidal activities of teicoplanin, vancomycin, and gentamicin alone and in combination against *Staphylococcus aureus* in an in vitro pharmacodynamic model of endocarditis. Antimicrob Agents Chemother. 1994; 38: 2034-40.
14. Overholser CD, Moreillon P, Glauser MP. Experimental endocarditis following dental extractions in rats with periodontitis. J Oral Maxillofac Surg. 1989; 46: 857-61.
15. Veloso TR, Amiguet M, Rousson V, Giddey M, Vouillamonz J, Moreillon P, *et al.* Induction of experimental endocarditis by continuous low-grade bacteremia mimicking spontaneous bacteremia in human. Infect Inmun. 2011; Feb 14 [Epub ahead of print].

16. Moreillon P, Que YA, Bayer AS. Pathogenesis of streptococcal and staphylococcal endocarditis. Infect Dis Clin North Am. 2002; 16: 297-318.

17. Cremieux AC, Maziere B, Vallois JM, Ottaviani M, Azncot A, Raffool H. Evaluation of antibiotic diffusion into cardiac vegetations by quantitative autoradiography. J Infect Dis. 1989; 159: 938-44.

18. Alvarez S, Jones M, Berk S. In vitro activity of fosfomycin, alone and in combination, against methicillin resistant *Staphylococcus aureus*. Antimicrob Agents Chemother. 1985; 28: 689-90.

19. Utsui Y, Ohya S, Magaribuchi T, Tajima M, Yokota T. Antibacterial activity of cefmetazol alone and in combination with fosfomycin against methicillin and cephem resistant *Staphylococcus aureus*. Antimicrob Agents Chemother. 1986; 30: 917-22.

20. Portier H, Kazmierczak A, Lucht F, Tremeaux JC, Chavanet P, Duez JM. Cefotaxime in combination with other antibiotics for the treatment of severe methicillin resistant *Staphylococcus aureus* infections. Infection. 1985; 13(Suppl 1): 123-8.

21. Sieradzki K, Tomasz A. Supression of b lactam antibiotic resistance in a methicillin resistant *Staphylococcus aureus* through synergic action of early cell wall inhibitors and some other antibiotics. J Antimicrob Chemother. 1997; 39(Suppl A): 47-51.

22. Grif K, Dierich MP, Pfaller K, Miglioli PA, Allerberger F. In vitro activity of fosfomycin in combination with various antistaphylococcal substances. J Antimicrob Chemother. 2001; 48: 209-17.

23. Miró JM, Marco F, García C, Gavaldá J, Del Río A, Dern E, *et al.* Efficacy of fosfomicin (Fos) plus imipenem (I) combination in the treatment of experimental endocarditis (EE) due to methicillin-resistant *Staphylococcus aureus* (MRSA). 39th Interscience Conference on Antimicrobial Agents and Chemotherapy (ICAAC). San Diego, USA; 1999. Abst. 1015.

24. Marco F, Miró JM, Del Río A, García C, Gavaldá J, Dern E, *et al.* Efficacy of fosfomycin (Fos) plus imipenem (Imi) or ceftriaxone (Cro) combination in the treatment of experimental endocarditis (EE) due to methicillin-resistant Staphylococcus aureus (MRSA). 40th Interscience Conference on Antimicrobial Agents and Chemotherapy (ICAAC). Toronto, Ontario, Canada; 2000. Abst. 1009.

25. Miró JM, Del Río A, Moreno A, Peña C, Cervera C, Soy D, *et al.* Efficacy and safety of fosfomycin (F) plus imipenem (I) for the treatment of methicillin-resistant *Staphylococcus aureus* (MRSA) native valve endocarditis (NVE): preliminary results of a clinical trial. 48th Interscience Conference on Antimicrobial Agents and Chemotherapy (ICAAC). Washington, DC, USA; 2008. Abst. L-1523.

26. Fantin B, Leclercq R, Merlé Y, Saint-Julien L, Veyrat C, Duval J, *et al.* Critical influence of resistance to streptogramine B-type antibiotics on activity of RP 59500 (quinupristin-dalfopristin) in experimental endocarditis due to Staphylococcus aureus. Antimicrob Agents Chemother. 1995; 39: 400-5.

27. Entenza JM, Drugeon H. Glauser MP, Moreillon P. Treatment of experimental endocarditis due to erythromycin-susceptible or -resistant methicillin resistant *Staphylococcus aureus* with RP 59500. Antimicrob Agents Chemother. 1995; 39: 1419-24.

28. Vouillamoz J, Entenza JM, Féger C, Glauser MP, Moreillon P. Quinupristin/ dalfopristin combined with b-lactams for treatment of experimental endocarditis due to *Staphylococcus aureus* constitutively resistant to macrolide-lincosamine streptogramin B antibiotics. Antimicrob Agents Chemother. 2000; 44: 1789-95.

29. Pavie J, Lefort A, Zarrouk V, Chau F, Garry L, Leclercq R, *et al.* Efficacies of quinupristin-dalfopristin combined with vancomycin in vitro and in experimental endocarditis due to methicillin-resistant *Staphylococcus aureus* in relation to cross-resistance to macrolides, lincosamides, and streptogramin B-type antibiotics. Antimicrob Agents Chemother. 2002; 46: 3061-4.

30. Zarrouck V, Bozdogan B, Leclercq R, Garry L, Feger C, Carbon C, *et al.* Activities of the combination of quinupristin-dalfopristin with rifampin in vitro and in experimental endocarditis due to *Staphylococcus aureus* strains with various phenotypes of resistance to macrolide-lincosamine-streptogramin antibiotics. Antimicrob Agents Chemother. 2001; 45: 1244-8.

31. Oramas-Shirey MP, Buchana L, Dileto-Fang Ch, Dailey CF, Ford CW, Gibson JK. Efficacy of linezolid in a staphylococcal endocarditis rabbit model. J Antimicrob Chemother. 2001; 47: 349-52.

32. Dailey C, Dileto-Fang CH, Buchanan L, Oramas-Shirey MP, Batts DH, Ford CW, *et al.* Efficacy of linezolid in treatment of experimental endocarditis caused by methicillin resistant Staphylococcus aureus. Antimicrob Agents Chemother. 2001; 45: 2304-8.

33. Jacqueline C, Batard E, Pérez L, Boutoille D, Hamel A, Caillon J, *et al.* In vivo efficacy of continuous infusion versus intermittent dosing of linezolid compared to vancomycin in a methicillin-resistant *Staphylococcus aureus* rabbit endocarditis model. Antimicrob Agents Chemother. 2002; 46: 3706-11.

34. Jacqueline C, Navas D, Batard E, Miegeville AF, Le Mabecque V, Kergueris MF, *et al.* In vitro and in vivo synergistic activities of linezolid combined with subinhibitory concentrations of imipenem against methicillin-resistant *Staphylococcus aureus*. Antimicrob Agents Chemother. 2005; 49: 45-51.

35. Jiménez-Alzate MP, Armero Y, Miró JM, Marco F, García de la Maria C, Díaz E, *et al.* Efficacy of linezolid in the treatment of experimental endocardits due to methicillin resistant (MRSA) or glycopeptide intermediate resistant (GISA) *Staphylococcus aureus*. 43th Interscience Conference on Antimicrobial Agents and Chemotherapy (ICAAC). Chicago, IL; 2003. Abst. B-136.

36. Kaatz GW, Seo SM, Reddy VN, Bailey EM, Rybak MJ. Daptomycin compared with teicoplanin and vancomycin for therapy of experimental *Staphylococcus aureus* endocarditis. Antimicrob Agents Chemother. 1990; 34: 2081-5.

37. Marco F, De la Mària CG, Armero Y, Amat E, Soy D, Moreno A, *et al.* Daptomycin is effective in treatment of experimental endocarditis due to methicillin-resistant and glycopeptide-intermediate *Staphylococcus aureus*. Antimicrob Agents Chemother. 2008; 52: 2538-43.

38. Miró JM, García-de-la-Mària C, Armero Y, Soy D, Moreno A, Del Río A, *et al.* Addition of gentamicin or rifampin does not enhance the efffectiveness of daptomycin in treatment of experimental endocarditis due to methicillin-resistant *Staphylococcus aureus*. Antimicrob Agents Chemother. 2009; 53: 4172-7.

39. Sakoulas G, Eliopoulos GM, Alder J, Eliopoulos CT. Efficacy of daptomycin in experimental endocarditis due to methicillin resistant *Staphylococcus aureus*. Antimicrob Agents Chemother. 2003; 47: 1714-8.

40. Chambers HF, Basuino L, Diep B, Steenbergen J, Zhang S, Alder J. Effect of reduced susceptibility to daptomycin on efficacy in the rabbit model of *Staphylococcus aureus* aortic valve endocarditis. 47th Interscience Conference on Antimicrobial Agents and Chemotherapy (ICAAC). Chicago, IL; 2007. Abst. B-815.

41. Yang SJ, Xiong Y, Boyle-Vavra S, Daum R, Jones T, Bayer A. Daptomycin-oxacillin combinations in treatment of experimental endocarditis caused by daptomycin-nonsusceptible strains of methicillin-resistant *Staphylococcus aureus* with evolving oxacillin susceptibility (the "seesaw effect"). Antimicrob Agents Chemother. 2010; 54: 3161-9.

42. García-de-la-Mària C, Marco F, Armero Y, Soy D, Moreno A, del Río A, *et al.* Daptomycin is effective for treatment of experimental endocar-

43. Madrigal AG, Basuino L, Chambers HF. Efficacy of telavancin in a rabbit model of aortic valve endocarditis due to methicillin resistant Staphylococcus aureus or vancomycin intermediate *Staphylococcus aureus*. Antimicrob Agents Chemother. 2005; 49: 3163-5.

44. Jacqueline C, Caillon J, Le Mabecque V, Miègeville AF, Hamel A, Bugnon D, *et al.* In vivo efficacy of ceftaroline (PPI-0903), a new broad-spectrum cephalosporin, compared with linezolid and vancomycin against methicillin-resistant and vancomycin intermediate *Staphylococcus aureus* in a rabbit endocarditis model. Antimicrob Agents Chemother. 2007; 51: 3397-400.

45. Jacqueline C, Caillon J, Batard E, Le Mabecque V, Amador G, Ge Y, *et al.* Evaluation of the in vivo efficacy of intramuscularly administered ceftaroline fosamil, a novel cepahlosporin, against a methicillin-resistant *Staphylococcus aureus* strain in a rabbit model. J Antimicrob Chemother. 2010; 65: 2264-5.

46. Chambers HF. Evaluation of ceftobiprole in a rabbit model of aortic valve endocarditis due to methicillin-resistant and vancomycin intermediate *Staphylococcus aureus*. Antimicrob Agents Chemother. 2005; 49: 884-8.

47. Entenza JM, Hohl P, Heinze-Krauss I, Glauser MP, Moreillon P. BAL9141, a novel extended-spectrum cephalosporin active against methicillin-resistant *Staphylococcus aureus* in treatment of experimental endocarditis. Antimicrob Agents Chemother. 2002; 46: 171-7.

48. Tatttevin P, Basuino L, Bauer D, Diep BA, Chambers HF. Ceftobiprole is superior to vancomycin, daptomycin and linezolid for treatment of experimental endocarditis in rabbits caused by methicillin-resistant *Staphylococcus aureus*. Antimicrob Agents Chemother. 2010; 54: 610-3.

49. Fung-Tomc JC, Clark J, Minassian B, Pucci M, Tsai YH, Gradelski E, *et al.* In vitro and in vivo activities of a novel cephalosporin, BMS-247243, against methicillin-resistant and susceptible staphylococci. Antimicrob Agents Chemother. 2002; 46: 971-6.

50. Lefort A, Pavie J, Garry L, Chau F, Fantin B. Activities of dalbavancin in vitro and in a rabbit model of experimental endocarditis due to *Staphylococcus aureus* with or without reduced susceptibility to vancomycin or teicoplanin. Antimicrob Agents Chemother. 2004; 48: 1061-4.

51. Kaatz GW, Seo SM, Aeschlimann JR, Houlihan HH, Mercier RC, Rybak MJ. Efficacy of

LY333328 against experimental methicillin-resistant *Staphylococcus aureus* endocarditis. Antimicrob Agents Chemother. 1998; 42: 981-4.

52. Boucher HW, Thauvin-Eliopoulos C, Loebenberg D, Eliopoulos GM. In vivo activity of evernimicin (SCH27899) against methicillin-resistant *Staphylococcus aureus* in experimental infective endocarditis. Antimicrob Agents Chemother. 2001; 45208-13.

53. Entenza JM, Vouillamoz J, Glauser MP, Moreillon P. Efficacy of garenoxacin in treatment of experimental endocarditis due to *Staphylococcus aureus* or viridans group streptococci. Antimicrob Agents Chemother. 2004; 48: 86-92.

54. Nagura J, Kijima K, Kurazono M, Takahata S, Sugano T, Tanaka Y, *et al.* Therapeutic effect of ME1036 on endocarditis experimentally induced by methicillin-resistant *Staphylococcus aureus*. Antimicrob Agents Chemother. 2005; 49: 3526-8.

55. Dailey CF, Buchanan LV, Pagano. Efficacy of PNU-288034 in the treatment of experimental methicillin-resistant *Staphylococcus aureus* (MRSA) endocarditis. 42nd Interscience Conference on Antimicrobial Agents and Chemotherapy. San Diego, CA; 2002. Abst. F- 1340.

56. Miró JM, Armero Y, García-de-la-Mària C, Amat E, Almela M, del Río A, *et al.* Treatment of experimental endocarditis (EE) due to penicillin-resistant viridans group streptococci (VGS). 46th Interscience Conference on Antimicrobial Agents and Chemotherapy. San Francisco, CA; 2006. Poster B-1818.

57. Anguita-Alonso P, Rouse M, Piper K, Steckelberg JM, Patel R. Garenoxacin treatment of experimental endocarditis caused by viridans group streptococci. Antimicrob Agent Chemother. 2006; 50: 1263-7.

58. Mainardi JL, Gutmann L, Acar JF, Goldstein FW. Synergistic effect of amoxicillin and cefotaxime against *Enterococcus faecalis*. Antimicrob Agents Chemother. 1995; 39: 1984-7.

59. Join-Lambert O, Mainardi JL, Cuvelier C, Dautrey S, Farinotti R, Fantin B, *et al.* Critical importance of in vivo amoxicillin and cefotaxime concentrations for synergy in treatment of experimental *Enterococcus faecalis* endocarditis. Antimicrob Agents Chemother. 1998; 42: 468-70.

60. Gavaldà J, Torres C, Tenorio C, López P, Zaragoza M, Capdevila JA, *et al.* Efficacy of ampicillin plus ceftriaxone in treatment of experimental endocarditis due to *Enterococcus faecalis* strains highly resistant to aminoglycosides. Antimicrob Agents Chemother. 1999; 43: 639-46.

61. Gavaldà J, Onrubia PL, Gómez MT, Gomis X, Ramírez JL, Len O, *et al.* Efficacy of ampicillin combined with ceftriaxone and gentamicin in the treatment of experimental endocarditis due to *Enterococcus faecalis* with no high-level resistance to aminoglycosides. J Antimicrob Chemother. 2003; 52: 514-7.

62. Galvaldà J, Len O, Miró JM, Muñoz P, Montejo M, Alarcón A, *et al.* Brief communication: treatment of *Enterococcus faecalis* endocarditis with ampicillin plus ceftriaxone. Ann Intern Med. 2007; 146: 574-9.

63. Murphy TM, Deitz JM, Petersen PJ, Mikels SM, Weiss WJ. Therapeutic efficacy of GAR-936, a novel glycylcycline, in a rat model of experimental endocarditis. Antimicrob Agents Chemother. 2000; 44: 3022-7.

64. Lefort A, Lafaurie M, Massias L, Petegnief Y, Saleh-Mghir A, Muller-Serieys C, *et al.* Activity and diffusion of tigecycline (GAR-936) in experimental enterococcal endocarditis. Antimicrob Agents Chemother. 2003; 47: 216-22.

65. Entenza JM, Moreillon P. Tigecycline in combination with other antimicrobials: a review of in vitro, animal and case report studies. Int J Antimicrob Agents. 2009; 34: 8.e1-9.

66. Vouillamonz J, Moreillon P, Giddey M, Entenza JM. Efficacy of daptomycin in the treatment of experimental endocarditis due to susceptible and multidrug-resistant enterococci. J Antimicrob Chemother. 2006; 58: 1208-14.

67. Pérez-Salmerón J, Martínez García F, Roldán Conesa D, Lorente Salinas I, López Fornás F, Ruiz Gómez J, *et al.* Comparación de la eficacia de quinupristina-dalfopristina en monoterapia y combinada con gentamicina, teicoplanina, imipenem o levofloxacino en un modelo experimental de endocarditis por *Enterococcus faecium* multirresistente. Rev Esp Quimioterap. 2006; 19: 258-66.

68. Patel R, Rouse MS, Piper KE, Steckelberg JM. Linezolid therapy of vancomycin-resistant *Enterococcus faecium* experimental endocarditis. Antimicrob Agents Chemother. 2001; 45: 621-3.

69. Saleh-Mghir A, Lefort A, Petegnief Y, Dautrey S, Vallois JM, Le Guludec D, *et al.* Activity and diffusion of LY333328 in experimental endocarditis due to vancomycin-resistant *Enterococcus faecalis*. Antimicrob Agents Chemother. 1999; 43: 115-20.

70. Lefort A, Saleh-Mghir A, Garry L, Carbon C, Fantin B. Acitivity of LY333328 combined with gentamicin in vitro and in rabbit experimental endocarditis due to vancomycin-susceptible or -resistant *Enterococcus faecalis*. Antimicrob Agents Chemother. 2000; 44: 3017-21.

Capítulo 10

Tratamiento médico de la endocarditis infecciosa

B. Almirante

Servei de Malalties Infeccioses
Hospital Universitari Vall d'Hebron
Barcelona

Correspondencia:
Dr. Benito Almirante
benitoalmirante@gmail.com

1   Introducción

La endocarditis infecciosa (EI) es una enfermedad caracterizada por la presencia de vegetaciones relacionadas con la invasión del endocardio de las válvulas nativas o de la superficie de las protésicas por microorganismos, especialmente bacterias. Antes del desarrollo de la antibioticoterapia era invariablemente mortal. Sin embargo, en la actualidad, alrededor de un 80 % de los pacientes sobreviven tras la aplicación de un tratamiento adecuado, en ocasiones combinado médico y quirúrgico. En algunas circunstancias (EI causada por microorganismos muy virulentos, como *Staphylococcus aureus* u hongos, EI protésicas precoces o EI con múltiples complicaciones) la mortalidad puede ser muy alta, a pesar de la elección de una pauta antimicrobiana con eficacia frente al patógeno causante.[1-3]

La respuesta al tratamiento antimicrobiano en la EI depende de la erradicación completa de los patógenos en el interior de la lesión valvular. La propia estructura de las vegetaciones y la alta densidad del inóculo microbiano (a menudo de 10^9 o 10^{10} unidades formadoras de colonias por gramo), que además puede estar en unas situaciones de actividad metabólica y de división celular reducidas, condicionan que la acción de la mayoría de los fármacos, sobre todo los betalactámicos, necesite alcanzar concentraciones muy elevadas en el medio y tiempos prolongados de exposición, con el objetivo de evitar las recidivas de la infección.[4,5]

2   Medidas generales

Los principios generales para el tratamiento de la EI están bien establecidos. En general, se han de utilizar siempre antibióticos bactericidas por vía parenteral, por la importancia de mantener de manera continuada una actividad óptima antimicrobiana y durante un largo tiempo. El uso de fármacos con actividad bacteriostática se ha relacionado con fracasos en el control de la infección y con una mayor tasa de recidivas. Frente a muchos microorganismos se ha demostrado, tanto en el modelo animal como en humanos, actividad sinérgica al usar la combinación de diversos antibióticos, en especial penicilinas y aminoglucósidos para estreptococos del grupo *viridans* o enterococos, que permite aumentar la actividad bactericida de cada uno de los fármacos por separado y, con ello, mejorar la tasa de erradicación en el interior del tejido infectado.[6,7]

En el curso de la EI es habitual la aparición de insuficiencia cardíaca o el empeoramiento de una situación previa de fallo cardíaco. El tratamiento de esta complicación se aborda de forma extensa en otros capítulos de esta obra. A menudo, en estos casos es necesaria la cirugía para el control de los síntomas y la curación de la enfermedad. Es conveniente administrar con cautela los líquidos y los aportes excesivos de sodio, incluyendo los diluyentes necesarios para el tratamiento antimicrobiano o las sales propias constitutivas de las formulaciones antibióticas. La posibilidad de progresión del fallo cardíaco o la posible aparición de trastornos graves del ritmo cardíaco hacen aconsejable la monitorización hemodinámica continua de muchos de estos enfermos en unidades específicas para pacientes graves.

La identificación y el tratamiento apropiado del origen de la infección han de realizarse durante las fases iniciales del tratamiento de la EI. Si es posible, la retirada del foco de infección, como serían los catéteres vasculares en caso de endocarditis estafilocócica o por *Candida* spp., tiene que constituir una prioridad para la obtención de una respuesta favorable. El drenaje adecuado de las colecciones o abscesos debe efectuarse con prontitud.

El tratamiento anticoagulante no consigue prevenir los fenómenos embólicos en los pacientes con EI y, además, puede aumentar claramente el riesgo de hemorragia cerebral. En las endocarditis sobre válvulas protésicas (EVP), o en las que afectan a las válvulas nativas (EVN); cuando sea imprescindible la anticoagulación es preferible el uso de la heparina sódica, al menos durante las dos primeras semanas del tratamiento antimicrobiano, que se considera el período de mayor riesgo de aparición de embolias sistémicas, en dosis que mantengan un valor del tiempo de tromboplastina parcial entre 1,5 y 2 veces el control. La presencia de un accidente vascular cerebral (AVC) isquémico ha de hacer plantearse la conveniencia de suprimir el tratamiento anticoagulante, en los casos en que ello tenga un riesgo asumible, hasta que la situación clínica y radiológica sea estable. Si se diagnostica un AVC hemorrágico, la anticoagulación ha de suspenderse de inmediato en todas las circunstancias. Determinados autores preconizan que en la EI causada por *S. aureus*, sobre todo en la EVP, es adecuada la retirada completa de la anticoagulación en los primeros días del tratamiento antibiótico, hasta conseguir una estabilidad clínica y hemodinámica de los pacientes y asegurar la ausencia de complicaciones neurológicas secundarias.[8]

Los pacientes con EI sobre válvulas izquierdas siempre deberían ser atendidos, al menos inicialmente, en instituciones terciarias que dispongan de una unidad de cirugía cardíaca de manera ininterrumpida. La persistencia o la recurrencia de la fiebre se debe, en muchas ocasiones, a la progresión de la infección al anillo valvular o a estructuras adyacentes, o a complicaciones metastásicas, situaciones ambas que requieren una actuación urgente. En torno a un 30-40 % de los pacientes precisan cirugía durante la fase activa de la infección, la mayoría de las veces por insuficiencia cardíaca. La monitorización cercana y la consulta precoz en los enfermos con EI son esenciales, sobre todo en aquellos con signos de fallo cardíaco o con fiebre persistente.

3 Tratamiento antimicrobiano

La EI es una infección relativamente infrecuente, por lo que es muy complejo validar su tratamiento en estudios aleatorizados. La mayoría de la información se obtiene de los estudios de actividad microbiológica *in vitro* de los antimicrobianos usados para su tratamiento, de los resultados de los modelos de experimentación animal y de la evolución clínica de los casos de los numerosos estudios observacionales publicados. Diversas organizaciones aportan periódicamente guías para el tratamiento de la EI que, en general, son seguidas de manera uniforme por los profesionales que atienden a estos pacientes.[9-14]

3.1 Fisiopatología e implicaciones terapéuticas

Las vegetaciones están formadas por un conglomerado de fibrina y plaquetas, con un número limitado de fagocitos en su interior. En ellas, como ya se ha comentado, se encuentra una alta concentración del agente infectante, y están rodeadas de una capa de exopolisacáridos que dificulta la penetración de los antimicrobianos. Estas circunstancias hacen necesario utilizar fármacos con actividad bactericida, a las dosis máximas posibles y durante un tiempo prolongado, para el tratamiento de la infección. En la tabla 1 se exponen las principales características fisiopatológicas que afectan a la eficacia de los antimicrobianos en la EI.[15]

La vía intravenosa es la recomendada para la administración de los fármacos, ya que ofrece su mejor biodisponibilidad. En los enfermos con EI se ha de procurar utilizar accesos venosos periféricos y monitorizar de forma muy precisa la aparición de signos inflamatorios locales que puedan suponer un riesgo de bacteriemia secundaria. En casos muy seleccionados (p. ej., usuarios de drogas por vía parenteral [UDVP] con afectación de las válvulas derechas) puede valorarse el uso de antibióticos con excelente biodisponibilidad por vía oral para completar un régimen terapéutico, tras lograr la estabilidad clínica y descartar complicaciones locales o sistémicas.[16,17]

Vegetación	Implicaciones terapéuticas
Agregado de fibrina y plaquetas (sin capacidad de fagocitosis)	Antibióticos bactericidas a dosis altas
Tamaño de la vegetación	Penetración heterogénea de los antibióticos
Inóculo bacteriano elevado	Aumento de la concentración mínima inhibitoria y riesgo de aparición de mutantes resistentes
Bacterias en fase estacionaria de crecimiento	Eficacia limitada de los antimicrobianos que actúan sobre la pared celular
Enlentecimiento del metabolismo bacteriano	Tratamiento antibiótico prolongado para la erradicación de los patógenos
Producción de exopolisacáridos por ciertos microorganismos	Dificultad de penetración de los antimicrobianos en el interior de la vegetación

Tabla 1. Consideraciones fisiopatológicas e implicaciones terapéuticas en la endocarditis infecciosa.[15]

La mayoría de los antibióticos se administran en dilución para vía intravenosa durante un corto tiempo (alrededor de 30 min) y de manera fraccionada, según su vida media plasmática. La vancomicina precisa una administración más lenta, nunca inferior a 1 h. Los antibióticos con un efecto dependiente de la concentración, como los aminoglucósidos, pueden administrarse en dosis fraccionadas o en una dosis única diaria en determinadas situaciones (endocarditis estreptocócica producida por cepas sensibles a la penicilina).

3.2 *Tratamiento antibiótico empírico*

En general, el tratamiento de la EI tendría que dirigirse hacia los microorganismos detectados en los hemocultivos, que resultan positivos en al menos el 90% de los episodios. En los pacientes con sospecha de EI sin síntomas agudos o de gravedad no siempre es necesario el

Régimen antibiótico	Dosis y vía de administración	Duración (semanas)	Comentarios
Ampicilina-sulbactam o amoxicilina-ácido clavulánico + gentamicina[a]	3 g/6 h i.v. 3 g/6-8 h i.v. 3 mg/kg/día i.v. o i.m. dividido en 2-3 dosis	4-6 4-6 4-6	Pacientes con hemocultivos negativos y bajo la supervisión de un experto en enfermedades infecciosas
Vancomicina[b] + gentamicina[a] + ciprofloxacino[c]	15 mg/kg/12 h i.v. 3 mg/kg/día i.v. o i.m. dividido en 2-3 dosis 500 mg/12 h v.o. o 400 mg/12 h i.v.	4-6 4-6 4-6	Si no pueden administrarse betalactámicos Si hay riesgo de toxicidad renal, la daptomicina (8-10 mg/kg/24 h i.v.) puede sustituir a la vancomicina y la gentamicina
Vancomicina[b] + gentamicina[a] + rifampicina	15 mg/kg/12 h i.v. 3 mg/kg/día i.v. o i.m. dividido en 2-3 dosis 600 mg/12 h v.o.	6 2 6	Pauta para endocarditis protésicas precoces En ausencia de respuesta clínica considerar la cirugía y ampliar la cobertura frente a gramnegativos Si hay riesgo de toxicidad renal, la daptomicina (8-10 mg/kg/24 h i.v.) puede sustituir a la vancomicina y la gentamicina

[a] La función renal y las concentraciones plasmáticas de gentamicina deben monitorizarse al menos una vez por semana. Si se administra en dosis única diaria, el valor predosis (valle) debe de ser < 1 µg/ml y el posdosis (pico) alrededor de 10-12 µg/ml.

[b] Las concentraciones plasmáticas de vancomicina deberían ser 10-15 µg/ml en el valle y 30-45 µg/ml en el pico.

[c] El ciprofloxacino no es uniformemente activo frente a *Bartonella* spp. En caso de alta sospecha de infección por este microorganismo, sustituir por doxiciclina oral.

Tabla 2. Recomendaciones terapéuticas empíricas en la endocarditis infecciosa.[14]

tratamiento empírico, ya que el resultado de los cultivos se demora únicamente 48-72 h y es crucial para la asignación del tratamiento antimicrobiano de mayor utilidad.

En los casos de infección aguda grave y alta sospecha de EI puede iniciarse un tratamiento antibiótico empírico, tras la extracción previa de al menos dos o tres muestras separadas de sangre por venopunción para la práctica de hemocultivos. La elección inicial depende de diversas consideraciones: los antecedentes de toma previa de antimicrobianos, el tipo de EI (EVN o EVP precoz o tardía) y la frecuencia local de determinados patógenos, en especial bacterias resistentes a los antibióticos. En la tabla 2 se exponen las recomendaciones actuales de la European Society of Cardiology para el tratamiento empírico de los pacientes con EI.[14]

3.3   *Pruebas de utilidad para la monitorización del tratamiento antibiótico*

La eficacia y la tolerabilidad del tratamiento han de ser cuidadosamente monitorizados. En términos de eficacia no hay criterios claros, clínicos ni biológicos, excepto la ausencia de recidiva de la infección al final de su tratamiento. Por ello, es de suma importancia la vigilancia adecuada de los pacientes observando la desaparición de la fiebre, la esterilización de los hemocultivos o la normalización de los marcadores inflamatorios alterados, tanto durante todo el tratamiento como en las primeras semanas tras finalizarlo. La práctica de hemocultivos en los días siguientes y a las 4 semanas de completar el tratamiento es habitual en la mayoría de las instituciones, con el fin de comprobar la curación definitiva de la infección.

En todos los casos de EI bacteriana es fundamental la detección de crecimiento en cultivo puro de la especie causal y la determinación de los valores de las correspondientes concentraciones mínima inhibitoria (CMI) y mínima bactericida (CMB) para los antibióticos habitualmente utilizados en su tratamiento. La determinación de la actividad bactericida del suero no está perfectamente validada y no es reproducible, además de que sus valores no siempre se correlacionan con la evolución clínica.[20]

En determinadas situaciones puede ser necesario realizar pruebas de sinergia antibiótica bactericida mediante técnicas estandarizadas, como la dilución en caldo, los sistemas de concentración variables en el denominado «tablero de ajedrez» o las curvas de letalidad en función del tiempo en caldo, y con especial atención al tamaño del inóculo bacteriano.

Cuando se utilizan aminoglucósidos en el tratamiento combinado de la EI deben determinarse de manera periódica (en general una vez por semana) sus concentraciones plasmáticas máxima y mínima, con el correspondiente ajuste de dosis si está indicado. Esta determinación es fundamental en las personas obesas o de edad avanzada, en aquellas con fallo renal previo o que reciben concomitantemente otros fármacos con potencial nefrotóxico y, por último, si hay deterioro hemodinámico secundario con hipoperfusión renal asociada. Para la gentamicina, administrada en dosis fraccionadas cada 8 h, el valor máximo (con una muestra obtenida a la hora del inicio de la perfusión) no tendría que superar los 5 µg/ml, y el mínimo (con la muestra obtenida previamente a la infusión de una nueva dosis) ser cercano a 0.

3.4 Regímenes terapéuticos específicos

3.4.1 Estreptococos del grupo viridans (estreptococos orales) y otras especies de estreptococos

Las diversas especies de estreptococos que constituyen el grupo *viridans* y los estreptococos del grupo D no enterococos (*Streptococcus bovis*, ahora denominado *S. gallolyticus*) ocasionan aproximadamente la mitad de las EVN adquiridas en la comunidad y son, en general, altamente sensibles a la penicilina (CMI ≤ 0,12 μg/ml). Algunas cepas muestran una sensibilidad intermedia (CMI de 0,12-0,5 μg/ml) y, en raras ocasiones, la infección está causada por una especie considerada resistente (CMI > 0,5 μg/ml). Además, en torno a un 15 % de las cepas de *Streptococcus mutans* muestran una CMI baja (< 0,1 μg/ml), aunque con una CMB mucho más alta (1,25 a 50 μg/ml). Estos microorganismos deberían considerarse tolerantes a la penicilina y por ello valorar la administración de un tratamiento antibiótico diferenciado.[21,22]

La tolerancia a la penicilina por parte de los estreptococos del grupo *viridans* se define como la existencia de un cociente CMB:CMI ≥ 10:1. La mayoría de las cepas de las variantes nutricionalmente deficientes de estreptococos muestran tolerancia a la penicilina. La influencia del fenómeno de la tolerancia en la respuesta al tratamiento con penicilina en la endocarditis no es bien conocida, ya que los resultados en el modelo experimental son contradictorios y no hay suficiente información de la infección en humanos. Sólo en los casos de variantes nutricionalmente deficientes, la demostración de la tolerancia por una cepa de estreptococos del grupo *viridans* ha de influir en las decisiones acerca del tratamiento antibiótico.[23,24]

La mayoría de las cepas de este grupo sensibles a la penicilina tienen unos valores de CMB de este antibiótico entre 0,1 y 1 μg/ml. *S. gallolyticus* es 10 a 5000 veces más sensible a la penicilina que otras especies de estreptococos del grupo D. La asociación de penicilina o vancomicina con un aminoglucósido (estreptomicina o gentamicina) es sinérgica para la práctica totalidad de estos estreptococos. Este efecto se correlaciona con una mayor rapidez en la erradicación de las bacterias en el interior de las vegetaciones cardíacas en el modelo animal. Las diversas guías internacionales recomiendan el uso de penicilina G sódica en dosis de 12-18 millones de UI por día, por vía intravenosa, en perfusión continua o dividida en 6 dosis, durante 4 semanas, como tratamiento antibiótico estándar de la EI causada por estreptococos del grupo *viridans* altamente sensibles a la penicilina. En pacientes seleccionados con EVN, sin complicaciones intracardíacas ni extracardíacas y sin alteraciones renales u óticas previas, puede administrarse tratamiento durante 2 semanas con la asociación de penicilina a las mismas dosis o ceftriaxona, 2 g/día en dosis única i.v. o i.m., con gentamicina a dosis de 3 mg/kg de peso y día, i.v. o i.m., tanto en dosis única como dividida en tres administraciones diarias. En los ancianos y en cualquier paciente con contraindicación del uso de aminoglucósidos, la penicilina G sódica o la ceftriaxona durante 4 semanas son el tratamiento de elección.[25-30] Para los pacientes con antecedentes de hipersensibilidad de tipo inmediato a la penicilina, ésta puede sustituirse por vancomicina a dosis de 15 mg/kg de peso cada 12 h, i.v., o por daptomicina en dosis única diaria no inferior a 6 mg/kg de peso, i.v., si hay riesgo de nefrotoxicidad asociada.[31,32] En los enfermos con EVP el tratamiento con penicilina ha de prolongarse hasta 6 semanas y debe valorarse la posibilidad de asociar gentamicina durante las primeras 2 semanas (véase la tabla 3).[33]

Aunque también puede utilizarse estreptomicina en el tratamiento combinado y se obtendría un efecto similar, la gentamicina es el aminoglucósido más ampliamente utilizado por

Régimen antibiótico	Dosis y vía de administración	Duración (semanas)	Comentarios
Penicilina G sódica	2-3 millones UI/4 h i.v.	4[a]	Régimen preferido para pacientes de edad > 65 años o con riesgo de nefrotoxicidad
Ceftriaxona[b]	2 g/día	4[a]	
Penicilina o ceftriaxona[b] + gentamicina[b,c]	2-3 millones UI/4 h i.v. 2 g/día i.v. o i.m. 3 mg/kg/día i.v. o i.m.	2 2 2	Válvula nativa, estreptococos muy sensibles, ausencia de complicaciones y de riesgo de nefrotoxicidad
Vancomicina[d]	15 mg/kg/12 h i.v.	4[a]	Si no pueden administrarse betalactámicos
Penicilina G sódica + gentamicina[c]	3-4 millones UI/4 h i.v. 3 mg/kg/día en dosis única o dividido en 2-3 dosis i.v.	4[a] 2-4	Estreptococos con resistencia moderada o alta (ver texto) Sustituir la penicilina G por vancomicina en alérgicos

[a] En los pacientes con endocarditis sobre válvula protésica, el antibiótico debe alargarse hasta 6 semanas.

[b] Opción recomendada para tratamiento ambulatorio.

[c] La función renal y las concentraciones plasmáticas de gentamicina deben monitorizarse al menos una vez por semana. Si se administra en dosis única diaria, el valor predosis (valle) debe de ser < 1 µg/ml y el posdosis (pico) alrededor de 10-12 µg/ml.

[d] Las concentraciones plasmáticas de vancomicina deberían ser 10-15 µg/ml en el valle y 30-45 µg/ml en el pico.

Dosis pediátricas:
- Penicilina G sódica: 200.000 UI/kg/día i.v. divididas en 4-6 dosis.
- Ceftriaxona: 100 mg/kg/día i.v. o i.m. en dosis única diaria.
- Gentamicina: mismo régimen que en los adultos.
- Vancomicina 40 mg/kg/día i.v. dividido en 2-3 dosis.

Tabla 3. Recomendaciones terapéuticas en la endocarditis infecciosa causada por estreptococos orales y estreptococos del grupo D.[13,14]

la posibilidad de determinar sus concentraciones plasmáticas, su mayor disponibilidad y su posible uso por vía intravenosa o intramuscular. La dosis recomendada de gentamicina no ha de superar los 3 mg/kg de peso, en dosis única si se administra en régimen ambulatorio o dividida en 2-3 administraciones si se usa en pacientes hospitalizados. Las concentraciones plasmáticas máximas no han de superar los 5 µg/ml, y las mínimas tendrían que ser cercanas a 0.[29,30]

La EI causada por estreptococos del grupo *viridans* con sensibilidad intermedia a la penicilina o por especies nutricionalmente deficientes ha de tratarse con dosis altas de penicilina G sódica (24 millones UI/día) o ceftriaxona (2 g/día) durante 4 semanas. La gentamicina, a las dosis mencionadas, debe añadirse siempre durante las 2 primeras semanas. Algunas cepas de estreptococos orales y otros microorganismos semejantes (p. ej., *Abiotrophia defectiva*, *Granulicatella* spp. y *Gemella* spp.) pueden tener una CMI de penicilina > 0,5 µg/ml, y por ello se consideran como altamente resistentes a este antibiótico. Estas infecciones deberían tratarse según las recomendaciones aplicadas a las endocarditis enterocócicas. En raras ocasiones, la CMI de la penicilina suele ser ≥ 4 µg/ml, lo que obliga a utilizar alternativas como los glucopéptidos o la daptomicina, previa realización de estudios de sensibilidad de la cepa detectada en los hemocultivos.[21-24,34]

Aunque la mayoría de otras especies de estreptococos son muy sensibles a la penicilina, algunas cepas de estreptococos beta hemolíticos de los grupos B, C y G (incluyendo el grupo *Streptococcus milleri* [*S. constellatus*, *S. anginosus* y *S. intermedius*]) pueden mostrar una sensibilidad disminuida. El tratamiento antibiótico ha de ser similar al de la EI causada por estreptococos orales, excepto que no se utiliza nunca la pauta corta. Muchos autores recomiendan añadir gentamicina durante las primeras 2 semanas a un tratamiento de 4-6 semanas de duración.[35-37]

La endocarditis neumocócica se asocia con frecuencia a la neumonía en los pacientes alcohólicos o con infección por el virus de la inmunodeficiencia humana (VIH). En ocasiones, el curso clínico es muy agresivo y puede acompañarse de meningitis. La penicilina G sódica, a dosis de 24 millones de UI por día, i.v., es el tratamiento de elección para los pacientes con EI causada por cepas sensibles. Si la cepa muestra resistencia a la penicilina, la ceftriaxona, a dosis de 4 g/día, o la vancomicina, son los antibióticos recomendados, a pesar de que la experiencia publicada es escasa.

3.4.2   Enterococos

En el momento actual, las diversas especies de enterococo ocasionan alrededor de un 5-15 % del total de las EI, generalmente sobre válvulas izquierdas en hombres de edad avanzada con alguna afección genitourinaria o digestiva previa. Alrededor de un 90% de los casos están causados por *Enterococcus faecalis* y el resto por *Enterococcus faecium* y otras especies menos frecuentes.[2,3,41,42]

Los enterococos muestran una menor sensibilidad a los antibióticos que los estreptococos. La mayoría de las especies son resistentes a concentraciones bajas de penicilina, y también muestran una resistencia relativa a las penicilinas de amplio espectro y a la vancomicina, y total a las cefalosporinas y a los aminoglucósidos, cuando éstos se utilizan a las dosis estándar de tratamiento. Los valores de CMI para la penicilina oscilan entre 0,4 y 12,5 µg/ml, mientras que la ampicilina tiene aproximadamente el doble de actividad *in vitro*. *E. faecium* es más resistente a los betalactámicos que *E. faecalis*. Los valores de CMB son muy superiores en todos los antibióticos activos frente a los enterococos, por lo que siempre se consideran bacteriostáticos y han de utilizarse en combinación. En los estudios *in vitro* y en los modelos experimentales se ha comprobado una acción sinérgica y bactericida con la asociación de penicilina, ampicilina o vancomicina con un aminoglucósido, como la gentamicina.[43]

Además de lo anteriormente expuesto, los enterococos pueden exhibir diferentes mecanismos de resistencia a los antibióticos. De forma excepcional, se han descrito cepas de *E. faecalis* (y en menor grado de *E. faecium*) productoras de betalactamasas mediadas por plásmidos, que en general presentan asociada una resistencia de alto grado a los aminoglucósidos. En más de un 20 % de las cepas de enterococos causantes de EI se detecta resistencia de alto grado (CMI ≥ 2000 µg/ml) a la gentamicina, y en más de un 60 % a la estreptomicina. Este tipo de resistencia, debida a enzimas modificantes de aminoglucósidos, supone la pérdida del efecto sinérgico de dichos antibióticos. *E. faecium* y *E. raffinosus* muestran, de manera habitual, una alta resistencia (CMI ≥ 128 µg/ml) a los betalactámicos por un mecanismo, de tipo cromosómico, de perturbación de las proteínas fijadoras de penicilina (PBP) de la pared bacteriana. Por último, en años recientes se han descrito casos de EI causados por enterococos con alta resistencia a la vancomicina y a la ampicilina, alguno de ellos con sensibilidad a la teicoplanina.[44-46]

En estudios *in vitro* se ha comprobado que la asociación de dos betalactámicos, como la ampicilina y la ceftriaxona, muestra un claro efecto sinérgico y bactericida frente a *E. faecalis*. Este efecto se debe a la posibilidad de ambos antibióticos de saturar al menos cuatro de las cinco mayores PBP de los enterococos.[47] En el modelo experimental de endocarditis enterocócica esta asociación consigue reducir de manera significativa el número de bacterias viables en el interior de las vegetaciones (llegando incluso a su esterilización en un gran número de casos), en comparación con el tratamiento con ampicilina o vancomicina de forma aislada. El efecto sinérgico se observa de igual manera en las cepas sensibles y en las que muestran resistencia de alto grado a los aminoglucósidos.[48,49]

Los patrones de sensibilidad de los enterococos a los antibióticos tienen un gran impacto sobre la elección del tratamiento de la endocarditis enterocócica (véase la tabla 4). Para las EI causadas por cepas consideradas sensibles se recomienda la combinación de un betalactámico, ampicilina o penicilina a las dosis máximas por vía intravenosa, con gentamicina a

Régimen antibiótico	Dosis y vía de administración	Duración (semanas)	Comentarios
Penicilina G sódica o	3-5 millones UI/4 h i.v.	4-6	6 semanas para pacientes con clínica de más de 3 meses o endocarditis protésica
ampicilina	2 g/4 h i.v.	4-6	
+ gentamicina[a]	3 mg/kg/día divididos en 2-3 dosis i.v.	4-6	
Ceftriaxona +	2 g/día i.v.	6	De elección para enterococos con resistencia de alto nivel a los aminoglucósidos o pacientes con riesgo de nefrotoxicidad
ampicilina	2 g/4 h i.v.	6	
Vancomicina[b] +	15 mg/kg/12 h i.v.	6	Si no pueden administrarse betalactámicos
gentamicina[a]	3 mg/kg/día divididos en 2-3 dosis i.v.	6	Este régimen se asocia con nefrotoxicidad, por lo que puede valorarse utilizar la daptomicina (8-10 mg/kg/d).

[a] La función renal y las concentraciones plasmáticas de gentamicina deben monitorizarse al menos una vez por semana. Si se administra en dosis única diaria, el valor predosis (valle) debe de ser < 1 µg/ml y el posdosis (pico) alrededor de 10-12 µg/ml.
[b] Las concentraciones plasmáticas de vancomicina deberían ser 10-15 µg/ml en el valle y 30-45 µg/ml en el pico.
Dosis pediátricas:
  – Penicilina G sódica: 200.000 UI/kg/día i.v. divididas en 4-6 dosis.
  – Ampicilina: 300 mg/kg/día i.v. dividido en 4-6 dosis.
  – Gentamicina: mismo régimen que en los adultos.
  – Vancomicina: 40 mg/kg/día i.v. dividido en 2-3 dosis.

Tabla 4. Recomendaciones terapéuticas en la endocarditis infecciosa causada por Enterococcus *spp.*[13,14]

las dosis habituales divididas en tres administraciones diarias. Esta combinación, durante 4 semanas, se considera adecuada si la duración de los síntomas clínicos no excede los 3 meses. En caso de una duración más prolongada de la enfermedad, así como en las endocarditis sobre la válvula mitral, recidivantes o protésicas, la antibioticoterapia ha de extenderse hasta las 6 semanas. En un estudio prospectivo reciente, realizado en Suecia, se ha comprobado que la administración de gentamicina durante las primeras 2 semanas del tratamiento logra una tasa de curación superior al 80 %, con una posible disminución de la nefrotoxicidad asociada.[50] En los pacientes con hipersensibilidad a los betalactámicos ha de utilizarse la combinación de vancomicina y gentamicina, a las dosis habituales, durante 6 semanas, o bien realizar una desensibilización si fuera posible.

El tratamiento de las infecciones causadas por cepas con alto grado de resistencia a los aminoglucósidos no está completamente estandarizado. En los excepcionales casos de infección por cepas resistentes a la gentamicina y sensibles a la estreptomicina, puede añadirse este antibiótico (a dosis que alcancen una concentración plasmática máxima de 9,1 μg/ml) al betalactámico. En la mayoría de las ocasiones, la alta resistencia a todos los aminoglucósidos obliga a utilizar una pauta prolongada (8 a 12 semanas) de penicilina (20 a 40 millones de UI por día en 6 dosis) o ampicilina (2 a 3 g cada 4 h, o la misma dosis en infusión continua), con unas tasas de curación que no son superiores al 50 %, por lo que un gran número de pacientes requieren cirugía para su curación. En el momento actual, se considera que la asociación de ampicilina (2 g/4 h) con ceftriaxona (2 g/12 h) puede ser el tratamiento de elección para los pacientes con EI causadas por estas cepas altamente resistentes a los aminoglucósidos. Con esta combinación también se han comprobado buenos resultados en el tratamiento de infecciones causadas por cepas sensibles a los aminoglucósidos y, por ello, debería contemplarse como primera elección en todos los pacientes con riesgo de nefrotoxicidad secundaria a dichos antibióticos.[51]

El tratamiento de las endocarditis causadas por cepas resistentes a la vancomicina no está bien establecido. La daptomicina, el linezolid o la teicoplanina podrían ser de utilidad, en combinación con gentamicina si hay sinergia demostrada, si se demuestra actividad en los estudios de sensibilidad. La triple combinación de penicilina a dosis altas, vancomicina y gentamicina parece ser prometedora en el modelo animal, pero no hay experiencia clínica de su uso.[52-54]

3.4.3 *Estafilococos*

Staphylococcus spp. constituye, en el momento actual, la causa más frecuente de EI. *S. aureus* produce más del 25 % de los casos en las series recientes. El éxito terapéutico en la endocarditis estafilocócica depende de factores del paciente (incluyendo si están afectadas las válvulas derechas o izquierdas, y si la infección es sobre una válvula nativa o protésica) y de factores relacionados con el patógeno (si la prueba de la coagulasa del microorganismo es negativa o positiva, y de su correspondiente sensibilidad antimicrobiana). La mortalidad asociada continúa siendo muy alta, superior al 25 % en las formas agudas de la enfermedad, en especial en los hombres, en pacientes mayores de 50 años, en la afectación de las válvulas izquierdas y en aquellos con manifestaciones del sistema nervioso central.[56-59]

En la actualidad, las cepas de *S. aureus* sensibles a la penicilina (CMI < 0,1 µg/ml) son poco frecuentes. Sin embargo, diversas especies de estafilococos coagulasa negativos (raramente *S. epidermidis*) pueden ser sensibles a este antibiótico y demostrarse en el laboratorio la ausencia de producción de betalactamasas. En ambas circunstancias, la penicilina a dosis altas (24 millones de UI por día) es el tratamiento de elección para la EI.

Las recomendaciones terapéuticas actuales para la EVN causada por cepas de *S. aureus* sensibles a la meticilina (SASM) consisten en la administración de cloxacilina (2 g/4 h) o cefazolina (2 g/8 h) durante 6 semanas (véase la tabla 5). Aunque la adición de dosis bajas de gentamicina produce una mayor rapidez en la lisis bacteriana de *S. aureus*, tanto *in vitro* como en el modelo experimental, la evidencia de un beneficio clínico significativo es limitada en cuanto a la mortalidad y puede condicionar un mayor riesgo de nefrotoxicidad asociada.[19,60,61]

Régimen antibiótico	Dosis y vía de administración	Duración (semanas)	Comentarios
Cloxacilina	2 g/4 h i.v.	4-6	2 semanas en endocarditis derecha de UDVP
+ gentamicina	3 mg/kg/día dividido en 2-3 dosis i.v.	3-5 días	Uso opcional
Cefazolina	2 g/8 h i.v.	4-6	Si no pueden administrarse penicilinas
+ gentamicina	3 mg/kg/día dividido en 2-3 dosis i.v.	3-5 días	Uso opcional
Vancomicina[a]	15 mg/kg/12 h i.v.	4-6	Si no pueden administrarse betalactámicos. La daptomicina a las dosis máximas posibles, se considera la terapia de elección inicial para los pacientes con endocarditis causada por *S. aureus* resistente a la meticilina y CMI a la vancomicina superior a 1 µg/ml
Cloxacilina	2 g/4 h i.v.	≥ 6	Tratamiento para la endocarditis protésica según la sensibilidad de la especie a la meticilina
o vancomicina[a]	15 mg/kg/12 h i.v.	≥ 6	Como terapia alternativa se recomienda la daptomicina (8-10 mg/kg/día i.v.)
+ rifampicina	600 mg/12 h v.o. o i.v.	≥ 6	
y gentamicina[b]	3 mg/kg/día dividido en 2-3 dosis i.v.	2	

UDVP: usuarios de drogas por vía parenteral.
[a] Las concentraciones plasmáticas de vancomicina deberían ser 10-15 µg/ml en el valle y 30-45 µg/ml en el pico.
[b] La función renal y las concentraciones plasmáticas de gentamicina deben monitorizarse al menos una vez por semana. Si se administra en dosis única diaria, el valor predosis (valle) debe de ser < 1 µg/mL y el valor posdosis (pico) alrededor de 10-12 µg/ml.
Dosis pediátricas:
 – Cloxacilina: 200 mg/kg/día dividido en 4-6 dosis.
 – Gentamicina: mismo régimen que en los adultos.
 – Cefazolina: 100 mg/kg/día dividido en 3 dosis.
 – Vancomicina: 40 mg/kg/día dividido en 2-3 dosis.
 – Rifampicina: 20 mg/kg/día dividido en 2-3 dosis.

Tabla 5. Recomendaciones terapéuticas en la endocarditis infecciosa causada por estafilococos.[13,14,84]

La endocarditis por SASM en UDVP, afectando a las válvulas derechas de forma exclusiva y sin evidencia de fallo renal, complicaciones metastásicas extrapulmonares ni meningitis asociada, puede tratarse con una pauta corta, de 2 semanas, con la combinación de cloxacilina y gentamicina o amikacina. Con este tratamiento, la eficacia clínica y microbiológica supera el 90 %, incluyendo a los pacientes con infección por el VIH o con vegetaciones mayores de 10 mm. En un estudio prospectivo y aleatorizado se ha demostrado que, en estas circunstancias clínicas, la cloxacilina es igual de eficaz que la combinación con gentamicina. Estos datos confirman que una pauta corta con un betalactámico eficaz, con o sin un aminoglucósido, es adecuada para el tratamiento de la endocarditis derecha no complicada por SASM.[62-66] La utilización de un glucopéptido (vancomicina o teicoplanina) más gentamicina, en un esquema de tratamiento corto, es mucho menos eficaz.[67,68] Como alternativa, en los UDVP con endocarditis derecha no complicada por SASM puede utilizarse un régimen oral de 4 semanas con la asociación de ciprofloxacino y rifampicina.[16,17]

Recientemente se ha publicado que la daptomicina, en dosis diaria de 6 mg/kg de peso, presenta una eficacia equivalente al tratamiento estándar de la bacteriemia y la endocarditis por *S. aureus*, con un menor riesgo de toxicidad renal.[69] En diferentes registros observacionales, posteriores a su autorización en EE.UU. y en Europa, se ha comprobado una alta eficacia de la daptomicina en la EI causada por este microorganismo, tanto sobre válvulas derechas como izquierdas, con independencia de su sensibilidad a los betalactámicos.[31,70] La posible aparición de resistencias durante el tratamiento, con el consiguiente fracaso clínico y bacteriológico, hace que muchos autores recomienden usar la daptomicina a dosis diarias más altas (8-10 mg/kg de peso) que las aprobadas para las infecciones bacteriémicas por *S. aureus*.[71,72]

Los pacientes con antecedentes de alergia a la penicilina pueden ser tratados con una cefalosporina de primera generación, como la cefazolina, si no han mostrado reacciones de hipersensibilidad alérgica de tipo inmediato. En tal caso, la vancomicina es una alternativa aceptable, aunque es bien conocido que la eficacia de este antibiótico es claramente inferior a la de los betalactámicos.[67] La experiencia acumulada en los últimos años sitúa a la daptomicina como una opción alternativa para el tratamiento de la EI por *S. aureus* en los pacientes con alergia grave a los betalactámicos.[31,69]

La vancomicina ha sido el antimicrobiano de referencia para el tratamiento de las infecciones por *S. aureus* resistente a la meticilina (SARM), y es el fármaco con el cual hay más experiencia acumulada, incluyendo infecciones graves como la neumonía, la endocarditis, la meningitis y la osteomielitis. Sin embargo, las publicaciones de los últimos años sugieren que la vancomicina puede tener una menor eficacia en las infecciones causadas por cepas con una CMI de vancomicina > 1 µg/ml.[73,74] El importante aumento de la prevalencia de estas cepas en las infecciones sistémicas hace aconsejable conocer la sensibilidad a la vancomicina al elegir el tratamiento antibiótico de estas infecciones.[75]

En estudios recientes se ha comprobado una mayor tasa de fracasos terapéuticos con vancomicina cuando la CMI oscila entre 4 y 8 µg/ml.[76] Asimismo, también se ha observado una reducción de la eficacia de la vancomicina en las infecciones sistémicas producidas por cepas de SARM con CMI de vancomicina de 1-2 µg/ml,[77-79] lo que sugiere que pequeños cambios en la CMI pueden explicar fracasos clínicos incluso dentro de los límites de CMI definidos como sensibilidad a la vancomicina. El análisis multivariado de los factores asociados con la mortalidad en la bacteriemia por SARM ha demostrado un claro incremento de ésta cuando los pacientes reciben tratamiento con vancomicina, a las dosis habituales, y la cepa causante requiere una CMI > 1 µg/ml.[80] Por lo tanto, para el tratamiento de las infecciones estafilocócicas graves es necesario determinar la CMI de la vancomicina y considerar este antibiótico como un posible tratamiento subóptimo en caso de aislamiento de SARM con una CMI de vancomicina > 1 µg/ml.

En estudios clínicos no controlados de eficacia y seguridad se ha evaluado la posibilidad de ajustar la dosis de vancomicina para obtener una concentración valle > 15 µg/ml en el tratamiento de infecciones graves producidas por cepas con sensibilidad disminuida a la vancomicina. Esta estrategia, que teóricamente podría ser útil, tiene el principal inconveniente del aumento importante de la nefrotoxicidad asociada, sobre todo en tratamientos prolongados, en los pacientes con deterioro basal de la función renal o en caso de uso concomitante de otros fármacos nefrotóxicos, que impide completar la pauta terapéutica en la mayoría de los pacientes.[81,82] Por lo tanto, la vancomicina debería ser de primera elección sólo en pacientes con infecciones producidas por cepas de SARM con una CMI ≤ 1 µg/ml, sin fallo renal previo y sin antecedentes de uso de otros fármacos con potencial nefrotóxico.[83,84]

Las alternativas terapéuticas a la vancomicina actualmente disponibles en España son la daptomicina, el linezolid y la tigeciclina. La daptomicina, a dosis de 6 mg/kg de peso y día, es una opción adecuada para las infecciones graves que cursen con bacteriemia, incluyendo las endocarditis de cavidades derechas.[31,69,85] Para las endocarditis de cavidades izquierdas podría valorarse utilizar dosis más altas de daptomicina (hasta 10 mg/kg de peso y día) o la posible asociación sinérgica con aminoglucósidos o rifampicina, aunque no hay experiencia clínica publicada.[86] Se ha comprobado que el aumento de la dosis de daptomicina no comporta un mayor riesgo de toxicidad.[87,88] El linezolid y la tigeciclina, por su acción bacteriostática, no deberían usarse inicialmente en los pacientes con infecciones bacteriémicas graves.

Aunque muy infrecuentes, se han descrito fracasos terapéuticos con vancomicina en EI causadas por especies de *S. aureus* con resistencia intermedia a la vancomicina (denominados VISA o GISA), con una CMI de 4-16 µg/ml, o con fenómenos de heterorresistencia (CMI ≤ 2 µg/ml, aunque con subpoblaciones que crecen en concentraciones más altas). La actitud terapéutica en estas situaciones no está bien estudiada, aunque se apunta la posibilidad de utilizar daptomicina, a la dosis máxima posible, u otros antibióticos o combinaciones.[89-91]

Las diferentes especies de estafilococos coagulasa negativos producen tanto EVN (especialmente *S. lugdunensis* y en menor grado *S. capitis*) como EVP (casi en exclusiva *S. epidermidis*). El tratamiento de estas infecciones, cuando afectan a las válvulas nativas, es idéntico al descrito para *S. aureus*. La elección en la EVP estafilocócica, con independencia de la especie causante, requiere la combinación de tres antibióticos durante las primeras 2 semanas (cloxacilina o vancomicina, más gentamicina y rifampicina) y completar un régimen de 6 semanas con la exclusión del aminoglucósido. La comprobación de resistencia a los aminoglucósidos obliga a utilizar como alternativas de asociación durante las primeras 2 semanas una fluoroquinolona, daptomicina, linezolid o cotrimoxazol. La mayoría de los pacientes con EVP presentan un curso clínico muy agresivo, con frecuentes complicaciones valvulares y metastásicas, a pesar del tratamiento antibiótico recomendado, por lo que en esta situación es aconsejable valorar la posibilidad de una intervención quirúrgica desde el momento del diagnóstico de la infección.[92-94]

3.4.4   Bacilos gramnegativos

3.4.4.1   Especies del grupo HACEK

En la actualidad, los microorganismos incluidos en el grupo HACEK (*Haemophilus [Aggregatibacter] aphrophilus, Aggregatibacter actinomycetemcomitans, Cardiobacterium hominis, Eikenella corrodens* y *Kingella* spp.) ocasionan alrededor de un 5 % del total de las EI en población no UDVP. En los sistemas automatizados de hemocultivo estas bacterias se detectan con facilidad tras una incubación de alrededor de 5 días. Algunas especies son productoras de betalactamasas, y todas ellas son altamente sensibles a la ceftriaxona que, en dosis de 2 g cada 24 h, se considera el antimicrobiano de elección. La ampicilina, en dosis de 2 g/4 h, puede usarse si se comprueba la sensibilidad de la especie implicada.[95-97] En alguna de las guías recientes[9,14] se recomienda la adición de gentamicina al betalactámico, al menos durante las 2 primeras semanas de tratamiento. Para los pacientes alérgicos a los betalactámicos, la alternativa es ciprofloxacino, aunque la eficacia de este fármaco no está bien demostrada en la EI causada por estas bacterias.

3.4.4.2   Otras especies de bacilos gramnegativos

En series recientes, estas especies causan alrededor de un 2 % del total de las EI, la mayoría relacionadas con la asistencia sanitaria y afectan de forma predominante a válvulas protésicas. Las especies más habituales son *Escherichia coli* y *Pseudomonas aeruginosa*. En más de la mitad de los pacientes es necesaria la cirugía precoz, y la mortalidad hospitalaria es elevada.[2,98]

Para las EI producidas por cualquier especie de enterobacteria, la combinación de un betalactámico activo, a las dosis máximas posibles y por vía intravenosa, con un aminoglucósido durante al menos 6 semanas, se considera el tratamiento de elección. La mayoría de los autores se inclinan por la utilización preferente de una cefalosporina de tercera generación.

La antibioticoterapia de la EI causada por *P. aeruginosa* puede ser de una extraordinaria complejidad, en especial cuando afecta a las válvulas izquierdas. En el modelo experimental y en humanos se han descritos fracasos terapéuticos, tanto por la selección de mutantes resistentes a los betalactámicos o a los aminoglucósidos como por la producción de determinados exopolisacáridos por parte de la bacteria que inhiben la eliminación de las cepas mucoides. Basándose en la experiencia clínica, el tratamiento de elección consiste en dosis elevadas de tobramicina (8 mg/kg de peso al día, divididos en 3 dosis, i.v. o i.m.), para mantener una concentración plasmática máxima de 15-20 µg/ml y mínima de alrededor de 2 µg/ml, en combinación con una penicilina de amplio espectro o una cefalosporina activas, a las dosis máximas posibles, durante un tiempo no inferior a 6 semanas. La experiencia clínica con otros antibióticos alternativos, como ciprofloxacino y los carbapenemes, es muy limitada.[99]

3.4.5   Hongos y levaduras

Las endocarditis fúngicas son particularmente difíciles de tratar. Están causadas sobre todo por diferentes especies de *Candida* y, con menor frecuencia, por *Aspergillus* spp. Generalmente afectan a válvulas protésicas y se diagnostican a menudo en UDVP o en pacientes inmunodeprimidos. Se han descrito casos de EI por *Aspergillus* spp. relacionados con la cirugía de recambio valvular, por contaminación ambiental. La mortalidad hospitalaria supera el 50 %, y a menudo es necesario un tratamiento combinado con antifúngicos y cirugía precoz.[100]

Una formulación lipídica de la amfotericina B, a una dosis diaria de 3-5 mg/kg de peso, durante las primeras 2 semanas, es el tratamiento de elección en la mayoría de los casos. En estos momentos tendría que valorarse la posibilidad de realizar cirugía de reemplazo valvular y, posteriormente, mantener el tratamiento antifúngico hasta completar 6-8 semanas. En el modelo animal se ha comprobado una actividad sinérgica frente a *Candida* spp. con la asociación de amfotericina B y 5-fluorocitosina o rifampicina, aunque la experiencia clínica es limitada y no puede recomendarse su uso habitual. Las equinocandinas, caspofungina (50-150 mg/día), micafungina (100-150 mg/día) o anidulafungina (100-200 mg/día), se consideran tratamientos alternativos a la amfotericina B. En algunos artículos recientes se ha comunicado una respuesta favorable con el uso de estos compuestos, sin necesidad de cirugía valvular.[101]

El fluconazol, en dosis única diaria de 400-800 mg, está reservado para pacientes estables, con hemocultivos negativos y cepas sensibles a este fármaco. Si no es posible la cirugía valvular se recomienda utilizar una pauta crónica de supresión por vía oral con este antifúngico, a una dosis diaria de 6-12 mg/kg de peso.

3.4.6 *Endocarditis causadas por especies muy infrecuentes*

El tratamiento antimicrobiano de las endocarditis causadas por *Brucella* spp., *Neisseria* spp., organismos anaerobios, *Legionella* spp. o *Chlamydia* spp. se describe con detalle en el capítulo correspondiente.

3.4.7 *Endocarditis infecciosa con hemocultivos negativos*

La definición, los principales agentes implicados y las causas más frecuentes de EI sin detección de microorganismos en los hemocultivos se han comentado en otro capítulo. La etiología de esta enfermedad muestra variaciones geográficas; en Europa predominan *Coxiella burnetii* y *Bartonella* spp., además de los microorganismos habituales en los pacientes tratados previamente con antibióticos.[102]

El régimen terapéutico propuesto para estos casos ha de cubrir estreptococos del grupo *viridans*, enterococos y bacterias del grupo HACEK. Las pautas propuestas por las diferentes guías terapéuticas consisten en la asociación de ampicilina-sulbactam o vancomicina con gentamicina y ciprofloxacino durante 4-6 semanas. En nuestro centro utilizamos una pauta de ceftriaxona más ampicilina, asociada o no a vancomicina en determinadas circunstancias (sospecha clínica o epidemiológica de infección por *S. aureus*). Para los pacientes con EVP precoz (menos de 12 meses desde la implantación de la prótesis) se recomienda la pauta indicada para las causadas por estafilococos coagulasa negativos asociada a cefepima (2 g/8 h) durante 6 semanas. Cuando las pruebas diagnósticas (como la biología molecular o la serología) identifiquen un patógeno, el tratamiento ha de dirigirse frente al microorganismo específico (véase la tabla 6).

Microorganismo	Procedimiento diagnóstico	Recomendación y criterios de curación
Brucella spp.	Hemocultivos Serología Cultivo, inmunohistoquímica y PCR de material cirugía	Doxiciclina (200 mg/24 h) + rifampicina (300-600 mg/24 h) o cotrimoxazol (960 mg/12 h) durante ≥ 3 meses Curación si título de Ac < 1: 160
Coxiella burnetii (fiebre Q)	Serología IgG fase I ≥ 1: 800 Cultivo celular, inmunohistoquímica o PCR de material cirugía	Doxiciclina (200 mg/24 h) + hidroxicloroquina (200-600 mg/24 h) u ofloxacino (400 mg/24 h) durante > 18 meses Curación si título de IgG fase I < 1: 800 y de IgA e IgM < 1: 50
Bartonella spp.	Hemocultivos Serología Cultivo, inmunohistoquímica y PCR de material cirugía	Ceftriaxona (2 g/24 h) o ampicilina (12 g/día) o doxiciclina (200 mg/24 h) durante 6 semanas + gentamicina (3 mg/24 h) durante 3 semanas Cirugía en más del 90 % de los casos
Legionella spp.	Hemocultivos Serología Cultivo, inmunohistoquímica y PCR de material cirugía	Eritromicina (3 g/24 h) + rifampicina (300-1200 mg/d) o ciprofloxacino (1,5 g/24 h) con una duración indefinida
Mycoplasma spp. y *Chlamydia* spp.	Serología Cultivo, inmunohistoquímica y PCR de material cirugía	Doxiciclina (200 mg/24 h) o nuevas fluoroquinolonas con una duración indefinida
Tropheryma whippleii (enfermedad de Whipple)	Histología y PCR de material cirugía	Cotrimoxazol o doxiciclina + hidroxicloroquina con una duración indefinida

PCR: reacción en cadena de la polimerasa.

Tabla 6. Recomendaciones terapéuticas en la endocarditis infecciosa con hemocultivos negativos.[13,14]

3.5 *Tratamiento antibiótico parenteral en régimen domiciliario*

El tratamiento antibiótico parenteral en régimen de hospitalización a domicilio o ambulatorio es una modalidad de asistencia sanitaria con un amplio desarrollo en gran parte de los países industrializados. En la EI esta actividad se utiliza preferentemente para completar el tratamiento antimicrobiano en aquellas situaciones clínicas que supongan un riesgo muy bajo de cursar con complicaciones graves.

Los pacientes seleccionados han de estar hemodinámicamente estables, ser cumplidores y capaces de asegurar los requerimientos técnicos de la administración intravenosa. Asimismo, es imprescindible una cuidadosa y regular monitorización del tratamiento y de la evolución clínica, llevada a cabo por personal sanitario experimentado que incluya siempre un médico, y ofrecer en todo momento un acceso fácil y preferente a la atención hospitalaria completa si aparecen complicaciones, del tipo de reacciones a fármacos, dificultades con el acceso vascular, embolias o signos de insuficiencia cardíaca. Si se cumplen tales condiciones, esta modalidad terapéutica puede aplicarse de forma eficaz y segura a los pacientes con EI, con independencia del agente causal y del contexto clínico, durante la fase de continuación de su tratamiento (habitualmente después de las primeras 2 semanas).[102-105]

Para las endocarditis por bacterias grampositivas o por microorganismos del grupo HACEK hay una amplia experiencia publicada. En estas situaciones se utilizan fármacos con posibilidad de administración en dosis única diaria, tales como la ceftriaxona, la gentamicina y la daptomicina.[106]

Bibliografía

1. Moreillon P, Que YA. Infective endocarditis. Lancet. 2004; 363: 139-49.
2. Murdoch DR, Corey GR, Hoen B, Miró JM, Fowler VG Jr, Bayer AS, *et al*. Clinical presentation, etiology, and outcome of infective endocarditis in the 21st century: the International Collaboration on Endocarditis-Prospective Cohort Study. Arch Intern Med. 2009; 169: 463-73.
3. Fernández-Hidalgo N, Almirante B, Tornos P, González-Alujas MT, Planes AM, Larrosa MN, *et al*. Prognosis of left-sided infective endocarditis in patients transferred to a tertiary-care hospital-prospective analysis of referral bias and influence of inadequate antimicrobial treatment. Clin Microbiol Infect. 2010 Jul 15. [Epub ahead of print]
4. Widmer E, Que YA, Entenza JM, Moreillon P. New concepts in the pathophysiology of infective endocarditis. Curr Infect Dis Rep. 2006; 8: 271-9.
5. Cremieux AC, Maziere B, Vallois JM, Ottaviani M, Azancot A, Raffoul H, *et al*. Evaluation of antibiotic diffusion into cardiac vegetations by quantitative autoradiography. J Infect Dis. 1989; 159: 938-44.
6. Durack DT, Pelletier LL, Petersdorf RG. Chemotherapy of experimental streptococcal endocarditis. II. Synergism between penicillin and streptomycin against penicillin-sensitive streptococci. J Clin Invest. 1974; 53: 829-33.
7. Durack DT, Beeson PB. Experimental bacterial endocarditis. II. Survival of a bacteria in endocardial vegetations. Br J Exp Pathol. 1972; 53: 50-3.
8. Tornos P, Almirante B, Mirabet S, Permanyer G, Pahissa A, Soler-Soler J. Infective endocarditis due to *Staphylococcus aureus:* deleterious effect of anticoagulant therapy. Arch Intern Med. 1999; 159: 473-5.
9. Elliott TS, Foweraker J, Gould FK, Perry JD, Sandoe JA. Guidelines for the antibiotic treatment of endocarditis in adults: report of the Working Party of the British Society for Antimicrobial Chemotherapy. J Antimicrob Chemother. 2004; 54: 971-81.
10. Ramsdale, DR, Turner-Stokes, L, Advisory Group of the British Cardiac Society Clinical Practice Committee, RCP Clinical Effectiveness and Evaluation Unit. Prophylaxis and treatment of infective endocarditis in adults: a concise guide. Clin Med. 2004; 4: 545-50.
11. Baddour LM, Wilson WR, Bayer AS, Fowler VG Jr, Bolger AF, Levison ME, *et al*. Infective endocarditis: diagnosis, antimicrobial therapy, and management of complications: a statement for healthcare professionals from the Committee on Rheumatic Fever, Endocarditis, and Kawasaki Disease, Council on Cardiovascular Disease in the Young, and the Councils on Clinical Cardiology, Stroke, and Cardiovascular Surgery and Anesthesia, American Heart Association: endorsed by the Infectious Diseases Society of America. Circulation. 2005; 111: e394-434.
12. Westling K, Aufwerber E, Ekdahl C, Friman G, Gardlund B, Julander I, *et al*. Swedish guidelines for diagnosis and treatment of infective endocarditis. Scand J Infect Dis. 2007; 39: 929–46.
13. Nishimura, RA, Carabello, BA, Faxon, DP, Freed MD, Lytle BW, O'Gara PT, *et al*. ACC/AHA 2008 guideline update on valvular heart disease: focused update on infective endocarditis: a report of the American College of Cardiology/American Heart Association Task Force on Practice Guidelines: endorsed by the Society of Cardiovascular Anaesthesiologists, Society for Cardiovascular Angiography and Interventions, and Society of Thoracic Surgeons. Circulation. 2008; 118: 887-96.
14. Habib, G, Hoen, B, Tornos, P, Thuny F, Prendergast B, Vilacosta I, *et al*. Guidelines on the prevention, diagnosis, and treatment of infective endocarditis (new version 2009): the Task Force on the Prevention, Diagnosis, and Treatment of Infective Endocarditis of the European Society of Cardiology (ESC). Endorsed by the European Society of Clinical Microbiology and Infectious Diseases (ESCMID) and the International So-

ciety of Chemotherapy (ISC) for Infection and Cancer. Eur Heart J. 2009; 30: 2369-413.

15. Delahaye F, Hoen B, McFadden E, Roth O, de Gevigney G. Treatment and prevention of infective endocarditis. Expert Opin Pharmacother. 2002; 3: 131-45.

16. Dworkin RJ, Lee BL, Sande MA, Chambers HF. Treatment of right-sided *Staphylococcus aureus* endocarditis in intravenous drug users with ciprofloxacin and rifampicin. Lancet. 1989; 2: 1071–3.

17. Heldman AW, Hartert TV, Ray SC, Daoud EG, Kowalski TE, Pompili VJ, *et al.* Oral antibiotic treatment of right-sided staphylococcal endocarditis in injection drug users: prospective randomized comparison with parenteral therapy. Am J Med. 1996; 101: 68-76.

18. Nicolau DP, Freeman CD, Belliveau PP, Nightingale CH, Ross JW, Quintiliani R. Experience with a once-daily aminoglycoside program administered to 2,184 adult patients. Antimicrob Agents Chemother. 1995; 39: 650-5.

19. Leibovici L. Aminoglycoside-containing antibiotic combinations for the treatment of bacterial endocarditis: an evidence-based approach. Int J Antimicrob Agents. 2010; 36(Suppl 2): S46-9.

20. Mellors JW, Coleman DL, Andriole VT. Value of the serum bactericidal test in management of patients with bacterial endocarditis. Eur J Clin Microbiol. 1986; 5: 67-70.

21. Hsu RB, Lin FY. Effect of penicillin resistance on presentation and outcome of nonenterococcal streptococcal infective endocarditis. Cardiology. 2006; 105: 234-9.

22. Knoll B, Tleyjeh IM, Steckeberg JM, Wilson WR, Baddour CM. Infective endocarditis due to penicillin-resistant viridans group streptococci. Clin Infect Dis. 2007; 44: 1585-92.

23. Stein DS, Nelson KE. Endocarditis due to nutritionally deficient streptococci: therapeutic dilemma. Rev Infect Dis. 1987; 9: 908-16.

24. Lin CH, Hsu RB. Infective endocarditis caused by nutritionally variant streptococci. Am J Med Sci. 2007; 334: 235-9.

25. Francioli P, Etienne J, Hoigne R, Thys JP, Gerber A. Treatment of streptococcal endocarditis with a single daily dose of ceftriaxone sodium for 4 weeks. Efficacy and outpatient treatment feasibility. JAMA. 1992; 267: 264-7.

26. Francioli P, Ruch W, Stamboulian D. Treatment of streptococcal endocarditis with a single daily dose of ceftriaxone and netilmicin for 14 days: a prospective multicenter study. Clin Infect Dis. 1995; 21: 1406-10.

27. Sexton DJ, Tenenbaum MJ, Wilson WR, Steckelberg JM, Tice AD, Gilbert D, *et al.* Ceftriaxone once daily for four weeks compared with ceftriaxone plus gentamicin once daily for two weeks for treatment of endocarditis due to penicillin-susceptible streptococci. Endocarditis Treatment Consortium Group. Clin Infect Dis. 1998; 27: 1470-4.

28. Shelburne SA 3rd, Greenberg SB, Aslam S, Tweardy DJ. Successful ceftriaxone therapy of endocarditis due to penicillin non-susceptible *viridans* streptococci. J Infect. 2007; 54: e99-101.

29. Wilson WR, Geraci JE, Wilkowske CJ, Washington JA 2nd. Short-term intramuscular therapy with procaine penicillin plus streptomycin for infective endocarditis due to *viridans* streptococci. Circulation. 1978; 57: 1158-61.

30. Wilson WR, Wilkowske CJ, Wright AI, Sande MA, Geraci JE. Treatment of streptomycin-susceptible and streptomycin-resistant enterococcal endocarditis. Ann Intern Med. 1984; 100: 816-23.

31. Levine DP, Lamp KC. Daptomycin in the treatment of patients with infective endocarditis: experience from a registry. Am J Med. 2007; 120: S28-S33.

32. Sexton DJ. Antimicrobial therapy of native valve endocarditis. UpToDate. 2010 (Last literature review version 18.3: September 2010). ¿Incompleta?

33. Chopra T, Kaatz GW. Treatment strategies for infective endocarditis. Expert Opin Pharmather. 2010; 11: 345-60.

34. Senn L, Entenza JM, Greub G, Jaton K, Wenger A, Bille J, *et al.* Bloodstream and endovascular infections due to Abiotrophia defectiva and Granulicatella species. BMC Infect Dis. 2006; 6: 9.

35. Baddour LM. Infective endocarditis caused by beta-hemolytic streptococci. The Infectious Diseases Society of America's Emerging Infections Network. Clin Infect Dis. 1998; 26: 66-71.

36. Lefort A, Lortholary O, Casassus P, Selton-Suty C, Guillevin L, Mainardi JL. Comparison between adult endocarditis due to beta-hemolytic streptococci (serogroups A, B, C, and G) and *Streptococcus milleri:* a multicenter study in France. Arch Intern Med. 2002; 162: 2450-6.

37. Sambola A, Miró JM, Tornos MP, Almirante B, Moreno-Torrico A, Gurgui M, *et al. Streptococcus agalactiae* infective endocarditis: analysis of 30 cases and review of the literature, 1962-1998. Clin Infect Dis. 2002; 34: 1576-84.

38. Aronin SI, Mukherjee SK, West JC, Cooney EL. Review of pneumococcal endocarditis in adults in the penicillin era. Clin Infect Dis. 1998; 26: 165-71.

39. Lefort A, Mainardi JL, Selton-Suty C, Casassus P, Guillevin L, Lortholary O. *Streptococcus pneu-*

moniae endocarditis in adults. A multicenter study in France in the era of penicillin resistance (1991-1998). The Pneumococcal Endocarditis Study Group. Medicine (Balt). 2000; 79: 327-37.

40. Martínez E, Miró JM, Almirante B, Aguado JM, Fernández-Viladrich P, Fernández-Guerrero ML, *et al.* Effect of penicillin resistance of *Streptococcus pneumoniae* on the presentation, prognosis, and treatment of pneumococcal endocarditis in adults. Clin Infect Dis. 2002; 35: 130-9.

41. McDonald JR, Olaison L, Anderson DJ, Hoen B, Miró JM, Eykyn S, *et al.* Enterococcal endocarditis: 107 cases from the International collaboration on endocarditis merged database. Am J Med. 2005; 118: 759-66.

42. Fernández Guerrero ML, Goyenechea A, Verdejo C, Roblas RF, De Górgolas M. Enterococcal endocarditis on native and prosthetic valves: a review of clinical and prognostic factors with emphasis on hospital-acquired infections as a major determinant of outcome. Medicine (Balt). 2007; 86: 363-77.

43. Moellering RC Jr, Korzeniowski OM, Sande MA, Wennersten CB. Species-specific resistance to antimocrobial synergism in *Streptococcus faecium* and *Streptococcus faecalis.* J Infect Dis. 1979; 140: 203-8.

44. Fontana, R, Canepari, P, Lleò, MM, Satta, G. Mechanisms of resistance of enterococci to beta-lactam antibiotics. Eur J Clin Microbiol Infect Dis. 1990; 9: 103-5.

45. Murray, BE. Beta-lactamase-producing enterococci. Antimicrob Agents Chemother. 1992; 36: 2355.

46. Chou YY, Lin TY, Lin JC, Wang NC, Peng MY, Chang FY. Vancomycin-resistant enterococcal bacteremia: comparison of clinical features and outcome between *Enterococcus faecium* and *Enterococcus faecalis.* J Microbiol Immunol Infect. 2008; 41: 124-9.

47. Mainardi JL, Gutmann L, Acar JF, Goldstein FW. Synergistic effect of amoxicillin and cefotaxime against *Enterococcus faecalis.* Antimicrob Agents Chemother. 1995; 39: 1984-7.

48. Gavaldà, J, Torres, C, Tenorio, C, López P, Zaragoza M, Capdevila JA, *et al.* Efficacy of ampicillin plus ceftriaxone in treatment of experimental endocarditis due to *Enterococcus faecalis* strains highly resistant to aminoglycosides. Antimicrob Agents Chemother. 1999; 43: 639-46.

49. Gavaldá J, Onrubia PL, Gómez M, Gomis X, Ramírez JL, Len O, *et al.* Efficacy of ampicillin combined with ceftriaxone and gentamicin in the treatment of experimental endocarditis due to *Enterococcus faecalis* with no high-level resistan-ce to aminoglycosides. J Antimicrob Chemother. 2003; 52: 514-7.

50. Oliason L, Schadewitz K. Enterococcal endocarditis in Sweden, 1995-1999: can shorter therapy with aminoglycoside be used? Clin Infect Dis. 2002; 34: 159-66.

51. Gavaldá J, Len O, Miró JM, Muñoz P, Montejo M, Alarcón A, *et al.* Brief communication: treatment of *Enterococcus faecalis* endocarditis with ampicillin plus ceftriaxone. Ann Intern Med. 2007; 146: 574-9.

52. Caron F, Kitzis MD, Gutmann L, Cremieux AC, Maziere B, Vallois JM, *et al.* Daptomycin or teicoplanin in combination with gentamicin for treatment of experimental endocarditis due to a highly glycopeptide-resistant isolate of *Enterococcus faecium.* Antimicrob Agents Chemother. 1992; 36: 2611-6.

53. Venditti M, Tarasi A, Capone A, Galie M, Menichetti F, Martino P, *et al.* Teicoplanin in the treatment of enterococcal endocarditis: clinical and microbiological study. J Antimicrob Chemother. 1997; 40: 449-52.

54. Cantón R, Ruiz-Garbajosa P, Chaves RL, Johnson AP. A potential role for daptomycin in enterococcal infections: what is the evidence? J Antimicrob Chemother. 2010; 65: 1126-36.

55. John MD, Hibberd PL, Karchmer AW, Sleeper LA, Calderwood SB. *Staphylococcus aureus* prosthetic valve endocarditis: optimal management and risk factors for death. Clin Infect Dis. 1998; 26: 1302-9.

56. Abraham J, Mansour C, Veledar E, Khan B, Lerakis S. *Staphylococcus aureus* bacteremia and endocarditis: the Grady Memorial Hospital experience with methicillin-sensitive S. aureus and methicillin-resistant S. aureus bacteremia. Am Heart J. 2004; 147: 536-9.

57. Fowler VG Jr., Miró JM, Hoen B, Cabell CH, Abrutyn E, Rubinstein E, *et al. Staphylococcus aureus* endocarditis: a consequence of medical progress. JAMA. 2005; 293: 3012-21.

58. Miró JM, Anguera I, Cabell CH, Chen AY, Stafford JA, Corey GR, *et al. Staphylococcus aureus* native valve infective endocarditis: report of 566 episodes from the International Collaboration on Endocarditis Merged Database. Clin Infect Dis. 2005; 41: 507-14.

59. Remadi JP, Habib G, Nadji G, Brahim A, Thuny F, Casalta JP, *et al.* Predictors of death and impact of surgery in *Staphylococcus aureus* infective endocarditis. Ann Thorac Surg. 2007; 83: 1295-302.

60. Falagas ME, Matthaiou DK, Bliziotis IA. The role of aminoglycoside in combination with a

β-lactam for the treatment of bacterial endocarditis: a meta-analysis of comparative trials. J Antimicrob Chemother. 2006; 57: 639-47.

61. Cosgrove SE, Vigliani GA, Fowler VG Jr, Abrutyn E, Corey GR, Levine DP, *et al.* Initial low-dose gentamicin for *Staphylococcus aureus* bacteremia and endocarditis is nephrotoxic. Clin Infect Dis. 2009; 48: 713-21.

62. Korzeniowski O, Sande MA, National Collaborative Endocarditis Study Group. Combination antimicrobial therapy for *Staphylococcus aureus* endocarditis in patients addicted to parental drugs and in non-addicts. Ann Intern Med. 1982; 97: 496-503.

63. Chambers HF, Miller RT, Newman MD. Right-sided *Staphylococcus aureus* endocarditis in intravenous drug abusers: two week combination therapy. Ann Intern Med. 1988; 109: 619-24.

64. DiNubile MJ. Short-course antibiotic therapy for right-sided endocarditis caused by *Staphylococcus aureus* in injection drug users. Ann Intern Med. 1994; 121: 873.

65. Ribera E, Gómez-Jimenez J, Cortes E, Del Valle O, Planes A, González-Alujas T, *et al.* Effectiveness of cloxacillin with and without gentamicin in short-term therapy for right-sided *Staphylococcus aureus* endocarditis. Ann Intern Med. 1996; 125: 969-74.

66. Fortún J, Navas E, Martínez-Beltrán J, Pérez-Molina J, Martín-Dávila P, Guerrero A, *et al.* Short-term therapy for right-sided endocarditis due to *Staphylococcus aureus* in drug abusers: cloxacillin versus glycopeptides in combination with gentamicin. Clin Infect Dis. 2001; 33: 120-5.

67. Levine DP, Fromm BS, Reddy BR. Slow response to vancomycin or vancomycin plus rifampin in methicillin-resistant *Staphylococcus aureus* endocarditis. Ann Intern Med. 1991; 115: 674–80.

68. Lodise TP, Mckinnon PS, Levine DP, Rybak MJ. Impact of empirical-therapy selection on outcomes of intravenous drug users with infective endocarditis caused by methicillin-susceptible *Staphylococcus aureus*. Antimicrob Agents Chemother. 2007; 51: 3731-33.

69. Fowler VG Jr, Boucher HW, Corey GR, Abrutyn E, Karchmer AW, Rupp ME, *et al.* Daptomycin versus standard therapy for bacteremia and endocarditis caused by *Staphylococcus aureus*. N Engl J Med. 2006; 355: 653-65.

70. Almirante B. Experiencia clínica del uso de daptomicina en España. Resultados globales del registro EUCORE. Med Clin (Barc). 2010; 135(Extr 3): 23-8.

71. Rose WE, Rybak MJ, Kaatz GW. Evaluation of daptomycin treatment of *Staphylococcus aureus* bacterial endocarditis: an in vitro and in vivo simulation using historical and current dosing strategies. J Antimicrob Chemother. 2007; 60: 334-40.

72. Rose WE, Leonard SN, Sakoulas G, Kaatz GW, Zervos MJ, Sheth A, *et al.* Daptomycin activity against *Staphylococcus aureus* following vancomycin exposure in an in vitro pharmacodynamic model with simulated endocardial vegetations. Antimicrob Agents Chemother. 2008; 52: 831-6.

73. Sakoulas G, Moise-Broder PA, Schentag J, Forrest A, Moellering RC Jr, Eliopoulos GM. Relationship of MIC and bactericidal activity to efficacy of vancomycin for treatment of methicillin-resistant *Staphylococcus aureus* bacteremia. J Clin Microbiol. 2004; 42: 2398-402.

74. Moise-Broder PA, Sakoulas G, Eliopoulos GM, Schentag JJ, Forrest A, Moellering RC Jr. Accessory gene regulator group II polymorphism in methicillin-resistant *Staphylococcus aureus* is predictive of failure of vancomycin therapy. Clin Infect Dis. 2004; 38: 1700-5.

75. Gould IM. Clinical relevance of increasing glycopeptide MICs against *Staphylococcus aureus*. Int J Antimicrob Agents. 2008; 31(Suppl 2): 1-9.

76. Fridkin SK, Hageman J, McDougal LK, Mohammed J, Jarvis WR, Perl TM, *et al.* Epidemiological and microbiological characterization of infections caused by *Staphylococcus aureus* with reduced susceptibility to vancomycin, United States, 1997-2001. Clin Infect Dis. 2003; 36: 429-39.

77. Howden BP, Ward PB, Charles PG, Korman TM, Fuller A, du Cros P, *et al.* Treatment outcomes for serious infections caused by methicillin-resistant *Staphylococcus aureus* with reduced vancomycin susceptibility. Clin Infect Dis. 2004; 38: 521-8.

78. Moise-Broder PA, Sakoulas G, Forrest A, Schentag JJ. Vancomycin in vitro bactericidal activity and its relationship to efficacy in clearance of methicillin-resistant *Staphylococcus aureus* bacteremia. Antimicrob Agents Chemother. 2007; 51: 2582-6.

79. Maclayton DO, Suda KJ, Coval KA, York CB, Garey KW. Case-control study of the relationship between MRSA bacteremia with a vancomycin MIC of 2 microg/mL and risk factors, cost, and outcomes in inpatients undergoing hemodialysis. Clin Ther. 2006; 28: 1208-16.

80. Soriano A, Marco F, Martínez JA, Pisos E, Almela M, Dimova VP, *et al.* Influence of vancomycin minimum inhibitory concentration on the treatment of methicillin-resistant *Staphylococcus aureus* bacteremia. Clin Infect Dis. 2008; 46: 193-200.

81. Hidayat LK, Hsu DI, Quist R, Shriner KA, Wong-Beringer A. High-dose vancomycin therapy for methicillin-resistant *Staphylococcus aureus* infections: efficacy and toxicity. Arch Intern Med. 2006; 166: 2138-44.

82. Lodise TP, Lomaestro B, Graves J, Drusano GL. Larger vancomycin doses (at least four grams per day) are associated with an increased incidence of nephrotoxicity. Antimicrob Agents Chemother. 2008; 52: 1330-6.

83. Gudiol F, Aguado JM, Pascual A, Pujol M, Almirante B, Miró JM, *et al.* Documento de consenso sobre tratamiento de la bacteriemia y la endocarditis causada por *Staphylococcus aureus* resistente a la meticilina. Enferm Infecc Microbiol Clin. 2009; 27: 105-15.

84. Liu C, Bayer A, Cosgrove SE, Daum RS, Fridkin SK, Gorwitz RJ, *et al.* Clinical practice guidelines by the Infectious Diseases Society of America for the treatment of methicillin-resistant *Staphylococcus aureus* infections in adults and children: executive summary. Clin Infect Dis. 2011; 52: 285-92.

85. Rehm SJ, Boucher H, Levine D, Campion M, Eisenstein BI, Vigliani GA, *et al.* Daptomycin versus vancomycin plus gentamicin for treatment of bacteraemia and endocarditis due to *Staphylococcus aureus:* subset analysis of patients infected with methicillin-resistant isolates. J Antimicrob Chemother. 2008; 62: 1413-21.

86. Credito, K, Lin, G, Appelbaum, PC. Activity of daptomycin alone and in combination with rifampin and gentamicin against *Staphylococcus aureus* assessed by time-kill methodology. Antimicrob Agents Chemother. 2007; 51: 1504.

87. Benvenuto M, Benziger DP, Yankelev S, Vigliani G. Pharmacokinetics and tolerability of daptomycin at doses up to 12 milligrams per kilogram of body weight once daily in healthy volunteers. Antimicrob Agents Chemother. 2006; 50: 3245-9.

88. Figueroa DA, Mangini E, Amodio-Groton M, Vardianos B, Melchert A, Fana C, *et al.* Safety of high dose intravenous daptomycin treatment: three-year cumulative experience in a clinical program. Clin Infect Dis. 2009; 49: 177-80.

89. Andrade-Baiocchi S, Tognim MC, Baiocchi OC, Sader HS. Endocarditis due to glycopeptide-intermediate *Staphylococcus aureus:* case report and strain characterization. Diagn Microbiol Infect Dis. 2003; 45: 149.

90. Howden BP, Ward PB, Charles PG, Korman TM, Fuller A, du Cros P, *et al.* Treatment outcomes for serious infections caused by methicillin-resistant *Staphylococcus aureus* with reduced vancomycin susceptibility. Clin Infect Dis. 2004; 38: 521-8.

91. Rose WE, Leonard SN, Rybak MJ. Evaluation of daptomycin pharmacodynamics and resistance at various dosage regimens against *Staphylococcus aureus* isolates with reduced susceptibilities to daptomycin in an in vitro pharmacodynamic model with simulated endocardial vegetations. Antimicrob Agents Chemother. 2008; 52: 3061-7.

92. Kobasa WD, Kaye KL, Shapiro T, Kaye D. Therapy for experimental endocarditis due to *Staphylococcus epidermidis.* Rev Infect Dis. 1983; 5(Suppl 3): S533-7.

93. Karchmer AW, Archer GL, Dismukes WE. *Staphylococcus epidermidis* causing prosthetic valve endocarditis: microbiologic and clinical observations as guides to therapy. Ann Intern Med. 1983; 98: 447-55.

94. Karchmer AW, Archer GL, Dismukes WE. Rifampin treatment of prosthetic valve endocarditis due to *Staphylococcus epidermidis.* Rev Infect Dis. 1983; 5(Suppl 3): S543-8.

95. Das M, Badley AD, Cockerill FR, Steckelberg JM, Wilson WR. Infective endocarditis caused by HACEK microorganisms. Annu Rev Med. 1997; 48: 25-33.

96. Brouqui P, Raoult D. Endocarditis due to rare and fastidious bacteria. Clin Microbiol Rev. 2001; 14: 177-207.

97. Paturel L, Casalta JP, Habib G, Nezri M, Raoult D. *Actinobacillus actinomycetemcomitans* endocarditis. Clin Microbiol Infect. 2004; 10: 98-118.

98. Morpeth S Jr., Murdoch D, Cabell CH, Karchmer AW, Pappas P, Levine D, *et al.* Non-HACEK gram-negative bacillus endocarditis. Ann Intern Med. 2007; 147: 829-35.

99. Reyes MP, Lerner AM. Current problems in the treatment of infective endocarditis due to *Pseudomonas aeruginosa.* Rev Infect Dis. 1983; 5: 314-21.

100. Ellis ME, Al-Abdely H, Sandridge A, Greer W, Ventura W. Fungal endocarditis: evidence in the world literature, 1965-1995. Clin Infect Dis. 2001; 32: 50-62.

101. Lye DC, Hughes A, O'Brien D, Athan E. *Candida glabrata* prosthetic valve endocarditis treated successfully with fluconazole plus caspofungin without surgery: a case report and literature review. Eur J Clin Microbiol Infect Dis. 2005; 24: 753-5.

102. Huminer D, Bishara J, Pitlik S. Home intravenous antibiotic therapy for patients with infective endocarditis. Eur J Clin Microbiol Infect Dis. 1999; 18: 330-4.

103. Monteiro CA, Cobbs CG. Outpatient manage-

ment of infective endocarditis. Curr Infect Dis Rep. 2001; 3: 319-27.

104. Andrews MM, von Reyn CF. Patient selection criteria and management guidelines for outpatient parenteral antibiotic therapy for native valve infective endocarditis. Clin Infect Dis. 2001; 33: 203-9.

105. Tice AD, Rehm SJ, Dalovisio JR, Bradley JS, Martinelli LP, Graham DR, *et al.* Practice guidelines for outpatient parenteral antimicrobial therapy. IDSA guidelines. Clin Infect Dis. 2004; 38: 1651-72.

106. Rehm S, Campion M, Katz DE, Russo R, Boucher HW. Community-based outpatient parenteral antimicrobial therapy (CoPAT) for Staphylococcus aureus bacteraemia with or without infective endocarditis: analysis of the randomized trial comparing daptomycin with standard therapy. J Antimicrob Chemother. 2009; 63: 1034-42.

Capítulo 11

Tratamiento quirúrgico de la endocarditis infecciosa

P. Tornos, M. Galiñanes

Serveis de Cardiologia i de Cirurgia Cardíaca
Àrea del Cor
Hospital Universitari Vall d'Hebron
Barcelona

Correspondencia:
Dra. Pilar Tornos
ptornos@vhebron.net

1 Introducción

El pronóstico de la endocarditis infecciosa (EI) sigue siendo grave, con cifras globales de mortalidad al año cercanas al 30 %.[1,2] Esto es consecuencia de los cambios epidemiológicos, pues en la actualidad nos enfrentamos a una enfermedad que afecta a población de edad avanzada, con mucha comorbilidad, producida por microorganismos de especial virulencia y, en ocasiones, con necesidad de tratamientos antibióticos complejos. Estos cambios explican que cada vez más casos de EI presenten complicaciones que obligan a plantearse la cirugía. En las series recientes, cerca de un 50 % de los pacientes con EI son sometidos a tratamiento quirúrgico durante la fase activa de la enfermedad.[3-7]

Es muy difícil valorar el impacto real de la cirugía en el pronóstico de una enfermedad tan compleja. Por una parte, los pacientes que se operan son aquellos con endocarditis más graves y con importantes complicaciones; por otra, los pacientes con enfermedad más grave y mayor comorbilidad no pueden ser intervenidos porque su riesgo quirúrgico es prohibitivo. Pese a estas dificultades, la mayoría de los estudios recientes, utilizando los modelos de análisis denominados de *propensity score*, han demostrado resultados favorables al tratamiento quirúrgico.[8-11] Además, parece bien establecido que, de establecerse una indicación quirúrgica, el pronóstico es mejor si ésta se realiza con precocidad, evitando las graves lesiones destructivas intracardíacas y la progresiva afectación sistemica.[12] Las guías europea y americana de práctica clínica sugieren una serie de indicaciones para el tratamiento de los pacientes.[13,14] Sin embargo, es importante señalar que las recomendaciones no se basan en evidencias robustas, y además, la endocarditis es una enfermedad tan compleja que cada caso tiene que valorarse de manera individual.[15-17]

En cualquier situación, indicar cirugía a un paciente con EI es un reto terapéutico que ha de tener en cuenta muchas variables. Se trata siempre de decisiones difíciles, que deben basarse en el caso clínico concreto y en la experiencia del equipo quirúrgico. Es de suma importancia que el equipo médico responsable pueda valorar la probabilidad de intervenir a un paciente en el momento del diagnóstico de la enfermedad, teniendo en cuenta los resultados microbiológicos y ecocardiográficos, así como su estado general y su comorbilidad. De esta manera se optimiza el tratamiento médico previo y se decide el momento más adecuado para proceder a la intervención. Esta forma de actuar, que involucra a cardiólogos, especialistas en enfermedades infecciosas, microbiólogos y cirujanos cardíacos, es la que preconizamos desde la Unidad de Endocarditis del Hospital Universitari Vall d'Hebron de Barcelona.

2 Indicaciones y momento de la cirugía

En los pacientes con endocarditis ha de considerarse el tratamiento quirúrgico en tres situaciones concretas:

- Cuando se produce un deterioro hemodinámico secundario a las alteraciones valvulares producidas por la infeccion.

- Cuando es imposible controlar la infección con el tratamiento antibiótico, bien porque los microorganismos sean de gran virulencia, bien por la ausencia de tratamientos eficaces o bien por la presencia de abscesos o grandes destrucciones anatómicas, que hacen poco probable la curación con antibioticoterapia sola.

- Cuando se prevé un riesgo muy alto de embolia, porque el paciente ya haya sufrido algún episodio o bien porque tenga vegetaciones de gran tamaño.[13]

En muchas ocasiones, en un mismo paciente coexisten diversas situaciones (p. ej., en un paciente con endocarditis estafilocócica, con grandes vegetaciones e insuficiencia cardíaca por destrucción valvular, coexistirían varias causas para indicar la cirugía).

Motivos de la indicación quirúrgica[a]	
Insuficiencia cardíaca	Emergente (en las siguientes 24 h)
Infeccion incontrolada (infección persistente, extensión perivalvular)	Urgente (en la siguiente semana)[b]
Alto riesgo de embolia	Electiva (al final del tratamiento antibiótico)[b]

[a] En un mismo paciente pueden coexistir varios motivos para indicar la intervención.

[b] Tanto en las indicaciones urgentes como en las electivas ha de realizarse un seguimiento clínico y ecocardiográfico estricto, a ser posible en un hospital que disponga de unidad de cirugía cardíaca.

Tabla 1. Indicaciones y momentos de la cirugía.

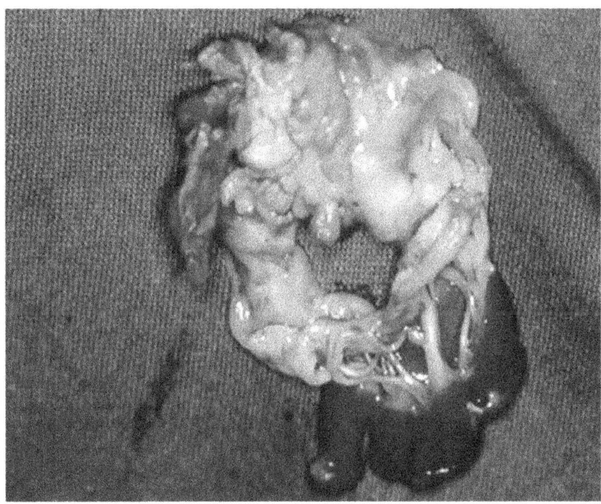

Figura 1. Pieza quirúrgica en una endocarditis aórtica en la que se observan vegetaciones y una perforación de un velo valvular. (Por cortesía del Prof. Manuel Antunes, Coimbra.)

La cirugía puede ser necesaria de manera emergente en los pacientes en situación de extrema gravedad hemodinámica, quienes han de ser intervenidos de immediato. La mayoría de las veces, la intervención puede realizarse de manera urgente, tras unos días de tratamiento antibiótico bajo estricta supervisón clínica y ecocardiográfica. Por último, en algunos casos de menor gravedad puede realizarse de manera electiva tras finalizar el tratamiento antibiótico (véase la tabla 1).

2.1 Insuficiencia cardíaca

La insuficiencia cardíaca (IC) es la complicación más frecuente de la EI. En general está causada por la aparición de una importante insuficiencia valvular aórtica o mitral. Estas alteraciones valvulares son resultado de alteraciones anatómicas secundarias a la infección (perforaciones valvulares o roturas de cuerdas tendinosas) (véase la figura 1). Más raramente, la IC puede estar en relación con la formación de fístulas o de obstrucción valvular provocada por la existencia de grandes vegetaciones. En las endocarditis protésicas, la aparición de IC suele obedecer a la existencia de dehiscencias protésicas o a la obstrucción de la prótesis por las vegetaciones (véase la figura 2).

En el momento del diagnóstico de la enfermedad, en los pacientes con cardiopatías valvulares previas conocidas puede haber signos de IC atribuibles a una descompensación de la cardiopatía previa relacionada con la fiebre, la taquicardia y la anemia que suelen acompañar a la endocarditis. En estos casos, la corrección de la fiebre y la taquicardia pueden hacer retroceder los signos de IC y, si la endocarditis no ha producido un empeoramiento de las lesiones valvulares previas, la intervención quirúrgica puede no ser necesaria en la fase activa de la enfermedad. Cuando la IC, por el contrario, es secundaria a una destrucción valvular por la infección, el cuadro clínico suele seguir una evolución aguda o subaguda. La

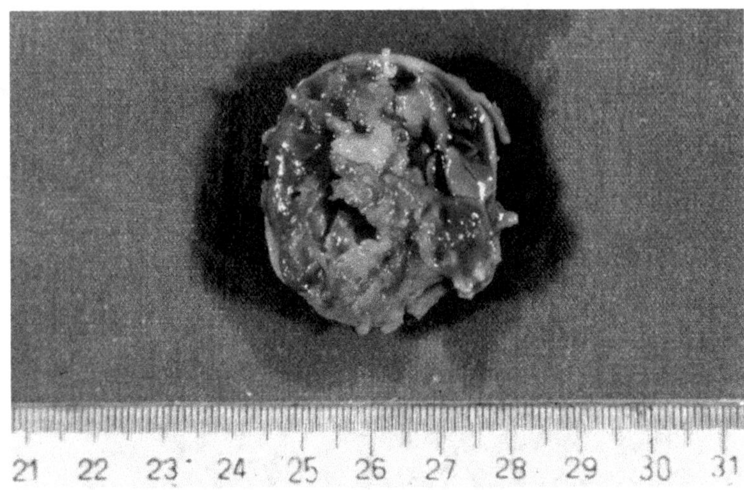

Figura 2. Pieza quirúrgica en un caso de endocarditis protésica por Staphylococcus aureus. *La prótesis valvular está completamente cubierta por vegetaciones que provocaban una importante obstrucción valvular.*

insuficiencia valvular aguda, especialmente la aórtica, es muy mal tolerada hemodinámicamente, ya que la sobrecarga brusca de volumen en los ventrículos no dilatados provoca una elevación rápida de las presiones diastólicas y lleva rápidamente a situación de IC. En algunos pacientes aparecen cuadros agudos de edema de pulmón o *shock* cardiogénico en relación con insuficiencias valvulares graves. En otros casos, signos clínicos más sutiles, como taquicardia sinusal o ritmo de galope, anteceden a la descompensación clínica más importante. Algunos datos ecocardiográficos, por ejemplo el signo del cierre precoz de la válvula mitral en los pacientes con insuficiencia aórtica o la existencia de hipertensión pulmonar, ayudan a definir esta situación hemodinámica inestable.

2.1.1   *Indicación de cirugía por insuficiencia cardíaca*

La IC es la causa más frecuente de tratamiento quirúrgico en la endocarditis (véase la tabla 2). Es también la indicación de cirugía en que hay más consenso en la literatura médica. Los estudios que comparan los tratamientos médico y quirúrgico en pacientes con endocarditis e IC ofrecen resultados concordantes a favor del tratamiento quirúrgico realizado con precocidad.[8,16-22] El 72 % de los pacientes de una reciente serie europea[7] fueron intervenidos por dicho motivo.

En los enfermos con IC grave, en forma de *shock* o de edema agudo de pulmón resistente, secundarios a una insuficiencia valvular aguda, presencia de fístulas u obstrucción valvular, se aconseja proceder al tratamiento quirúrgico de forma emergente. En los pacientes con clínica de IC menos grave y en aquellos cuyos síntomas se controlan con tratamiento médico, se aconseja una vigilancia clínica extrema y proceder a la cirugía con carácter urgente tras unos días de tratamiento antibiótico. También hay pacientes con insuficiencia valvular grave bien tolerada en quienes puede demorarse la cirugía hasta el final del tratamiento antibiótico. Esta

Situación clínica	Momento de la intervención
Shock Edema agudo de pulmon	Cirugía emergente (24 h)
Insuficiencia cardíaca controlada médicamente, pero con regurgitación valvular grave o signos de mala tolerancia hemodinámica[a]	Cirugía urgente (1 semana)
Regurgitación valvular grave, sin signos clínicos de insuficiencia cardíaca	Cirugía electiva[b] (al finalizar el tratamiento)

[a] Cierre mitral precoz, hipertensión pulmonar, taquicardia persistente, ritmo de galope.

[b] Esta indicación puede demorarse o reconsiderarse en los pacientes con excelente tolerancia a la lesión valvular y en pacientes con un riesgo quirúrgico muy alto.

Tabla 2. Insuficiencia cardíaca y cirugía.

conducta obliga a un seguimiento clínico muy cuidadoso, ya que los signos de IC pueden aparecer durante la evolución y obligar a adelantar la intervención quirúrgica.

2.2   Infección no controlada

En la mayoría de los pacientes con EI la fiebre remite durante la primera semana de tratamiento antibiótico correcto. La persistencia del cuadro febril obliga a descartar una serie de posibilidades (véase la tabla 3). Una vez descartadas las causas extracardíacas de la fiebre hay que considerar dos posibilidades: que la infección esté producida por microorganismos que muy difícilmente podrán erradicarse con tratamiento médico, o que la infección intracardíaca no esté controlada.

Los microorganismos que difícilmente serán controlados médicamente incluyen los hongos y las levaduras, las bacterias multirresistentes como *Staphylococcus aureus* resistente a la meticilina, los enterococos resistentes y los bacilos gramnegativos, y aquellos otros para los que no se dispone de tratamiento bactericida eficaz, como *Coxiella burnetti*.[22-27] Las EI por *S. aureus* suelen tener un curso clínico muy grave, con múltiples complicaciones embólicas y destrucciones intracardíacas importantes.[28,29]

La infección intracardíaca no controlada se pone de manifiesto por un aumento de tamaño de las vegetaciones, a pesar del tratamiento antibiótico, o por una extensión perivalvular de la

• Tratamiento antibiótico inadecuado
• Microorganismos resistentes a los antimicrobianos
• Infección intracardíaca no controlada (aumento del tamaño de las vegetaciones, extensión perivalvular con abscesos o fístulas)
• Accesos venosos con signos de infección o inflamación
• Complicaciones embólicas y abscesos extracardíacos
• Reacciones alérgicas a los antibióticos

Tabla 3. Causas de fiebre persistente tras iniciar el tratamiento en un paciente con endocarditis infecciosa.

Situación clínica	Momento de la intervención
Absceso o seudoaneurisma perianular Aumento del tamaño de las vegetaciones	Cirugía urgente (1 semana)
Microorganismos muy agresivos o difícilmente erradicables con tratamiento médico[a]	Cirugía urgente o electiva[b] (1 semana)

[a] Se incluyen hongos y levaduras, bacterias multirresistentes, bacilos gramnegativos, *Staphylococcus aureus* y *Coxiella burnetti*.

[b] La cirugía se recomienda de forma urgente en las infecciones por microorganismos muy agresivos. En otras situaciones, como la fiebre Q, el tratamiento puede ser más tardío si la situación clínica se controla adecuadamente.

Tabla 4. Infección incontrolada y cirugía.

infección, en forma de abscesos perivalvulares o seudoaneurismas. Las complicaciones perianulares a veces pueden sospecharse por la clínica, al observar persistencia de la fiebre, aparición de bloqueos de conducción y, más raramente, derrame pericárdico. Sin embargo, en la gran mayoría de los casos el diagnóstico lo proporciona el ecocardiograma. Por ello, es obligada la práctica de una ecocardiografía transesofágica en los pacientes con persistencia del cuadro febril habiendo descartado todas las causas anteriormente citadas de fiebre persistente.

2.2.1 *Indicación de cirugía por infección no controlada (véase la tabla 4)*

La mayoría de los pacientes con abscesos perianulares o seudoaneurismas requieren tratamiento quirúrgico, al igual que aquellos en quienes persiste la fiebre y se documenta un aumento en el tamaño de las vegetaciones. En estos casos, la cirugía debe realizarse de manera urgente, tras unos días de tratamiento antibiótico.

La evolución espontánea de los abscesos es hacia la rotura y la creación de fístulas, con la resultante mortalidad.[30] Sin embargo, un reducido número de pacientes con pequeñas cavidades perianulares, infección causada por microorganismos sensibles y sin otra evidencia de infección intracardíaca ni regurgitaciones valvulares importantes, pueden tratarse médicamente con buena evolución, aunque por supuesto bajo una muy estricta vigilancia.[31] En los pacientes con infecciones por microorganismos de difícil tratamiento antimicrobiano también es aconsejable proceder a la cirugía de manera urgente, antes de que se produzcan lesiones valvulares o perivalvulares importantes.

Un caso especial es el de las EI por *S. aureus*. Son muy agresivas y, por ello, la mayoría de los grupos aconseja proceder a un tratamiento quirúrgico precoz, a no ser que la respuesta a la antibioticoterapia sea muy rápida y las lesiones cardíacas sean poco importantes.

2.3 *Riesgo embólico*

Las embolias sistémicas ocurren en un 25-50 % de los casos de EI[32,33] y una proporción no despreciable pueden ser clínicamente silentes, detectadas sólo mediante técnicas de imagen.[34]

La mayoría de las embolias afectan al sistema nervioso central, sobre todo al territorio de la arteria cerebral media, pero pueden ocurrir en cualquier otro lecho vascular, como el bazo, el riñón, el pulmón o la vasculatura periférica. Las embolias son especialmente frecuentes en las EI estafilocócicas, en las fúngicas y en las producidas por microorganismos del grupo HACEK (*Haemophilus [Aggregatibacter] aphrophilus, Aggregatibacter actinomycetemcomitans, Cardiobacterium hominis, Eikenella corrodens* y *Kingella* spp.). Pueden acontecer en cualquier momento del curso evolutivo de la enfermedad, aunque son especialmente frecuentes antes de iniciar el tratamiento antibiótico o en las primeras semanas de éste.[35] Diversos estudios han permitido identificar algunos factores predictores de complicaciones embólicas. Así, se sabe que el mayor riesgo lo tienen aquellos pacientes con vegetaciones de gran tamaño (> 15 mm), en particular si se localizan en la válvula mitral y ocurren en EI fúngicas o estafilocócicas. Asimismo, tienen un riesgo muy alto los pacientes que ya han sufrido un accidente embólico y siguen presentando vegetaciones grandes en el ecocardiograma.[36-44]

2.3.1 Indicación de cirugía por grave riesgo embólico (véase la tabla 5)

La mejor forma de evitar los accidentes embólicos es el diagnóstico precoz de la enfermedad y la rápida instauración de tratamiento antibiótico. El papel exacto que desempeña la cirugía en la prevención de las embolias no se conoce y, por lo tanto, su indicación sólo con esta finalidad es la más controvertida y difícil. Hay que tener en cuenta la existencia de embolias previas, el tamaño de las vegetaciones, el tipo de microorganismo implicado y el procedimiento quirúrgico que se considere. En principio, se acepta que los pacientes que han sufrido un accidente embólico y que persisten con vegetaciones > 10 mm deberían ser intervenidos. En aquellos con vegetaciones > 10 mm y sin embolia previa se aconseja la intervención si presentan otros factores predictores de mala evolución (microorganismos difíciles o regurgitación valvular grave). En los pacientes sin otros predictores de mal pronóstico y vegetaciones de gran tamaño (> 15-20 mm) ha de contemplarse el tratamiento quirúrgico de manera muy individualizada, y es un factor que puede hacer decidir la posibilidad de llevar a cabo una técnica quirúrgica de reparación valvular.[13] En todos los casos en que la intervención se realiza para evitar embolias ha de hacerse de manera urgente, a los pocos días de haber iniciado la antibioticoterapia, ya que, como se ha comentado

Situación clínica	Momento de la intervención
Embolia previa y vegetaciones aórticas o mitrales > 10 mm	Cirugía urgente (< 1 semana)
Vegetaciones aórticas o mitrales > 10 mm y otros predictores de mala evolución (microorganismo, regurgitacion valvular grave o insuficiencia cardíaca)	Cirugía urgente (< 1 semana)
Vegetaciones > 15-20 mm aisladas[a]	Cirugía urgente (< 1 semana)

[a]Esta indicación es muy controvertida y tiene que ser cuidadosamente individualizada.

Tabla 5. Riesgo de embolia y cirugía.

con anterioridad, las embolias son especialmente frecuentes antes y durante las primeras 2 semanas de ésta.

2.4 Cirugía en los pacientes con complicaciones neurológicas

En un 20-30 % de las EI, sobre todo en las producidas por *S. aureus*, los pacientes presentan algún tipo de complicación neurológica, entre ellas ictus isquémicos o hemorrágicos, embolias silentes, hemorragia cerebral, aneurismas micóticos, meningitis y abscesos cerebrales. Todas las complicaciones neurológicas se acompañan de un aumento de la mortalidad.[45-48]

Muchos pacientes que han sufrido una complicación neurológica tienen, además, alguna de las indicaciones quirúrgicas antes descritas. En estos casos, existe el temor de que la cirugía cardíaca facilite la aparición de una hemorragia cerebral que complique el cuadro neurológico previo.[49,50] Estudios recientes, sin embargo, han demostrado que la cirugía cardíaca es relativamente segura en los pacientes que han presentado pequeños accidentes embólicos no hemorrágicos. Por lo tanto, en aquellos con estas características, que por otra parte tienen una clara indicación de cirugía (IC, infección incontrolada o persistencia de vegetaciones grandes), puede aconsejarse la intervención urgente con un riesgo asumible.[51] Por el contrario, si la complicación neurológica es un infarto cerebral de gran tamaño o con componente hemorrágico, la intervención debe demorarse unas 4-6 semanas.

3 Técnicas quirúrgicas

El objetivo principal del tratamiento quirúrgico de la endocarditis valvular es la resección radical y completa de los tejidos infectados y necróticos, sin tener inicialmente en cuenta la posibilidad de reparación de la válvula afectada. Una vez resecadas las áreas infectadas, la válvula nativa debe repararse si aún queda suficiente tejido para realizar una reconstrucción valvular sin tensión.[52,53] En caso de destrucción tisular extensa, la sustitución valvular es el tratamiento de elección. Con independencia del tratamiento quirúrgico realizado, todos los pacientes tienen que recibir antibióticos durante las primeras semanas tras la cirugía. La duración del tratamiento tras la intervención varía en función de que el cultivo de la válvula sea positivo o no, así como de la duración del tratamiento antibiótico previo a la intervención, pero puede oscilar entre 2 y 6 semanas.

3.1 Infección de la válvula aórtica nativa

Si la infección se limita a los velos valvulares, la resección de éstos y su sustitución por una prótesis biológica o mecánica es habitualmente suficiente para resolver el problema. Cuando el anillo aórtico está afectado por la infección, entonces debe resecarse todo el tejido infectado y el defecto creado se recubre con pericardio autólogo o bovino, antes de fijar una prótesis valvular. En este tipo de reparaciones es preferible utilizar material biológico para disminuir el riesgo de reinfección; sin embargo, también es posible reconstruir la raíz aórtica usando material sintético (p. ej., dacrón).[54,55] Otra alternativa para la reconstrucción de la raíz aórtica y del tracto de salida del ventrículo izquierdo, en especial cuando hay una extensa destrucción de los tejidos y en presencia de abscesos y fistulizaciones, es el uso de homoinjertos[56,57] y de autoinjertos pulmonares.[58]

3.2 Infección de la válvula mitral nativa

La reparación de la válvula mitral infectada, si es posible, es el tratamiento de elección, pues la preservación valvular se acompaña de una mortalidad hospitalaria baja, de un 0-9 %,[52,53,59] y de una mayor supervivencia a largo término, en comparación con la sustitución valvular.[59,60] La posibilidad de reinfección también es menor con la reparación (<1 % al año) que con la sustitución valvular.[59] Sin embargo, es preciso señalar que estos resultados favorables de la reparación valvular pueden estar influenciados por la ausencia de material protésico y por el hecho de que los pacientes que requieren sustitución valvular son los casos más avanzados y con mayor destrucción de los tejidos.

Las lesiones localizadas en el cuerpo del velo anterior de la válvula mitral pueden repararse utilizando pericardio autólogo o bovino, con buenos resultados de supervivencia y durabilidad.[61] Si los bordes del velo están afectados es posible realizar una resección triangular a la cual puede asociarse, si es preciso, una trasposición de cuerdas o el uso de cuerdas artificiales. Igualmente, la infección localizada del velo posterior puede tratarse con resección del tejido afectado seguida de su reconstrucción. En cualquiera de los casos, una destrucción extensa de los velos requiere la sustitución valvular por una prótesis biológica o mecánica. Cuando hay una infección extensa del velo posterior puede utilizarse una prótesis sustitutiva de este velo, que permite preservar el velo anterior y el aparato subvalvular.

3.3 Endocarditis sobre válvulas protésicas

Las infecciones sobre válvulas protésicas se asocian a una mortalidad operatoria más alta que las EI sobre válvulas nativas.[62-65] Es reconocido que el tratamiento médico sin cirugía de las endocarditis sobre prótesis tiene malos resultados, a pesar de las mejoras en los tratamientos antimicrobianos, especialmente en los pacientes con afectación del anillo valvular y en aquellos con endocarditis precoz.[66] Los abscesos periprotésicos en posición mitral pueden separar la aurícula izquierda del ventrículo izquierdo. En estos casos, el tejido infectado tiene que desbridarse por completo y a continuación realizar la reconstrucción anatómica usando pericardio autólogo o bovino, y fijar la nueva prótesis valvular al anillo reconstruido.[67] La extensión de la infección al trígono fibroso mitroaórtico, que habitualmente se produce en pacientes con prótesis mitral y aórtica, necesita reconstrucción anatómica de la estructura. Ésta puede llevarse a cabo con pericadio autólogo o bovino, que después se utiliza para fijar las nuevas prótesis mitral y aórtica.[66] De forma alternativa, es posible usar un homoinjerto para sustituir la válvula y la raíz aórticas, empleando la parte fibrosa intervalvular del homoinjerto para fijar la prótesis valvular mitral. En estos casos, la división de la vena cava superior permite una mayor exposición de ambas válvulas y del trígono fibroso.

3.4   Elección del tipo de prótesis a utilizar

El tipo de material, biológico o protésico, que ha de utilizarse para el tratamiento de la endocarditis sigue siendo motivo de debate, pues aún no hay evidencia de que el uso de bioprótesis ofrezca mejores resultados que el de prótesis mecánicas.[65] Por ello, se han recomendado las prótesis mecánicas en los pacientes jóvenes con endocarditis de válvulas nativas y las prótesis biológicas en los mayores de 60 años con infección de válvulas nativas y de prótesis valvulares, así como en los pacientes jóvenes con endocarditis sobre prótesis valvulares, debido a su limitada esperanza de vida.[65]

La creencia de que los homoinjertos son el tejido ideal para tratar una endocarditis activa[56,68] no se ha demostrado y, de hecho, estos injertos se infectan como otras prótesis valvulares;[69] más aún, se han observado excelentes y similares resultados a largo plazo con conductos sintéticos valvulados y con homoinjertos en pacientes operados por endocarditis aguda sobre prótesis valvular,[70] incluso en presencia de abscesos anulares.[71] No hay, pues, consenso en cuanto a la utilidad de los homoinjertos, y mientras unos investigadores han publicado resultados satisfactorios precoces y a largo plazo con el reemplazo de la raíz aórtica por una endocarditis activa con abscesos perianulares,[72] otros han comunicado que el uso de homoinjertos en la endocarditis grave de la válvula aórtica se asocia a una mortalidad temprana y a complicaciones sustanciales, aunque la supervivencia a largo plazo y la calidad de vida de los pacientes que sobreviven al postoperatorio inmediato son satisfactorios.[73] Un problema adicional de los homoinjertos es la posibilidad de que se degeneren y de que los velos valvulares se calcifiquen y requieran su sustitución.

Otros grupos son partidarios del uso de autoinjertos pulmonares (p. ej., operación de Ross), en especial en los pacientes jóvenes.[73] Sin embargo, después del entusiasmo inicial, varios estudios han demostrado una dilatación de los autoinjertos pulmonares en posición aórtica que ha requerido su sustitución.[74-76] Además, estos autoinjertos también están expuestos a calcificación y degeneración a largo plazo.[74,77] La aparición de complicaciones con los homoinjertos y autoinjertos pulmonares ha hecho de que se busquen nuevas alternativas, como las bioprótesis sin soporte[78] o los conductos valvulados de pericardio bovino conteniendo una válvula aórtica porcina tratados con el proceso de anticalcificación *No-React*.[79,80]

3.5   Protección miocárdica

Los pacientes con EI que requieren tratamiento quirúrgico pueden presentarse con deterioro general avanzado e IC. Además, a menudo la corrección quirúrgica es compleja y larga. Por todo ello, la protección miocárdica es de máxima importancia.

Una buena protección miocárdica puede lograrse utilizando diversas técnicas. Habitualmente, la administración de solución cardiopléjica fría de forma intermitente por vía anterógrada y retrógrada, manteniendo una temperatura miocárdica de 10 a 15 °C, proporciona una protección excelente. Asimismo, diversas formulaciones de soluciones cardiopléjicas, inyectadas de forma intermitente o continua, también pueden ofrecer una protección miocárdica adecuada.

3.6   Cuidados y complicaciones del postoperatorio

Las complicaciones postoperatorias son frecuentes en la cirugía correctora de la endocarditis activa. Los pacientes con sepsis pueden desarrollar una coagulopatía que requiera transfusión de plaquetas, crioprecipitados, plasma y agentes antifibrinolíticos para conseguir la hemostasia. La resección de abscesos aórticos puede producir un bloqueo de la conducción auriculoventricular y necesitar la implantación de un marcapasos permanente. Según la situación clínica antes de la cirugía, los pacientes con endocarditis activa pueden desarrollar una variedad de complicaciones durante el período postoperatorio, que van desde el fallo de órganos aislados (p. ej., deterioro neurológico en pacientes con émbolos cerebrales previos, fallo renal, insuficiencia respiratoria, etc.) hasta el fallo multiórganico. El éxito en la prevención y el tratamiento de estas complicaciones precisa la estrecha colaboración de equipos multidisciplinarios.

Bibliografía

1. Cabell CH, Jollis JG, Peterson GE, Corey GR, Anderson DJ, Sexton DJ, *et al.* Changing patient characteristics and the effect on mortality in endocarditis. Arch Intern Med. 2002; 162: 90-4.
2. Prendergast BD. The changing face of infective endocarditis. Heart. 2006; 92: 879-85.
3. Jault F, Gandjbakhch I, Rama A, Nectoux M, Bors V, Vaissier E, *et al.* Active native valve endocarditis: determinants of operative death and late mortality. Ann Thorac Surg. 1997; 63: 1737-41.
4. Castillo JC, Anguita MP, Ramírez A, Siles JR, Torres F, Mesa D, *et al.* Long term outcome of infective endocarditis in patients who were not drug addicts: a 10 year study. Heart. 2000; 83: 525-30.
5. Wang A, Athan E, Pappas PA, Fowler VG Jr, Olaison L, Paré C, *et al.* Contemporary clinical profile and outcome of prosthetic valve endocarditis. JAMA. 2007; 297: 1354-61.
6. Murdoch DR, Corey GC, Hoen B, Miró JM, Fowler VG Jr, Bayer AS, *et al.* Clinical presentation, etiology, and outcome of infective endocarditis in the 21st century: the International Collaboration on Endocarditis-Prospective Cohort Study. Arch Intern Med. 2009; 169: 463-73.
7. Tornos P, Iung B, Permanyer-Miralda G, Baron G, Delahaye F, Gohlke-Bärwolf C, *et al.* Infective endocarditis in Europe: lessons from the Euro-Heart Survey. Heart. 2005; 91: 571-5.
8. Vickram HR, Buenconsejo J, Hasburn R, Quagliarello VJ. Impact of valve surgery on 6-month mortality in adults with complicated, left sided native valve endocarditis: a propensity analysis. JAMA. 2003; 290: 3207-14.
9. Wang A, Pappas P, Astrom KJ. The use and effect of surgical therapy for prosthetic valve endocarditis: a propensity analysis of a multicenter international cohort. Am Heart J. 2005; 150: 1086-91.
10. Askoy O, Sexton DJ, Wang A, Pappas PA, Kourany W, Chu V, *et al.* Early surgery in patients with infective endocarditis: a propensity score analysis. Clin Infect Dis. 2007; 44: 364-72.
11. Lalani T, Cabell CH, Benjamin DK, Lasca O, Naber CH, Fowler VC, *et al.* Analysis of the impact of early surgery on in-hospital mortality of native valve endocarditis. Use of propensity score and instrumental variable methods to adjust for treatment-selection bias. Circulation. 2010; 121: 1005-13.
12. Thuny F, Habib G. When should we operate on patients with acute infective endocarditis? Heart. 2010; 96: 892-7.
13. Habib G, Hoen B, Tornos P, Thuny F, Prendergast B, Vilacosta I, *et al.* Guidelines on the prevention, diagnosis, and treatment of infective endocarditis (new version 2009): the Task Force on the Prevention, Diagnosis, and Treatment of Infective Endocarditis of the European Society of Cardiology (ESC). Eur Heart J. 2009; 30: 2369-413.
14. Baddour LM, Wilson WR, Bayer AS, Fowler VG Jr, Bolger AF, Levison ME, *et al.* Infective endocarditis: diagnosis, antimicrobial therapy, and management of complications: a statement for healthcare professionals from the Committee on Rheumatic Fever, Endocarditis, and Kawasaki Disease, Council on Cardiovascular Disease

in the Young, and the Councils on Clinical Cardiology, Stroke, and Cardiovascular Surgery and Anesthesia, American Heart Association: endorsed by the Infectious Diseases Society of America. Circulation. 2005; 111: e394-e434.

15. Prendergast B, Tornos P Surgery for infective endocarditis: who and when. Circulation. 2010; 121; 1141-52.

16. Hasbun R, Vikram HR, Barakat LA, Buenconsejo J, QuaglierelloVJ. Complicated left-sided native valve endocarditis in adults: risk classification for mortality. JAMA. 2003; 289: 1933-40.

17. Richardson JV, Karp RB, Kirklin JW, Dismukes WE. Treatment of infective endocarditis: a 10 year comparative analysis. Circulation. 1978; 58: 589-97.

18. Croft CH, Woodward W, Elliot A, Commerford PJ, Barnard CN, Beck W. Analysis of surgical versus medical therapy in active complicated native valve endocarditis. Am J Cardiol. 1983; 51: 1650-5.

19. Olaison L, Hogevik H, Mykén P, Oden A, Alestig K. Early surgery in infective endocarditis. QJM. 1996; 89: 267-78.

20. Sexton DJ, Spelman D. Current best practices and guidelines: assessment and management of complications in infective endocarditis. Cardiol Clin. 2003; 21: 273-82.

21. Middlemost S, Wisenbaugh T, Meyerowitz C, Teeger S, Essop R, Skoularigis J, *et al.* A case for early surgery in native left-sided endocarditis complicated by heart failure: results in 203 patients. J Am Coll Cardiol. 1991; 18: 663-7.

22. Morpeth S, Murdoch D, Cabell CH, Karchmer AW, Pappas P, Levine D, *et al.* Non-HACEK gramnegative bacillus endocarditis. Ann Intern Med. 2007; 147: 829-35.

23. Raoult D, Marrie T. Q fever. Clin Infect Dis. 1995; 20: 489-95.

24. Levy PY, Drancourt M, Etienne J, Auvergnat JC, Beytout J, Sainty JM, *et al.* Comparison of different antibiotic regimens for therapy of 32 cases of Q fever endocarditis. Antimicrob Agents Chemother. 1991; 35: 533-7.

25. Jacobs F, Abramowicz D, Vereerstraeten P, Le Clerc JL, Zech F, Thys JP. *Brucella endocarditis:* the role of combined medical and surgical treatment. Rev Infect Dis. 1990; 12: 740-4.

26. Anguera I, Del Río A, Miró JM, Martínez-Lacasa X, Marco F, Gumá JR, *et al. Staphylococcus lugdunensis* infective endocarditis: description of 10 cases and analysis of native valve, prosthetic valve, and pacemaker lead endocarditis clinical profiles. Heart. 2005; 91: e10.

27. Nguyen MH, Nguyen ML, Yu VL, McMahon D, Keys TF, Amidi M. *Candida* prosthetic valve endocarditis: prospective study of six cases and review of the literature. Clin Infect Dis. 1996; 22: 262-7.

28. San Román JA, López J, Vilacosta I, Luaces M, Sarriá C, Revilla A, *et al.* Prognostic stratification of patients with left-sided endocarditis determined at admission. Am J Med. 2007; 120: 369.e1- e7.

29. Remadi JP, Habib G, Nadji G, Brahim A, Thuny F, Casalta JP, *et al.* Predictors of death and impact of surgery in *Staphylococcus aureus* infective endocarditis. Ann Thorac Surg. 2007; 83: 1295-302.

30. Anguera I, Miró JM, Vilacosta I, Almirante B, Anguita M, Muñoz P, *et al.* Aorto-cavitary fistulous tract formation in infective endocarditis: clinical and echocardiographic features of 76 cases and risk factors for mortality. Eur Heart J. 2005; 26: 288-97.

31. Vlessis AA, Hovaguimian H, Jaggers J, Ahmad A, Starr A. Infective endocarditis: ten year review of medical and surgical therapy. Ann Thorac Surg. 1996; 61: 1217-22.

32. Thuny F, Di Salvo G, Belliard O, Avierinos JF, Pergola V, Rosenberg V, *et al.* Risk of embolism and death in infective endocarditis: prognostic value of echocardiography. A prospective multicenter study. Circulation. 2005; 112: 69-75.

33. Heiro M, Nikoskelainen J, Engblom E, Kotilainen E, Marttila R, Kotilainen P. Neurologic manifestations of infective endocarditis: a 17 year experience in a teaching hospital in Finland. Arch Intern Med. 2000; 160: 2781-7.

34. Di Salvo G, Habib G, Pergola V, Avierinos JF, Philip E, Casalta JP, *et al.* Echocardiography predicts embolia events in infective endocarditis. J Am Coll Cardiol. 2001; 37: 1069-76.

35. Dickerman SA, Abrutyn E, Barsic B, Bouza E, Cecchi E, Moreno A, *et al.* The relationship between the initiation of antimicrobial therapy and the incidence of stroke in infective endocarditis: an analysis from the ICE Prospective Cohort Study (ICE-PCS). Am Heart J. 2007; 154: 1086-94.

36. Bayer AS, Bolger AF, Taubert KA, Wilson W, Steckelberg J, Karchmer AW, *et al.* Diagnosis and management of infective endocarditis and its complications. Circulation. 1998; 98: 2936-48.

37. Steckelberg JM, Murphy JG, Ballard D, Bailey K, Tajik AJ, Taliercio CP, *et al.* Emboli in infective endocarditis: the prognostic value of echocardiography. Ann Intern Med. 1991; 114: 635-40.

38. De Castro S, Magni G, Beni S, Cartoni D, Fiorelli M, Venditti M, *et al.* Role of transthoracic and transesophageal echocardiography in predicting

embolic events in patients with active infective endocarditis involving native cardiac valves. Am J Cardiol. 1997; 80: 1030-4.

39. Heinle S, Wilderman N, Harrison JK,Waugh R, Bashore T, Nicely LM, *et al.* Value of transthoracic echocardiography in predicting embolic events in active infective endocarditis. Duke Endocarditis Service. Am J Cardiol. 1994; 74: 799-801.

40. Rohmann S, Erbel R, Gorge G, Makowski T, Mohr-Kahaly S, Nixdorff U, *et al.* Clinical relevance of vegetation localization by transoesophageal echocardiography in infective endocarditis. Eur Heart J. 1992; 13: 446-52.

41. Vilacosta I, Graupner C, San Román JA, Sarriá C, Ronderos R, Fernández C, *et al.* Risk of embolization after institution of antibiotic therapy for infective endocarditis. J Am Coll Cardiol. 2002; 39: 1489-95.

42. Erbel R, Liu F, Ge J, Rohmann S, Kupferwasser I. Identification of high-risk subgroups in infective endocarditis and the role of echocardiography. Eur Heart J. 1995; 16: 588-602.

43. Sanfilippo AJ, Picard MH, Newell JB, Rosas E, Davidoff R, Thomas JD, *et al.* Echocardiographic assessment of patients with infectious endocarditis: prediction of risk for complications. J Am Coll Cardiol. 1991; 18: 1191-9.

44. Mugge A, Daniel WG, Frank G, Lichtlen PR. Echocardiography in infective endocarditis: reassessment of prognostic implications of vegetation size determined by the transthoracic and the transesophageal approach. J Am Coll Cardiol. 1989; 14: 631-8.

45. Salgado AV, Furlan AJ, Keys TF, Nichols TR, Beck GJ. Neurologic complications of endocarditis: a 12-year experience. Neurology. 1989; 39: 173-8.

46. Anderson DJ, Goldstein LB, Wilkinson WE, Corey GR, Cabell CH, Sanders LL, *et al.* Stroke location, characterization, severity, and outcome in mitral vs aortic valve endocarditis. Neurology. 2003; 61: 1341-6.

47. Corral I, Martín-Dávila P, Fortún J, Navas E, Centella T, Moya JL, *et al.* Trends in neurological complications of endocarditis. J Neurol. 2007; 254: 1253-9.

48. Thuny F, Avierinos JF, Tribouilloy C, Giorgi R, Casalta JP, Milandre L, *et al.* Impact of cerebrovascular complications on mortality and neurologic outcome during infective endocarditis: a prospective multicentre study. Eur Heart J. 2007; 28: 1155-61.

49. Eishi K, Kawazoe K, Kuriyama Y, Kitoh Y, Kawashima Y, Omae T. Surgical management of infective endocarditis associated with cerebral complications: multi-center retrospective study in Japan. J Thorac Cardiovasc Surg. 1995; 110: 1745-55.

50. Gillinov AM, Shah RV, Curtis WE, Stuart RS, Cameron DE, Baumgartner WA, *et al.* Valve replacement in patients with endocarditis and acute neurologic deficit. Ann Thorac Surg. 1996; 61: 1125-9.

51. Piper C, Wiemer M, Schulte HD, Horstkotte D. Stroke is not a contraindication for urgent valve replacement in acute infective endocarditis. J Heart Valve Dis. 2001; 10: 703-11.

52. Hendren WG, Morris AS, Rosenkranz ER, Lytle BW, Taylor PC, Stewart WJ, *et al.* Mitral valve repair for bacterial endocarditis. J Thorac Cardiovasc Surg. 1992; 103: 124-8.

53. Pagani FD, Monaghan HL, Deeb GM, Bolling SF. Mitral valve reconstruction for active and healed endocarditis. Circulation. 1996; 94(9 Suppl): II133-8.

54. D'Udekem Y, David TE, Feindel CM, Armstrong S, Sun Z. Long-term results of operation for paravalvular abscess. Ann Thorac Surg. 1996; 62: 48-53.

55. Jault F, Gandjbakhch I, Chastre JC, Levasseur JP, Bors V, Gibert C, *et al.* Prosthetic valve endocarditis with ring abscesses: surgical management and long-term results. J Thorac Cardiovasc Surg. 1993; 105: 1106-13.

56. Yankah AC, Pasic M, Klose H, Siniawski H, Weng Y, Hetzer R, *et al.* Homograft reconstruction of the aortic root for endocarditis with periannular abscess: a 17-year study. Eur J Cardiothorac Surg. 2005; 28: 69-75.

57. Glazier JJ, Verwilghen J, Donaldson RM, Ross DN. Treatment of complicated prosthetic aortic valve endocarditis with annular abscess formation by homograft root replacement. J Am Coll Cardiol. 1991; 17: 1177-82.

58. Pettersson G, Tingleff J, Joyce FS. Treatment of aortic valve endocarditis with the Ross procedure. Eur J Cardiothorac Surg. 1998; 13: 678-84.

59. Muehrcke DD, Cosgrove DM 3rd, Lytle BW, Taylor PC, Burgar AM, Durnwald CP, *et al.* Is there an advantage to repairing infected mitral valves? Ann Thorac Surg. 1997; 63: 1718-24.

60. Ruttmann E, Legit C, Poelzl G, Mueller S, Chevtchik O, Cottogni M, *et al.* Mitral valve repair provides improved outcome over replacement in active infective endocarditis. J Thorac Cardiovasc Surg. 2005; 130: 765-71.

61. Sareyyupoglu B, Schaff HV, Suri RM, Connolly HM, Daly RC, Orszulak TA. Safety and durability of mitral valve repair for anterior leaflet perforation. J Thorac Cardiovasc Surg. 2010; 139: 1488-93.

62. Aranki SF, Adams DH, Rizzo RJ, Couper GS, Sullivan TE, Collins JJ Jr, *et al.* Determinants of early mortality and late survival in mitral valve endocarditis. Circulation. 1995; 92(9 Suppl): II143-9.

63. Sett SS, Hudon MP, Jamieson WR, Chow AW. Prosthetic valve endocarditis: experience with porcine bioprostheses. J Thorac Cardiovasc Surg. 1993; 105: 428-34.

64. Alexiou C, Langley SM, Stafford H, Haw MP, Livesey SA, Monro JL. Surgery for active culture-positive endocarditis: determinants of early and late outcome. Ann Thorac Surg. 2000; 69: 1448-54.

65. Moon MR, Miller DC, Moore KA, Oyer PE, Mitchell RS, Robbins RC, *et al.* Treatment of endocarditis with valve replacement: the question of tissue versus mechanical prosthesis. Ann Thorac Surg. 2001; 71: 1164-71.

66. Lytle BW, Priest BP, Taylor PC, Loop FD, Sapp SK, Stewart RW, *et al.* Surgical treatment of prosthetic valve endocarditis. J Thorac Cardiovasc Surg. 1996; 111: 198-207.

67. David TE, Feindel CM, Armstrong S, Sun Z. Reconstruction of the mitral annulus. A ten-year experience. J Thorac Cardiovasc Surg. 1995; 110: 1323-32.

68. Grinda JM, Mainardi JL, D'Attellis N, Bricourt MO, Berrebi A, Fabiani JN, *et al.* Cryopreserved aortic viable homograft for active aortic endocarditis. Ann Thorac Surg. 2005; 79: 767-71.

69. Kilian E, Oberhoffer M, Gulbins H, Uhlig A, Kreuzer E, Reichart B. Ten years' experience in aortic valve replacement with homografts in 389 cases. J Heart Valve Dis. 2004; 13: 554-9.

70. Leyh RG, Knobloch K, Hagl C, Ruhparwar A, Fischer S, Kofidis T, *et al.* Replacement of the aortic root for acute prosthetic valve endocarditis: prosthetic composite versus aortic allograft root replacement. J Thorac Cardiovasc Surg. 2004; 127: 1416-20.

71. Avierinos JF, Thuny F, Chalvignac V, Giorgi R, Tafanelli L, Casalta JP, *et al.* Surgical treatment of active aortic endocarditis: homografts are not the cornerstone of outcome. Ann Thorac Surg. 2007; 84: 1935-42.

72. Musci M, Weng Y, Hübler M, Amiri A, Pasic M, Kosky S, *et al.* Homograft aortic root replacement in native or prosthetic active infective endocarditis: twenty-year single-center experience. J Thorac Cardiovasc Surg. 2010; 139: 665-73.

73. Perrotta S, Aljassim O, Jeppsson A, Bech-Hanssen O, Svensson G. Survival and quality of life after aortic root replacement with homografts in acute endocarditis. Ann Thorac Surg. 2010; 90: 1862-7.

74. Takkenberg JJ, Dossche KM, Hazekamp MG, Nijveld A, Jansen EW, Waterbolk TW, *et al.* Report of the Dutch experience with the Ross procedure in 343 patients. Eur J Cardiothorac Surg. 2002; 22: 70-7.

75. David TE, Omran A, Ivanov J, Armstrong S, de Sa MP, Sonnenberg B, *et al.* Dilation of the pulmonary autograft after the Ross procedure. J Thorac Cardiovasc Surg. 2000; 119: 210-20.

76. Luciani GB, Casali G, Favaro A, Prioli MA, Barozzi L, Santini F, *et al.* Fate of the aortic root late after Ross operation. Circulation. 2003; 108(Suppl 1): II61-7.

77. Carr-White GS, Kilner PJ, Hon JK, Rutledge T, Edwards S, Burman ED, *et al.* Incidence, location, pathology, and significance of pulmonary homograft stenosis after the Ross operation. Circulation. 2001; 104: I16-20.

78. Fukui T, Suehiro S, Shibata T, Hattori K, Hirai H, Aoyama T. Aortic root replacement with Freestyle stentless valve for complex aortic root infection. J Thorac Cardiovasc Surg. 2003; 125: 200-3.

79. Marianeschi SM, Iacona GM, Seddio F, Abella RF, Condoluci C, Cipriani A, *et al.* Shelhigh No-React porcine pulmonic valve conduit, a new alternative to the homograft. Ann Thorac Surg. 2001; 71: 619-23.

80. Malashenkov AI, Rusanov NI, Muratov RM, Movsesian RA, Fursov BA, Bykova VA, *et al.* Eight years clinical experience with the replacement of the ascending aorta using composite xenopericardial conduit. Eur J Cardiothorac Surg. 2000; 18: 168-73.

Capítulo 12

Prevención de la endocarditis infecciosa

M. Anguita,[1] P. Gámez,[2] F. Castillo,[1] J.C. Castillo,[1] M. Ruiz[1]

[1] **Servicio de Cardiología**
Hospital Universitario Reina Sofía
Córdoba
[2] **Clínica Dental Damasco**
Córdoba

Correspondencia:
Dr. Manuel Anguita
manuelp.anguita.sspa@juntadeandalucia.es

1 Introducción

Los médicos y los odontólogos han venido utilizando tradicionalmente la profilaxis antibiótica en determinados grupos de pacientes con el objetivo de prevenir el desarrollo de una endocarditis infecciosa (EI). Sin embargo, las guías más recientes de práctica clínica sobre esta enfermedad sugieren que el riesgo de utilizar antibióticos en estos pacientes puede ser incluso más alto que el de sufrir una endocarditis, y por tanto se cuestiona la práctica habitual hasta la fecha.[1,2] Aunque, como veremos a continuación, no ha habido nunca una evidencia definitiva sobre la utilidad de la profilaxis antibiótica de la EI, en los últimos 50 años diferentes sociedades científicas y documentos de consenso han apoyado su uso, basándose en las siguientes consideraciones: *a)* la EI es una enfermedad poco frecuente pero muy grave, con tasas de mortalidad superiores al 20-30 %, por lo que sería preferible evitar su aparición; *b)* algunas lesiones cardíacas predisponen a la aparición de endocarditis; *c)* las bacteriemias que originan las endocarditis se producen en la mayoría de las situaciones por manipulaciones dentales, gastrointestinales o urológicas; *d)* la profilaxis antibiótica se ha demostrado efectiva en la prevención de la endocarditis experimental en animales; y *e)* la profilaxis antibiótica también podría ser efectiva para prevenir la aparición de EI en humanos. La validez de las cuatro primeras afirmaciones sigue siendo incuestionable en la actualidad, pero la última asunción ha sido puesta en duda por numerosas publicaciones, y de ahí los cambios sugeridos por las recientes guías de la European Society of Cardiology (ESC) y de la American Heart Association (AHA).[1,2]

2 Cambios epidemiológicos en la endocarditis infecciosa

Posiblemente, muchos de los factores que han influido en este nueva perspectiva sobre la utilidad de la profilaxis antibiótica en la EI derivan de los cambios epidemiológicos y etiopatogénicos que ha sufrido esta enfermedad en las últimas dos o tres décadas. Aunque la epidemiología de la EI se trata en otro capítulo de este libro, nos gustaría resumir aquí los datos más relevantes que pueden contribuir a explicar las dudas sobre la utilidad real de la profilaxis antibiótica clásicamente recomendada. La EI es una enfermedad poco frecuente, cuya incidencia oscila, según los países, entre 3 y 10 casos por cada 100.000 personas y año, aunque en nuestro entorno se viene observando un progresivo aumento de su frecuencia (véase la figura 1).[3] La incidencia es muy baja en los jóvenes y aumenta de forma muy notable con la edad. Por encima de los 70 años, la incidencia de EI alcanza los 15 casos por 100.000 personas y año.[1] Este aumento de la edad de los pacientes se ha puesto de manifiesto sobre todo en los últimos años y en los países desarrollados, y ello se asocia con el incremento de las EI relacionadas con procedimientos diagnósticos y terapéuticos crónicos y agresivos, y de las enfermedades crónicas debilitantes (endocarditis nosocomiales o no nosocomiales),[4] así como la disminución de las clásicas EI subagudas sobre válvula nativa y el incremento de las que se desarrollan sobre prótesis. En los países no desarrollados, el patrón epidemiológico de la EI sigue siendo el clásico, predominando las EI sobre válvula nativa más que sobre lesiones cardíacas reumáticas. En España, al igual que en otros países de nuestro entorno, la etiología reumática ha disminuido de forma significativa,[3,5] y han aumentando las EI que asientan sobre lesiones valvulares degenerativas (prolapso mitral, estenosis aórtica senil) y, sobre todo, las que se desarrollan sobre un corazón «normal», sin lesiones previas (véase la figura 2).[4] Este aumento de la EI sin lesión cardíaca subyacente se ha producido de forma exponencial, de tal forma que en los últimos 5 años más del 60 % de todas las endocarditis

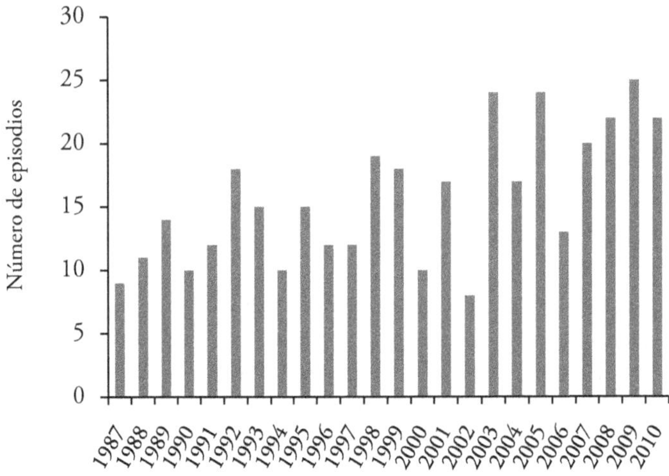

Figura 1. Número de casos de endocarditis infecciosa por año en el Hospital Reina Sofía de Córdoba, durante el período 1987-2010. Obsérvese la tendencia al incremento progresivo de casos, más notable sobre todo en los últimos 5-6 años.

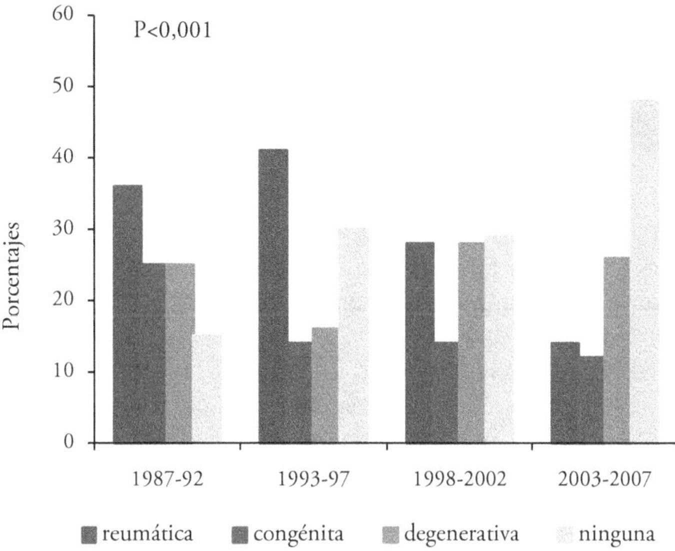

Figura 2. Etiología de la lesión cardíaca subyacente en el Hospital Reina Sofía de Córdoba, durante el período 1987-2007. Se comparan períodos de 5 años y se observa una marcada disminución de las lesiones reumáticas y de las cardiopatías congénitas, y un aumento de las valvulopatías degenerativas, así como, sobre todo, la ausencia de cardiopatía predisponente en los años más recientes.

diagnosticadas en nuestro centro no tenían lesión cardíaca previa (véase la figura 3) y la mayoría eran nosocomiales. La EI sigue siendo más frecuente en los hombres, sin que haya una explicación clara para este predominio del sexo masculino, pero la mortalidad es mayor en

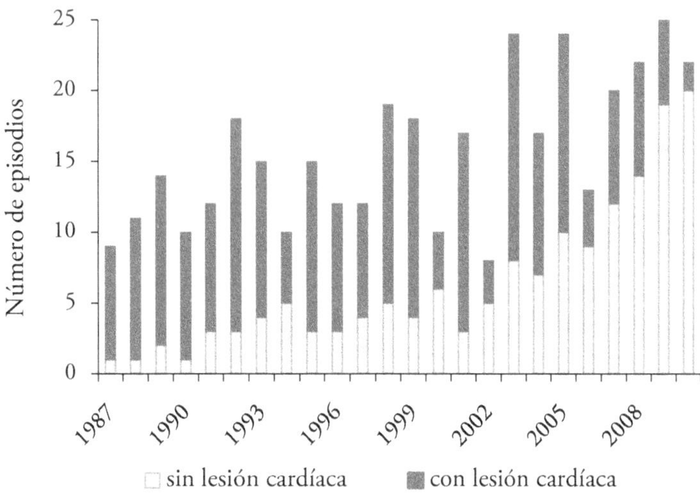

Figura 3. Número de casos con y sin lesión cardíaca predisponente en el Hospital Reina Sofía de Córdoba, durante el período 1987-2010. Se observa un aumento exponencial de los casos sin cardiopatía predisponente, que supera el 60 % del total en los últimos años.

las mujeres, posiblemente en relación con una menor tasa de cirugía.[6] También se ha producido un notable cambio en el tipo de microorganismo productor de EI, relacionado con los cambios epidemiológicos antes mencionados. Mientras que en los países en desarrollo siguen predominando los estreptococos orales, en los países más desarrollados ocupan el primer lugar los estafilococos, sobre todo *Staphylococcus aureus,* que son causa de la mayor parte de los casos de endocarditis agudas, nosocomiales, relacionadas con catéteres intravenosos, sin cardiopatía previa y en usuarios de drogas por vía parenteral. La hemodiálisis,[7] la diabetes mellitus y los dispositivos intracardíacos (marcapasos o desfibriladores)[8] se asocian de forma importante al desarrollo de EI por *S. aureus.* Posiblemente, estos cambios en el espectro etiológico y epidemiológico de la EI ayudan a comprender, al menos en parte, el porqué de la menor utilidad de la profilaxis antibiótica. En efecto, si la gran mayoría de los casos de EI ya no asientan sobre lesiones cardíacas previas, sino que ocurren en personas sin cardiopatía y con otra comorbilidad, y los microorganismos causales son distintos de los estreptococos orales de las clásicas formas de endocarditis subagudas, el papel protector de la profilaxis antibiótica se pierde o se reduce a un número muy limitado de casos.

3   Etiopatogenia y microbiología de la endocarditis infecciosa

La justificación de la profilaxis antibiótica de la EI deriva de los mecanismos patogénicos de la enfermedad. La etiopatogenia de la EI se basa en la existencia de tres procesos concurrentes: *a)* daño endotelial endocárdico con producción de un trombo plaquetario reparativo; *b)* bacteriemia; y *c)* colonización del trombo plaquetario estéril por los microorganismos. El endotelio normal es resistente a la colonización y la infección por las bacterias circulantes, pero su disrupción por cualquier mecanismo pone en marcha la acumulación de fibrina y plaquetas sobre la lesión endotelial (trombo fibrinoplaquetario estéril o endocarditis trombótica no bacteriana), que facilita la adhesión bacteriana y la infección. El daño endotelial puede ser producido por factores mecánicos (flujos turbulentos secundarios a valvulopatías o cortocircuitos, catéteres o electrodos), por inflamación o por cambios degenerativos en las personas ancianas (asociados a inflamación, microtrombos y microúlceras).[9] La inflamación endotelial, sin lesiones valvulares, también puede ser un factor predisponente al desarrollo de endocarditis, por una serie de mecanismos que incluyen proteínas transmembrana, como la integrina y la fibronectina, las cuales facilitan la adhesión de microorganismos como los estafilococos, que tienen en sus paredes proteínas que se unen a la fibronectina. La endocarditis trombótica no bacteriana es, en principio, un proceso reparador de la lesión endotelial, y en la mayoría de los casos suele ser eliminada por los mecanismos fibrinolíticos del suero, restituyendo la integridad del endotelio. Sin embargo, si existe una bacteriemia, con microorganismos circulantes que alcancen el trombo fibrinoplaquetario, éstos pueden colonizar la lesión. Para que se produzca la colonización, son importantes la magnitud de la bacteriemia y la capacidad de adhesión de los microorganismos. Hay que tener en cuenta que las bacteriemias no sólo ocurren tras procedimientos invasivos, sino también tras hechos tan habituales como el cepillado de dientes o mascar un chicle.[10] Incluso se han descrito bacteriemias relacionadas con el peristaltismo intestinal normal. Estas bacteriemias espontáneas son de poca magnitud (1-100 unidades formadoras de colonias [UFC]/mL de sangre) y de corta duración (menos de 10 min), pero su elevada incidencia puede explicar por qué la mayor parte de los casos de EI no están relacionados con procedimientos invasivos, y ello ha llevado a los cambios recientemente sugeridos en las normas de profilaxis de la EI, que veremos a continuación.[1,2]

La colonización de los trombos fibrinoplaquetarios formados sobre la lesión endotelial no implica la producción de una EI, puesto que los microorganismos pueden ser eliminados por el complemento y por proteínas bactericidas producidas por las plaquetas activadas. Los microorganismos que causan EI son resistentes a estos sistemas bactericidas. Tales fenómenos explican por qué, aunque prácticamente todos los microorganismos conocidos pueden causar EI (bacterias, hongos, rickettsias, clamidias, micoplasmas, etc.) y se han descrito casos por patógenos tan inhabituales como el agente de la enfermedad de Whipple (*Thropheryma whipplei*), bartonellas o legionelas, la gran mayoría de los episodios de EI están producidos por unos pocos patógenos: estreptococos del grupo *viridans,* enterococos y estafilococos. Estos microorganismos son la causa de más del 90 % de los casos de EI. Ello se debe a su capacidad de adhesión al endotelio dañado (mediante la producción, por ejemplo, de dextranos) y a su resistencia a los mecanismos bactericidas del suero (las bacterias grampositivas son resistentes al complemento) y a las proteínas bactericidas plaquetarias.[11] Otra característica peculiar de la microbiología de la EI es que cada forma clínica suele tener microorganismos específicos o más frecuentes, lo que es de gran ayuda para instaurar un tratamiento antibiótico empírico precoz.[12]

4   Argumentos a favor y en contra de la profilaxis de la endocarditis

4.1   Bases históricas

Hace más de un siglo que se reconoció la asociación entre la flora microbiana de la cavidad oral y de otras localizaciones con la producción de bacteriemias por estreptococos del grupo *viridans*. Sir William Osler, en 1885,[13] y posteriormente Okell y Elliot, en 1935,[14] describieron bacteriemias por estreptococos del grupo *viridans* tras cirugía o manipulaciones dentales, así como su asociación con el desarrollo de EI. A partir de estas observaciones y de otros estudios posteriores, la AHA inició sus recomendaciones de profilaxis de la EI hace ya más de 50 años,[2] basándose en los siguientes principios: *a)* las bacteriemias causan endocarditis; *b)* los estreptococos del grupo *viridans* forman parte de la flora normal de la cavidad oral y los enterococos de la flora habitual de las vías digestivas y genitourinarias; *c)* estos microorganismos son sensibles a los antibióticos recomendados como profilaxis; *d)* la profilaxis antibiótica puede impedir el desarrollo de endocarditis experimental por estos microorganismos en modelos animales; *e)* existe un gran número de casos documentados sobre la asociación entre procedimientos dentales y desarrollo de IE; *f)* en alguno de estos casos, hay una relación temporal entre la manipulación dental y el comienzo de los síntomas de la endocarditis; *g)* el riesgo de efectos secundarios debidos a los antibióticos es muy bajo para un paciente individual; y *h)* la morbimortalidad de la EI es muy alta. Por tanto, aunque no hubiera evidencias directas de la eficacia de la profilaxis antibiótica, ésta estaría justificada.

4.2 Bacteriemias durante los procedimientos dentales

Se dispone de muy pocos datos sobre la relación entre la incidencia y la magnitud de las bacteriemias producidas durante los procedimientos gastrointestinales y genitourinarios con la prevención del desarrollo de una EI, mientas que la mayoría de los estudios se han centrado en el papel de las manipulaciones dentales. En la tabla 1 se detallan las frecuencias de bacteriemia durante los procedimientos dentales más habituales.[15-19] La mayoría de estas bacteriemias son transitorias y hay que tener en cuenta que también se producen de forma espontánea durante la mayoría de las actividades de la vida diaria, sin relación con las manipulaciones dentales.[20-22] Así, se han descrito bacteriemias transitorias por el cepillado de los dientes (20-40 %), el uso de colutorios (7-50 %) o actos tan simples como mascar chicle (7-51 %). Por tanto, la frecuencia de bacteriemias de origen oral es muchísimo mayor durante la vida cotidiana que durante las manipulaciones dentales, y por ello el uso de profilaxis antibiótica durante estos procedimientos sólo evitaría una mínima cantidad de ellas. Podría argüirse que la magnitud de estas bacteriemias es más baja que la producida durante las manipulaciones dentales, pero esto no está demostrado. De hecho, la magnitud de la bacteriemia durante ambas situaciones es similar y baja, de menos de 10^4 UFC/ml, y menor que la necesaria para ocasionar una endocarditis en un modelo animal (10^6 a 10^8 UFC/ml).[23,24] Aunque la cantidad de inóculo bacteriano necesario para causar una EI clínica es desconocida, parece que debe ser poco frecuente el número de casos de EI producidos por estas bacteriemias de magnitud tan baja, y en todo caso, la mayoría deberían estar relacionadas con las actividades de la vida diaria, muchísimo más frecuentes. Otro punto a tener en cuenta es que muy pocos pacientes con EI han sufrido alguna manipulación dentaria en las semanas previas a la aparición de los síntomas. En nuestro centro, en una serie de casi 300 casos recogidos desde 1987,[3] no se consiguió identificar una puerta de entrada para la bacteriemia en el 62 % de los casos. Sólo en un 10 % de ellos había antecedentes de visitas al dentista en los 3 meses previos, mientras que los antecedentes de procedimientos digestivos o genitourinarios eran aún menos, del 4 y 2 %, respectivamente (véase la figura 4). Tampoco se conoce el papel de la duración de la bacteriemia en el desarrollo de la EI. La mayor parte de los cultivos positivos

Exodoncias en niños	50 % (30-75 %)
Colocación de implantes	7 %
Retirada de puntos de sutura	10 % (5-16 %)
Endodoncias	15 % (0-45 %)
Obturaciones («empastes»)	22 % (5-65 %)
Exodoncias en adultos	75 % (60-100 %)
Drenaje de abscesos	12 %
Cirugía maxilofacial	18 % (0-60 %)
Ortodoncia	22 % (7-57 %)
Anestesia local	73 % (15-97 %)

Tabla 1. Frecuencia de bacteriemias durante los procedimientos y manipulaciones dentales más habituales.

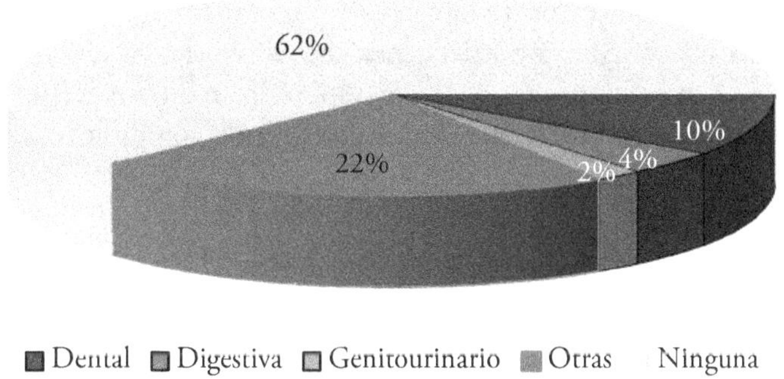

Figura 4. Puertas de entrada para la infección detectadas en el Hospital Reina Sofía de Córdoba, en el período 1987-2007.

se observan entre 10 y 30 minutos después de una extracción dentaria, aunque en algunos casos pueden prolongarse hasta 60 minutos,[25,26] y probablemente esta duración no difiera de la de las bacteriemias producidas durante las actividades de la vida diaria.

¿Es posible comparar el riesgo acumulado de duración de la bacteriemia al que se ve expuesto una persona durante las manipulaciones dentales y durante las actividades de su vida diaria? La duración de la bacteriemia tras una extracción dental, por ejemplo, sí puede conocerse con datos objetivos, como se ha comentado anteriormente, y se estima en 10-30 minutos. Calcular durante cuánto tiempo hay bacterias en la sangre debido a las actividades dentales de la vida diaria es más difícil, aunque algunos autores han estimado que el tiempo de exposición a bacteriemia, durante 1 mes, derivado de las medidas habituales de cuidado e higiene oral (cepillado de dientes, etc.) sería de 5.370 minutos.[27] Cepillarse dos veces al día los dientes durante 1 año implicaría un tiempo de exposición a bacteriemia 154.000 veces superior al de una extracción dentaria.[29] Incluso si redujéramos por 1.000 la estimación de la duración de estas bacteriemias «habituales», su impacto sería mucho mayor que el de las manipulaciones dentales. Por todo ello, no parece coherente recomendar profilaxis antibiótica sólo durante las manipulaciones dentales y no hacerlo, en los mismos pacientes, durante las actividades rutinarias (aunque esto sería, lógicamente, impracticable).

Otro aspecto interesante es que la incidencia y la magnitud de las bacteriemias es mayor en los pacientes con mala higiene oral o con enfermedad periodontal, y que dichas bacteriemias se producen sin relación con manipulaciones, es decir, de forma espontánea.[29] Además, la incidencia y la magnitud de las bacteriemias se reducen significativamente cuando se siguen normas adecuadas de higiene bucal y se controla la enfermedad periodontal.[30,31] Estos hallazgos apoyan las recomendaciones sobre la higiene y el cuidado bucal, y las visitas regulares al dentista, como medida fundamental para evitar una EI.

4.3 Beneficios y riesgos de la profilaxis antibiótica

La capacidad de los antibióticos para reducir o prevenir la magnitud, la frecuencia y la duración de las bacteriemias asociadas a procedimientos dentales es discutible. Algunos estudios apoyan esta idea,[32,33] mientras que otros no lo han demostrado.[34,35] Aunque se ha indicado que la amoxicilina puede reducir su duración y frecuencia, no elimina las bacteriemias por completo.[33] Además, no hay datos que demuestren que este antibiótico reduce el riesgo de desarrollar EI, a pesar de reducir las bacteriemias. En un estudio controlado con placebo, tras una extracción dental el antibiótico redujo el número de estreptococos del grupo *viridans* y de anaerobios aislados en el cultivo, pero no hubo diferencias en el porcentaje de cultivos positivos a los 10 minutos de la extracción.[36] Incluso si el antibiótico evitara por completo la bacteriemia tras un procedimiento dental, no se evitarían la mayor parte de las endocarditis asociadas con las bacteriemias derivadas de las actividades de la vida diaria, como ya se ha comentado.

Otro aspecto negativo son los posibles efectos secundarios de los antibióticos. Aunque no se haya descrito en la literatura ningún caso de *shock* anafiláctico relacionado con el uso de amoxicilina como profilaxis de la EI, dicho riesgo, aunque bajo, existe.[1] Sin embargo, y en general, puede decirse que el uso de una dosis única de amoxicilina o de otra penicilina en los pacientes sin hipersensibilidad conocida a los betalactámicos es seguro.[2] Las reacciones anafilácticas graves a las cefalosporinas son aún menos frecuentes que a las penicilinas. En relación con la clindamicina, sólo se ha descrito un caso de enterocolitis por *Clostridium difficile* tras una dosis única de este antibiótico.[37] Sin embargo, la aparición de efectos secundarios menos graves no es tan infrecuente. Por último, el uso generalizado de antibióticos puede conducir al desarrollo de microorganismos resistentes.

4.4   Evidencia derivada de estudios clínicos

No se han realizado estudios prospectivos, aleatorizados y controlados con placebo que hayan evaluado la utilidad y la eficacia de la profilaxis antibiótica en la prevención de la EI tras manipulaciones dentales, ni tampoco tras otro tipo de procedimientos. Los datos en que se han basado las pautas recomendadas hasta la fecha derivan de estudios experimentales (con resultados contradictorios, como hemos visto), o de estudios de casos y controles.[38-40] Los resultados de estos estudios tienen un valor limitado, debido a los siguientes factores: *a)* la baja incidencia de la EI hace preciso un gran número de pacientes por cohorte para que se alcance un poder estadístico suficiente; *b)* la amplia variabilidad de las situaciones de riesgo, por lo que se requiere un número suficiente y muy grande de pacientes y controles en cada situación o lesión cardíaca con riesgo de EI; y *c)* la gran diversidad de manipulaciones dentales y estadios de la enfermedad periodontal. Los estudios metodológicamente más válidos han sido realizados por van der Meer *et al.*[38,39] y por Strom *et al.*[40] Los primeros concluyeron que los procedimientos dentales o de otro tipo probablemente causaron sólo una pequeña parte de las EI, y que la profilaxis antibiótica, incluso asumiendo un éxito del 100 %, sólo prevendría un pequeño número de casos. Pero la eficacia de la profilaxis no es del 100 %, pues cinco de 20 casos de EI ocurrieron tras recibir una profilaxis correcta.[39] Strom *et al.*,[40] en un estudio multicéntrico, concluyeron que el tratamiento dental no era un factor de riesgo para EI incluso en pacientes con lesiones valvulares, y que la profilaxis antibiótica sólo prevendría un número muy pequeño de casos. Estos resultados son concordantes con un estudio francés[41], más reciente, que cuestiona el coste-eficacia de la profilaxis antibiótica de la EI: se necesitaría tratar a un número inmenso de pacientes para evitar un pequeño número de casos de EI.

5 La «apuesta» de Pascal (Pascal´s Wager)

Pascal, como es bien sabido, fue un gran matemático, físico, filósofo y teólogo francés del siglo XVII, que ha pasado a la historia por sus descubrimientos matemáticos y físicos (como el famoso «principio de Pascal»), y por su defensa de la monarquía como principio divino. Sin embargo, uno de sus postulados filosófico-teológicos (conocido como la «apuesta» de Pascal) fue traído a colación en el año 2010 por Shaw y Conway[42] como justificación de las pautas admitidas durante décadas para la prevención de la EI. Como es lógico, la «apuesta» de Pascal no se refiere a la EI, aún no conocida en su época, sino a la creencia en la existencia de Dios y a la actitud derivada de dicha creencia. Pascal decía que es preferible creer que Dios existe, a pesar de la imposibilidad de demostrarlo con datos objetivos y evidentes, debido a los grandes beneficios que se derivarían en el futuro (la vida eterna en el cielo) si ello fuese cierto. En caso de que Dios no existiese, no se perdería gran cosa, en comparación con la enorme pérdida sufrida si existiese. En términos vulgares, este principio podría traducirse como «mejor pasarse que quedarse corto», o «mejor la seguridad que luego lamentarse». Y aplicado al tema de la profilaxis de la EI, es mejor administrar antibióticos para prevenir aunque sólo sea un caso que lamentar la aparición de una grave enfermedad por no haberlos dado (y ello incluso aunque no haya evidencias científicas a favor). Efectivamente, la EI es un grave problema, con una alta mortalidad y gran riesgo de complicaciones graves, como puede deducirse del caso que se muestra en la figura 5. La postura favorable al uso de la profilaxis de la EI se justifica por evitar estos casos y podría ser defendible, de acuerdo con la «apuesta» de Pascal, si su coste, tanto en términos económicos como de riesgos derivados de la administración de antibióticos, fuese cero. Pero esto no es así, como ya se ha comentado anteriormente, y por ello las actuales pautas de profilaxis de la EI han sido modificadas sustancialmente, basándose en la falta de evidencia.

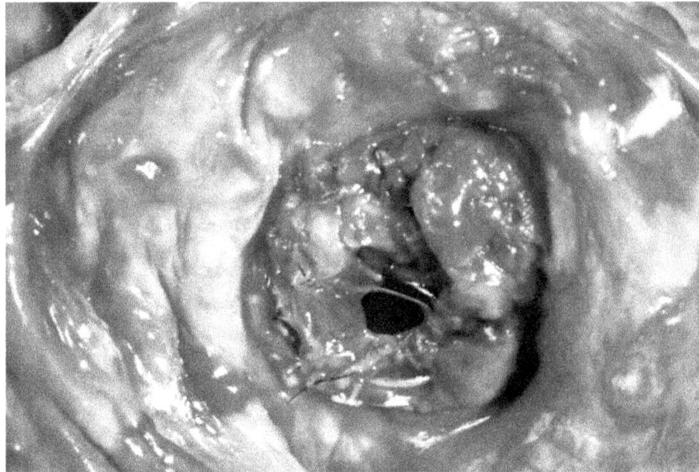

Figura 5. Imagen de gran vegetación sobre una prótesis valvular aórtica mecánica que engloba y atrapa el disco de la prótesis. La fotografía se tomó durante la cirugía en un paciente con endocarditis protésica, cuya indicación fue una insuficiencia cardíaca muy grave.

6   Recomendaciones actuales sobre la profilaxis de la endocarditis infecciosa

6.1   *Profilaxis en los procedimientos dentales*

Según lo comentado en el apartado anterior, las últimas guías de práctica clínica de la ESC[1] y de la AHA[2] sobre endocarditis han cambiado las recomendaciones de la profilaxis. Hasta ahora, entre las situaciones con alto riesgo de EI se incluían la mayoría de las lesiones valvulares importantes y las cardiopatías congénitas con cortocircuitos u otras alteraciones, y los procedimientos causantes de bacteriemia en que debía aplicarse profilaxis antibiótica eran muy numerosos (dentales, digestivos, genitourinarios, respiratorios, etc.). Sin embargo, en la actualidad se han reducido de forma muy notable las situaciones en que se recomienda

---

Lesiones y situaciones con alto riesgo de endocarditis para las que se recomienda profilaxis antibiótica

- Portadores de prótesis valvular o material prostético usado para reparación valvular
- Pacientes con episodio previo de endocarditis infecciosa
- Pacientes con cardiopatías congénitas complejas:
    - Cardiopatías congénitas cianógenas no reparadas o reparadas con defectos residuales, paliaciones o conductos
    - Cardiopatías congénitas corregidas por completo con material prostético (de forma quirúrgica o percutánea) en los primeros 6 meses tras la corrección
    - En las situaciones del punto anterior, de por vida, cuando persiste un defecto residual
- Receptores de un trasplante cardíaco que desarrollan lesiones valvulares (no recomendado por las guías de la ESC, pero sí por las de la AHA)

Procedimientos que requieren profilaxis antibiótica en pacientes de alto riesgo de endocarditis

- Procedimientos dentales que requieren manipulación de las zonas gingival o periapical de los dientes, o produzcan perforación de la mucosa oral
- Procedimientos respiratorios, gastrointestinales, genitourinarios, cutáneos o sobre partes blandas, realizados cuando haya una infección bacteriana en esa localización

Procedimientos que no requieren profilaxis antibiótica incluso en pacientes con alto riesgo de endocarditis

- Procedimientos dentales que no cumplan los requisitos anteriores:
    - Inyecciones de anestésicos locales en tejidos no infectados
    - Retirada de suturas
    - Radiografías dentales
    - Ortodoncia o prostodoncia
    - Caída de dientes temporales
    - Traumatismos en los labios y la mucosa oral
- Procedimientos respiratorios, gastrointestinales, genitourinarios, cutáneos o sobre partes blandas, realizados sin que haya una infección bacteriana en esa localización (incluyendo el ecocardiograma transesofágico)
- *Piercings* y tatuajes

Tabla 2. Situaciones y procedimientos para los que se recomienda realizar profilaxis antibiótica de endocarditis infecciosa, según las guías de la ESC y la AHA.

Para procedimientos dentales

Pautas de la Sociedad Europea de Cardiología
- No alérgicos a penicilinas:
  - Adultos: amoxicilina o ampicilina, 2 g v.o. o i.v.
  - Niños: amoxicilina o ampicilina, 50 mg/kg v.o. o i.v.
- Alérgicos a penicilinas:
  - Adultos: clindamicina, 600 mg v.o. o i.v.
  - Niños: clindamicina, 20 mg/kg v.o. o i.v.

Pautas de la American Heart Association.
- No alérgicos a penicilinas:
  - Oral: amoxicilina (2 g en adultos o 50 mg/kg en niños)
  - Incapacidad de tomar medicación oral: ampicilina o cefazolina o ceftriaxona (1 g i.m. o i.v. en adultos, 50 mg/kg i.m. o i.v. en niños)
- Alérgicos a penicilinas:
  - Oral: clindamicina (600 mg en adultos, 20 mg/kg en niños) o azitromicina o claritromicina (500 mg en adultos, 15 mg/kg en niños)
- Incapacidad de tomar medicación oral: clindamicina (600 mg i.m. o i.v. en adultos, 20 mg/kg i.m. o i.v. en niños).

Para otras intervenciones: ver texto

Tabla 3. Pautas de profilaxis antibiótica recomendadas para las situaciones y procedimientos con alto riesgo de desarrollar endocarditis infecciosa, según las guías de la ESC y la AHA.

la profilaxis, como se muestra en la tabla 2. Sólo se incluyen como pacientes con alto riesgo de endocarditis los portadores de una prótesis valvular, los que han sufrido una endocarditis previa y los que tienen algunas cardiopatías congénitas complejas.[1] Las guías americanas añaden los pacientes con trasplante cardíaco que desarrollan lesiones valvulares,[2] pero no las guías europeas. Entre los procedimientos de riesgo sólo quedan los dentales señalados en la tabla 2. En el resto de los procedimientos, incluidos la realización de *piercings* y tatuajes, sólo se recomienda una técnica de asepsia adecuada.

La pauta antibiótica no ha cambiado demasiado (véase la tabla 3). Las guías de la ESC son más simples en este aspecto y recomiendan la administración de amoxicilina o ampicilina, 2 g v.o. o i.v., 30-60 minutos antes del procedimiento (o clindamicina, 600 mg, en los alérgicos a la penicilina). En lugar de amoxicilina o ampicilina podrían utilizarse cefalosporinas (cefazolina o ceftriaxona, y estos mismos antibióticos o cefalexina en los niños). Las guías de la AHA recomiendan algunas cefalosporinas, en plan de igualdad con la amoxicilina, cuando hay que utilizar la vía parenteral, o algunos macrólidos (azitromicina o claritromicina) junto a la clindamicina en los alérgicos a la penicilina (véase la tabla 3).

6.2 Profilaxis en los procedimientos no dentales

Para las bacteriemias de origen no dental, como aquellas relacionadas con procedimientos sobre las vías respiratorias altas, genitourinarias o gastrointestinales, o sobre la piel o el sistema musculoesquelético, no se recomienda profilaxis antibiótica, ni siquiera en los pacientes de alto riesgo (véase la tabla 2), salvo cuando haya una infección en la zona de la manipulación. En los pacientes con alto riesgo de EI que vayan a sufrir una intervención o un procedimiento invasivo para el tratamiento de una infección respiratoria (p. ej., drenaje de un absceso), se ha de administrar un régimen antibiótico que incluya una penicilina antiestafilocócica o una cefalosporina (o vancomicina en caso de intolerancia a los betalactámicos o para *S. aureus* resistentes a la cloxacilina). En los pacientes con infecciones del tracto gastrointestinal o genitourinario que vayan a ser sometidos a un procedimiento invasivo se ha de utilizar un antibiótico activo contra enterococos (ampicilina o amoxicilina, o vancomicina cuando no puedan administrarse betalactámicos). En las intervenciones dermatológicas o musculoesqueléticas sobre zonas infectadas (incluyendo abscesos orales) se han de cubrir estafilococos y estreptococos beta hemolíticos, con una penicilina antiestafilocócica o una cefalosporina, o vancomicina si no pueden usarse betalactámicos o en caso de infecciones por *S. aureus* resistentes a la cloxacilina.

6.3 *Profilaxis en cirugía cardíaca y vascular*

Los pacientes a quienes se vaya a implantar una prótesis valvular o intravascular, u otro material extraño intracardíaco o intravascular, tienen un riesgo elevado de desarrollar endocarditis o infección intravascular, por lo que debe realizarse profilaxis antibiótica perioperatoria.[1,2] Los microorganismos que con más frecuencia causan endocarditis protésica precoz (menos de 1 año tras la implantación de la válvula) son especies de estafilococos coagulasa negativos, *S. aureus* y difteroides. Puesto que no hay ningún fármaco que de forma aislada sea efectivo contra todos estos microorganismos, es preferible usar un antibiótico antiestafilocócico, habitualmente una cefalosporina de primera generación, aunque esto dependerá del patrón de sensibilidad de cada hospital. La profilaxis ha de comenzar inmediatamente antes de la cirugía y mantenerse durante 48 h. Es fundamental la eliminación, antes de la cirugía, de posibles focos sépticos dentales, lo cual ha de realizarse 2 semanas antes de la intervención, salvo en casos en que la cirugía tenga carácter urgente.

6.4 *Justificación de estas nuevas recomendaciones*

Las razones de estos cambios, que alteran de forma notable lo realizado hasta ahora y limitan la profilaxis antibiótica de EI a un número mucho más reducido de pacientes, ya han sido discutidas en los apartados anteriores y pueden resumirse en: *a)* la falta de evidencia científica sobre la eficacia de la profilaxis, ya que no hay estudios aleatorizados ni de casos y controles adecuados; *b)* el escaso posible beneficio de la profilaxis, pues la mayoría de las bacteriemias no se producen durante procedimientos específicos sino durante actividades de la vida diaria; *c)* el riesgo de la administración indiscriminada de antibióticos (reacciones anafilácticas, facilitación de resistencias); y *d)* el gran número de pacientes que habría que someter a profilaxis para evitar un único caso de EI (1 por 14 millones de procedimientos dentales), en contraste con el mucho menor número necesario para evitar una endocarditis en, por ejemplo, los pacientes con endocarditis previa (1 por cada 95.000 casos).[1,2] Las guías mantienen la recomendación del uso de profilaxis antibiótica en los pacientes que tienen un mayor riesgo de desarrollar EI y, a la vez, un alto riesgo de sufrir complicaciones graves durante ésta que puedan condicionar una evolución adversa. Puesto que tampoco para estos casos hay evidencia objetiva del beneficio de la profilaxis, estas recomendaciones siguen, en cierta forma, la «apuesta» de Pascal, y pueden dar lugar a controversia. Sin embargo, parece razonable proteger a los pacientes con riesgos muy altos, pero es necesaria, como reconocen los mismos autores, una continua vigilancia del efecto de las medidas propuestas.[1,2]

Bibliografía

1. The Task Force on the Prevention, Diagnosis, and Treatment of Infective Endocarditis of the European Society of Cardiology. Guidelines on the prevention, diagnosis and treatment of infective endocarditis (new version 2009). Eur Heart J. 2009; 30: 2369-413.
2. Wilson W, Taubert KA, Gewitz M, Lockhart PB, Baddour LM, Levinson M, *et al.* Prevention of infective endocarditis guidelines from the American Heart Association. Circulation. 2007; 116: 1736-54.
3. Anguita M, Torres F, Castillo JC, Delgado M, Mesa D, Ruiz M, *et al.* Pronóstico a corto y largo plazo de la endocarditis infecciosa en pacientes no usuarios de drogas por vía parenteral. Resultados durante un periodo de 15 años (1987-2001). Rev Esp Cardiol. 2005; 58: 1188-96.
4. Castillo JC, Anguita M, Torres F, Mesa D, Franco M, González E, *et al.* Comparison of features of active infective endocarditis involving native cardiac valves in non intravenous drug users with and without predisposing cardiac disease. Am J Cardiol. 2002; 90: 1266-8.
5. Castillo JC, Anguita M, Ramírez A, Siles JR, Torres F, Mesa D, *et al.* Long term outcome of infective endocarditis in patients who were not drug addicts: a 10 year study. Heart. 2000; 83: 525-30.
6. Castillo JC, Anguita M, Delgado M, Ruiz M, Mesa D, Romo E, *et al.* Características clínicas y pronóstico de la endocarditis infecciosa en la mujer. Rev Esp Cardiol. 2008; 61: 36-40.
7. Ruiz M, Anguita Sánchez M, Castillo Domínguez JC, Ojeda Pineda S, Romo Peñas E, Mesa Rubio MD, *et al.* Infective endocarditis in patients receiving chronic hemodyalisis: clinical features and outcome. J Heart Valve Dis. 2005; 14: 11-4.
8. Ruiz M, Anguita M, Castillo JC, Delgado M, Romo E, Torres F, *et al.* Pacemaker-related endocarditis: clinical features and treatment. J Heart Valve Dis. 2006; 15: 122-4.
9. Croft LB, Donnino R, Shapiro R, Indes J, Widmer E, Entenza JM, *et al.* Age-related prevalence of cardiac valvular abnormalities warranting infectious endocarditis prophylasis. Am J Cardiol. 2004; 94: 386-9.
10. Sconyers JR, Crawford JJ, Moriarty JD. Relationship of bacteremia to tooth brushing in patients with periodontitis. J Am Dent Assoc. 1973; 87: 616-22.
11. Moreillon P, Que YA, Bayer AS. Pathogenesis of streptococcal and staphylococcal endocarditis. Infect Dis Clin North Am. 2002; 16: 297-318.
12. Castillo JC, Anguita M, Torres F, Mesa D, Franco M, González E, *et al.* Long-term prognosis of early and late prosthetic valve endocarditis. Am J Cardiol. 2004; 93: 1185-7.
13. Osler W. Gulstonian Lectures on malignant endocarditis. Lancet. 1885; 1: 415-8.
14. Okell CC, Elliot SD. Bacteraemia and oral sepsis: with special referente to the aetiology of subacute endocarditis. Lancet. 1935; 2: 869-72.
15. Lockhart B, Durack DT. Oral microflora as a cause of endocarditis and other distant site infections. Infect Dis Clin North Am. 1999; 13: 833-50.
16. Roberts GJ, Holzel HS, Sury MR, Simmons NA, Gardner P, Longhurst P. Dental bacteremia in children. Pediatr Cardiol. 1997; 18: 24-7.
17. Pallasch TJ, Slots J. Antibiotic prophylaxis and the medically compromised patient. Periodontol. 2000; 10: 107-38.
18. Lockhart PB. The risk of endocarditis in dental practice. Periodontol. 2000. 2000; 23: 127-35.
19. Corner L, Larsen T, Filian M, Holmstrup P. Incidence of bacteremia after chewing, tooth brushing and scaling in individuals with periodontal inflammation. J Clin Periodontol. 2006; 33: 401-7.
20. Faden HS. Setter: dental procedures and bacteremia. Ann Intern Med. 1974; 81: 274.
21. Schlein RA, Kudlick EM, Reindorf CA, Gregory J, Royal GC. Tooth brushing and transient

bacteremia in patients undergoing orthodontic treatment. Am J Orthod Dentofacial Orthop. 1991; 99: 466-72.

22. Felix JE, Rosen S, App GR. Detection of bacteremia after the use of an oral irrigation device in subjects with periodontitis. J Periodontol. 1971; 42: 785-7.

23. Roberts GJ, Jaffray EC, Spratt DA, Petrie A, Greville C, Wilson M, *et al.* Duration, prevalence and intensity of bacteremia after dental extractions in children. Heart. 2006; 92: 1274-7.

24. Lucas VS, Lytra V, Hassan T, Tatham H, Wilson M, Roberts GJ. Comparison of lysis filtration and an automated blood cultura system (BACTEC) for detection, quantification and identification of odontogenic bacteremia in children. J Clin Microbiol. 2002; 40: 3416-20.

25. Lockhart PB, Schmidtke MA. Antibiotic considerations in medically compromised patients. Dent Clin North Am. 1994; 38: 381-402.

26. Lockhart PB, Brennan MT, Kent ML, Norton HJ, Weinrib DA. Impact of amoxicillin prophylaxis on the incidence, nature and duration of bacteremia in children after intubation and dental procedures. Circulation 2004; 109: 2878-84.

27. Guntheroth WG. How important are dental procedures as a cause of infective endocarditis? Am J Cardiol. 1984; 54: 797-801.

28. Roberts GJ. Dentists are innocent. Every day bacteremia is the real culprit: a review and assessment of the evidence that dental surgical procedures are a principal cause of bacterial endocarditis in children. Pediatr Cardiol. 1999; 20: 317-25.

29. Hockett RN, Loesche WJ, Sodeman TJ. Bacteremia in asymptomatic human subjects. Arch Oral Biol. 1977; 22: 91-8.

30. Conner HD, Haberman S, Collings CK, Winford TE. Bacteremias following periodontal scaling in patients with healthy appearing gingiva. J Periodontol. 1967; 38: 466-72.

31. McEntegart MG, Porterfield JS. Bacteremia following dental extractions. Lancet. 1949; 2: 596-8.

32. Samson DC, Akash S, Harris M, Tadayon M. Erythromycin stearate, 1,5 g, for the oral prophylaxis of streptococcal bacteremia in patients undergoing dental extraction: efficacy and tolerance. J Antimicrob Chemother. 1985; 15: 83-90.

33. Roberts GJ, Radford P, Holt R. Prophylaxis of dental bacteremia with oral amoxicillin in children. Br Dent J. 1987; 162: 179-82.

34. Hall G, Heimdahl A, Nord CE. Effects of prophylactic administration of cefaclor on transient bacteremia after dental extraction. Eur J Clin Microbiol Infect Dis. 1995; 15: 646-9.

35. Hall G, Heimd AHL A, Nord CE. Bacteremia after oral surgery and antibiotic prophylaxis for endocarditis. Clin Infect Dis. 1999; 29: 1-8.

36. Hall G, Hedstrom SA, Heimdahl A, Nord CE. Prophylactic administration of penicillins for endocarditis does not reduce the incidence of postextraction bacteremia. Clin Infect Dis. 1993; 17: 188-94.

37. Bombassaro AM, Wetmore SJ, John MA. Clostridium difficile colitis following antibiotic prophylaxis for dental procedures. J Can Dent Assoc. 2001; 67: 20-2.

38. Van der Meer JT, Thompson J, Valckenburg HA, Michel MF. Epidemiology of bacterial endocarditis in the Netherlands. II: antecedent procedures and use of prophylaxis. Arch Intern Med. 1992; 152: 1869-73.

39. Van der Meer JT, van Wijk W, Thompson J, Vandenbroucke HA, Valckenburg HA, Michel MF. Efficacy of antibiotic prophylaxis for the prevention of native valve endocaditis. Lancet. 1992; 339: 135-9.

40. Strom BL, Abrutyn E, Berlin JA, Kinman JL, Feldman RS, Stolley PD, *et al.* Dental and cardiac risk factors for infective endocarditis: a population-based, case-control study. Ann Intern Med. 1998; 129: 761-9.

41. Duval X, Alla F, Hoen B, Danielou F, Larrieu S. Delahaye F, *et al.* Estimatred risk of endocarditis in adults with predisposing cardiac conditions undergoing dental procedures with or without antibiotic prophylaxis. Clin Infect Dis. 2006; 42: e102-7.

42. Shaw D, Conway DI. Pascal's Wage, infective endocarditis and the «no-lose» philosophy in medicine. Heart. 2010; 96: 15-8.